FDAと日本
OTC薬の知識

Food and Drug Administration

Over The Counter Drug

石居昭夫

薬事日報社

はじめに

～セルフメディケーションを考える～

いつだったか、東京のとある寄席に行ったときです。名前は忘れましたが、ある落語家が噺のまくらでつぶやきました。

「テレビＣＭにも変なのがありますよね。『ファイト一発！』って、筋肉もりもりの若者が栄養ドリンク剤を飲むなんて……。あんなに元気なら飲まなくてもいいと思いますがね？」

（笑い）

たしかに、製薬会社のコマーシャルにはちょっと首をかしげたくなるようなものがあります。たとえば今の「ファイト一発」とか「愛情１本○○ドリンク」といったようなメッセージのＣＭ。ここで宣伝しているのは栄養ドリンク剤で、これは薬事法で定める一般用医薬品（ＯＴＣ薬）か、または医薬部外品に該当する製品です。普通に考えると、滋養強壮とか肉体疲労とかの適応とだいぶかけ離れています。

医療用のジェネリック薬（メーカー）のＣＭにも、今は放映されていませんが、ひどいものがありました。病院の待合室にいる患者を背景に、バレリーナが前面に大写しで出て元気に踊るというものです。ジェネリック薬のＣＭということはわかっていましたが、この画面が出たときにはびっくりしました。意味がよくわからない。それこそこんな元気な女性に「くすり」は要らないでしょう。スポンサーのセンスが疑われるようなＣＭでした。

また、別なジェネリック薬メーカーのＣＭにも不思議なメッセージがありました。ジェネリック薬は先発薬に対してその後から市場に出た処方せん薬ですが、先発薬との違いを何とかアピールしたいと思ったのでしょう。有効成分（これは先発薬と同じですからを変えるわけにはいかない）以外の成分（医薬品添加剤）を工夫して、飲みやすくするとか、溶けやすくするとかの「研究」を続けています、というのです。「ほんとうかな？」といいたくなります。

ほかにもあります。まるで自社だけが医療に貢献しているといわんばかりの歯の根が浮くような大袈裟なセリフを並べたてるＣＭ。このＣＭを流しているのは子会社にジェネリック薬メーカーをもつ大阪のある医療機器メーカーです。この会社は医療機器をアメリカへ輸出しているため、ときどきＦＤＡによる工場査察をうけています。新聞報道によれば、この会社の工場が２００９年10月頃、ＦＤＡのＧＭＰ査察をうけた際に欠陥品が発見され、２０１０年1月、ＦＤＡは同工場で生産されたアメリカ国内にある製品を回収（クラス１回収：健康に重大な影響または死亡をもたらす可能性のある事態）するようメーカーに求めたということです。これに対して「会社側」は、「ＦＤＡの基準が非常に厳しく、これに適合しなかったといっても実際の使用で生命に危険を及ぼしたことはない」とコメントしています。医療に貢献しているはずの会社が、こういうコメントを出すのには呆れました。製品に対する安全基準の意味をよくわかってないようです。最近、「ジェネリック薬に変更したら効きが悪くなったようだ」という患者のクレームが調剤薬局にしばしばくるという話を思い出して、ジェネリック薬メーカーの社員の中にもそのような無責任な考え方の者がいるのではないかと想像し、恐ろしくなりました。

余談はさておき、アメリカでは、処方せんなしで自由に買うことのできるＯＴＣ薬は、かつて医療財政節約の一環としてセルフメディケーション（自己治療）というスローガンのもとにその普及が推進された時期もありました。しかし、期待するほどの効果は得られませんでした。日本においても、ＯＴＣ薬メーカーは市場拡大を狙ってスイッチＯＴＣ薬の種類を増やそうと、今でも諦めずに一生懸命頑張っているようです。最近、製薬業界、日本薬剤師会、日本薬学会など医薬品の関係団体が行政当局に対していろいろな治療分野の処方せん薬のスイッチＯＴＣ化を認めるよう申し入れたということを知りました。セルフメディケーションの消費者への浸透という理由はあるにしても、医薬部外品の圧迫をうけ売上が低下するＯＴＣ薬をなんとか盛り返そうという経済的理由が透けて見えるようです。彼らが承認を要望するスイッチＯＴＣ薬の候補の中には、降圧薬のような使い方の難しい薬も含まれています。勿論、アメリカではこのような降圧薬はＯＴＣ薬として認められていません。セルフメディケーションの掛け声だけで、使い方の難しい、しかも患者の行動によってはどんな悪影響が出るかもしれない種類ののを、ＯＴＣ薬として承認させようとするのは無責任ではないでしょうか。長期実用試験や消費者反応の研究によって安全性が裏づけられない限りやめた方がよいでしょう。それよりむしろ、無秩序といっていいほど店頭に溢れている医薬部外品とＯＴＣ薬との関係を見直すことだと思います。こちらの方が先決です。

薬事工業生産動態統計年報によれば、日本のＯＴＣ薬の生産金額は年々減少傾向を示しています。たとえば、２００８年（平成20年）の生産金額は9年前の１９９９年に比べて約24％減少しています。本来ＯＴＣ薬であるべきものが、小泉政権時代の何でもかでも規制緩和、言い換えれば個々に検討すべき安全問題を無視した無鉄砲な総括的緩和政策によって、それまでＯＴＣ薬であった医薬品を医薬部外品に転換したことによると考えられます。

２００９年には薬剤師の権益を護るため、その職能団体である日本薬剤師会が消費者に対する安全性を名目に行政や国会に働きかけて、それまで比較的自由に販売されてきたＯＴＣ薬の販売をさらに制限するという法改正が行なわれました。特に議員の先生方は与野党を問わずこの問題の裏側がよくわかってないようです。薬事法改正によってＯＴＣ薬は第1類から第３類までの３つに分類され、それまで薬剤師や登録販売者がいなくても一般店舗で販売できたＯＴＣ薬（分類後の第3類）の範囲が狭められました。これは販売が薬剤師に限られるＯＴＣ薬を増やすことを意味しますが、しかしセルフメディケーションに対する薬剤師の関与にプラスの効果をもたらすことにはならないと考えます。

ところで、これまでにファイザー、アステラス製薬、中外製薬、田辺三菱製薬、大日本住友製薬など多くの製薬企業が処方せん薬に製品を特化するため、ＯＴＣ薬から撤退しました。これもセルフメディケーションに対する期待が次第に凋んできた証ではないでしょうか。また、そのことは「自分で自分の病気を判断して治療する」というセルフメディケーションの思想の現実的な後退を意味していると言えるのではないでしょうか。

医師の監督下で用いられる処方せん薬以上に、ＯＴＣ薬は患者行動を見越した上で、その安全性が求められます。消費者における実用研究（臨床研究）や表示に対する理解力調査など多くの調査や研究によって安全使用が証明されなければなりません。処方せん薬に比べて、１万人に１人、10万人に１人、いや１００万人に１人でも重症の有害作用が発現すれば、セルフメディケーションにおけるＯＴＣ薬への期待は非常に低下します。ＯＴＣ薬は医師の監督下に置かれないので、処方せん薬よりも利益対危険の比較考量に対する基準が厳しいのは当然です。そこにセルフメディケーションの限界があります。それはＯＴＣ薬の範囲の限界を意味します。

セルフメディケーションの普及を阻むもう一つ重要な要素は、ＯＴＣ薬の価格が保険診療で実際に支払う患者費用よりも格段に高いことです。保険診療での１割または３割の負担額が、

ＯＴＣ薬の価格よりかなり低い現状では、患者にとって医師の診察と投薬をうける方がいろいろな意味で安心です。特定のメーカーを名指しすることは控えますが、ＯＴＣ薬や医薬部外品のアイデア製品を次から次にＣＭ宣伝しているある会社のＯＴＣ頻尿薬を使ってみた私の経験からいえば、価格が高いだけでちっとも効かないのにはがっかりしました（診療所から処方された医薬品もあまり効きませんでしたが……）。このようなＯＴＣ薬について、メーカーは本当に信頼できるデータをもっているのかどうか、疑問です。

本書の出版に当たり、いつも気にかかっていたＯＴＣ薬とセルフメディケーションに対する意見を述べさせていただきました。会社の批判もしましたが、それはたとえ自由主義国家といえども会社はそれなりの倫理観をもって行動することが必要であるとの考えからにほかなりません。米国では、患者の医療や福祉に役立てるため、また貧困者の治療を助けるため、利益の一部を社会に還元する製薬企業が多くあると聞いています。日本では、ゴルフやサッカーのようなスポーツ振興に対する物量的または金銭的な提供はあっても、直接的な医療助成など製薬会社による利益の社会還元は聞いたことがありません。日本の製薬会社も少なくとも米国企業並みの倫理観をもって欲しいものです。

本書はこれまでのＦＤＡシリーズと同様、アメリカのＯＴＣ薬についてＦＤＡの規制の概要を紹介することが目的ですが、これに加えて、特にＦＤＡのＯＴＣ薬承認審査プロセスを通じて薬事法のＯＴＣ薬規制に対する不合理性を強調することも狙いました。読者のご批判を賜れば幸いです。

目　次

第4章　表示
〜ドラッグ・ファクツ〜

第5章　OTC薬モノグラフ
〜公示された20種類のモノグラフ〜

第1章　ＯＴＣ薬の生い立ちとセルフメディケーション

～期待できないＯＴＣ薬の拡大～

医薬品の製造や販売は「連邦食品医薬品化粧法」（Federal Food, Drug, and Cosmetic Act：FD & C Act）（ＦＤＣ法）のもとに規制される。連邦食品医薬品化粧法は、「医薬品」（Drug）と「新薬」（New Drug）を次のとおり定義する。

医薬品

「人または動物の病気、診断、治癒、緩和、治療または予防のため使用を意図する物、ならびに人または動物の体の構造または機能に影響を与えることを意図する（食品以外の）物」

新薬

「表示の条件のもとで使用することが一般的に安全かつ有効であると専門家によって認められない医薬品、または表示の条件のもとで使用することが安全かつ有効であると研究結果から認められるようになったが、その研究以外ではそのように認められたことのない医薬品」

医薬品はその使用目的からさらに、「処方せん薬」（Prescription Drug）と「非処方せん薬」（Nonprescription Drug）に分類される。処方せん薬は、消費者が医師の処方せんによって使用できる医療用医薬品である。非処方せん薬は、医師の処方せんを必要としない、消費者が自分で購入して利用できる医薬品である。非処方せん薬は「店頭で販売される」という意味をもつ言葉「オーバーザカウンター・ドラッグ（Over-the-Counter Drug）」の略語の「ＯＴＣ薬」と呼ばれることが多い。

医薬品の活性成分（有効成分）の中には、処方せん薬と非処方せん薬の両方に共通して使用されるものがある。

アメリカでは、20世紀の前半まで処方せん薬とＯＴＣ薬の明確な区別がなかった。そのため、処方せん薬が、本来の規制の枠を逃れて一般に販売されるという混乱状態が多発した。また、虚偽や誇大表示（不正表示）、それに品質の粗悪な不良品など、安全性や有効性に問題のある製品も多く出回り、多くの人たちが死亡など重大な被害を蒙る事件もしばしば起きた。処方せん薬とＯＴＣ薬の明確な法的区別ができたのは、連邦食品医薬品化粧品法の成立（１９３８年）から13年後（１９５１年）に成立したジュラム・ハンフリー改正法によってである。

ジュラム・ハンフリー改正法以前には、医師によって処方される医薬品がある一方で、それと同じものが処方せんなしのＯＴＣ薬として購入することができた。処方せん薬とＯＴＣ薬で、主成分が同じなどという製品も数多く存在していた。一般に購入できるＯＴＣ薬によって中毒や死亡事件も多発した。今でも語り草になっているＯＴＣ薬による死亡事件に、１９３７年に発生した「スルファニルアミド・エリキシル」事件がある。この事件はそれまで議会でもめていた新しい連邦法「連邦食品医薬品化粧品法」の成立を促した。しかし、この新連邦法では薬剤師が処方せん薬をＯＴＣ薬として販売することを防ぐことができなかった。ジュラム・ハンフリー改正法は連邦法の欠陥を補う目的で、ＯＴＣ薬と区別する表示を処方せん薬に対して要求した。当時、この改正法は一般の人の関心をあまり引かなかったといわれる。セルフメディケーションの思想があまり普及していなかったため、ほとんどの人が処方せんによって薬を使用していた時代であった。

その後、ＯＴＣ薬は１９６２年の「キーフォーバー・ハリス改正法」によって規制が強化された。一般に安全かつ有効と認められるＯＴＣ薬のグループ別承認基準（モノグラフ）が公示され、それに適合するＯＴＣ薬はＦＤＡの承認を個別にうけることなく販売できるようになった。それとともに処方せん薬から非処方せん薬へ転換されるいわゆるスイッチＯＴＣ薬の承認も増加した。

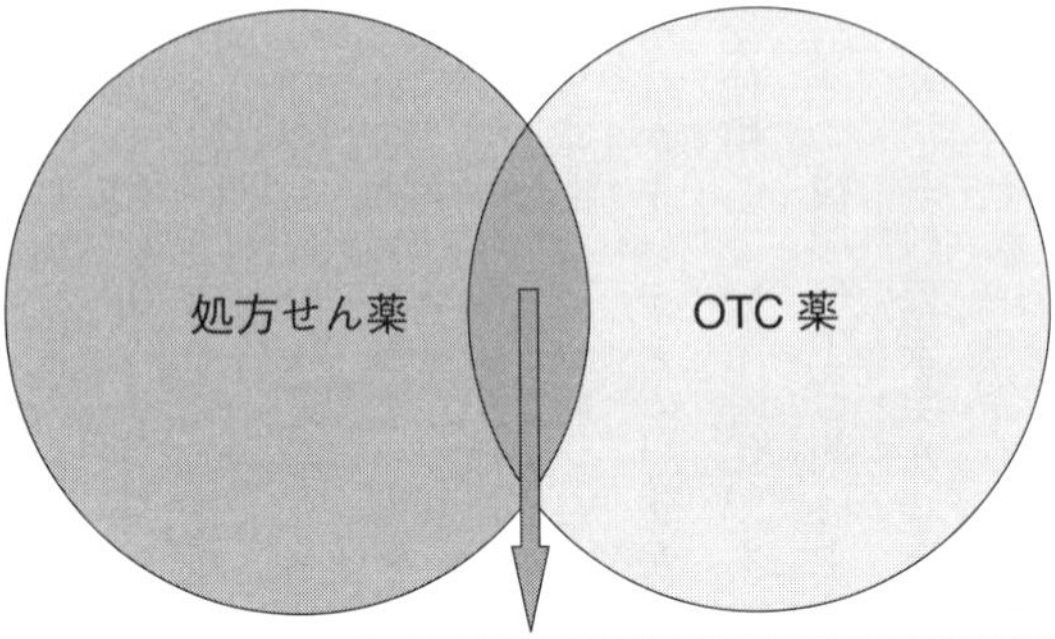

処方せん薬と OTC 薬の共通有効成分

処方せん薬から転換された OTC 薬（スイッチ OTC 薬）の事例
・ランソプラゾール（胃酸抑制薬）
・オメプラゾール（胃酸抑制薬）
・テルビナフィン（局所抗真菌薬）
・セチリジン（抗ヒスタミン薬）
・ポリエチレングリコール（緩下薬）
・ロラタジン（抗ヒスタミン薬）

図１　処方せん薬からOTC薬への転換の事例

図１は処方せん薬からＯＴＣ薬に転換された活性成分の一部、すなわちスイッチＯＴＣ薬の事例を示している。

１　処方せん薬と非処方せん薬
～ＯＴＣ薬の規制は１９４０年代から～

医薬品に対する最初の連邦法は１９０６年の「連邦食品医薬品法」（Federal Food and Drug Act）である。前に触れたように当時のアメリカでは法律の欠陥や抜け穴に乗じて品質粗悪、それに虚偽や誇大表示の医薬品によって、ときに健康被害や死亡事件が起き、人々を不安に陥れた。たとえば、１９３０年には「ジャマイカ・ジンジャーエール・エキス」というＯＴＣ薬によって３万５０００人から5万人のアメリカ人が中毒するという事件が発生した。また、１９３７年には「スルファニルアミド・エリキシル」（スルファ剤の経口用液剤）と呼ばれるＯＴＣ薬によって１０７人（主として子供）が死亡した中毒事件がアメリカ社会を大きく騒がした。その原因はスルファ剤の溶媒として使用されたジエチレングリコールであった。ほかにも、有害なＯＴＣ薬によって発生する中毒事件は絶えることなく続いた。ジニトロフェノール、シンコフェン（リウマチ治療薬）、甲状腺製剤などによる被害も報告された。

当時、健康被害は医薬品によるものだけでなく、汚染食品や粗悪またはインチキ食品によるものも毎日のように発生し、国民の不安をかきたてた。このような社会的背景から１９３８年アメリカ議会を通過した「連邦食品医薬品化粧品法」のもとに、ＦＤＡはＯＴＣ薬に対する表示規制を強化した。それは一般の人がＯＴＣ薬を安全に使用できるように、その包装に安全性に関する「警告」と適正な使用法を示す「用法」の記述を要求するものであった。しかし、この規制だけでは十分でなかった。というのは、処方せん薬の場合、そのラベルにRxという、処方せん薬を意味する記号を記載すれば、警告や用法の表示を逃れることができ、しかもそのRx表示の医薬品が一般に対しても販売されたからである。

１９４５年、ＦＤＡは医薬品の表示に関する規則を新しく公示して、「医師の指導なしで消費者に通常購入される医薬品」に対して適正な使用法の表示を要求した。そして、１９５１年、前述のジュラム・ハンフリー改正法によって、「医師の監督なしでは安全に使用できない医薬品」を「処方せん薬」と定義した。言い換えれば、処方せん薬でない医薬品はＯＴＣ薬である。これがＯＴＣ薬の法的規制の始まりである。

１９６２年の連邦法改正、すなわち「キーフォーバー・ハリス改正法」はそれまでの医薬品行政の基本を画期的に改めるものであった。臨床研究における被験者の権利保護、副作用モニタリングシステム、医薬品の再評価など、現在の医薬品規制の礎となった制度がこの改正法によって確立された。医薬品の薬効再評価計画は、１９６６年、まず処方せん薬から始まった。この計画はＤＥＳＩ（Drug Efficacy Study Implementation）と呼ばれ、連邦食品医薬品化粧品法制定の１９３８年から１９６２年までに承認された新薬の有効性と安全性を、主として会社から提出される情報に基づき評価する方法がとられた。これにより約40種類の処方せん薬がＯＴＣ薬への転換（スイッチＯＴＣ薬）を勧告された。

ＯＴＣ薬の評価はそれより６年遅れて１９７２年から始まった。この作業は「ＯＴＣ薬評価」（OTC Drug Review）と呼ばれ、過去に承認された次のカテゴリーのＯＴＣ薬の安全性、有効性、表示の適切性が、17の専門パネルによって検討された。これによって、安全かつ有効と認められないと評価された多くのＯＴＣ薬が市場から姿を消した。

①制酸剤

②制汗薬
③鎮痛薬（内用）
④抗菌薬（2パネル）
⑤かぜ・せき・アレルギー・気管支拡張薬・喘息薬
⑥痔用薬
⑦歯磨・歯科用薬
⑧眼用薬
⑨ビタミン・ミネラル製品
⑩避妊薬・膣用薬
⑪外用薬
⑫口腔用製品
⑬鎮痛薬（局所用）
⑭緩下薬・下痢止め・制吐薬・催吐薬
⑮各種内用薬
⑯鎮静薬・トランキライザー・睡眠薬・興奮薬

市場のOTC薬に対する各専門パネルの評価は1983年までに終了した。そして各パネルから評価結果の報告書がＦＤＡへ提出された。ＦＤＡはこれらの報告書を審議してから行政的な最終結論を出した上で最終規則を連邦公報（ＦＲ）で公示する手順を踏んだ。そのため最終結論までかなり長期間を要するＯＴＣ薬もあった。現在でもまだ公示の段階に達していないものがあり、それらのＯＴＣ薬に対していまもＦＤＡの評価やモノグラフの公示作業が続けられている。

ＯＴＣ薬に関してもう一つ目立つ規制があった。１９９９年に定められた「ＯＴＣ薬の表示要件」と題する規則の制定である。この規則によってＯＴＣ薬は「ドラッグ・ファクツ」（Drug Facts）と題する表題もとに、所定のフォーマットで、活性成分、目的、使用警告などについて消費者に知らせるべき情報を表示することが義務づけられた。

２００４年には、処方せん薬である非ステロイド系消炎薬だけでなくそれらの活性成分を含むＯＴＣ薬に対しても、心血管や脳の発作に関する警告を表示することが求められた。このようなＯＴＣ薬に対する副作用警告表示は、これまであまり例をみない重要な行政措置であった。アメリカの歴史で、ＯＴＣ薬に影響を与えるいくつかの出来事の流れを示したのが図２である。

1900年

1906年　**連邦食品医薬品法**　不正表示や汚染された食品や飲料、それに医薬品を売買することを非合法化する。

1910年

1920年

1930年

1938年　**連邦食品医薬品化粧品法**　1906年の連邦法を全面改正して、新しく化粧品や医療機器なども規制の対象とした。それまでFDAの承認が必要とされなかったOTC薬は申請書による承認が必要とされる。

1940年

1950年

1951年　**ジュラム・ハンフリー改正法**　医師の監督なしで安全に使用することができない医薬品の種類を明確にする。これらの医薬品の販売は医師の処方せんに限られる。それ以外は処方せんなしで利用できる。

1960年

1962年　**キーフォーバー・ハリス改正法**　FDAの販売承認に対して会社はその医薬品の働きを証明しなければならない。

1970年

1972年　**OTC薬評価作業開始**　モノグラフ作成：処方せんなしで販売される医薬品の安全性、有効性および適切な表示を強化するため専門家による評価が実施される。

1980年

1990年

1999年　**OTC薬の「ドラッグ・ファクツ」表示**　すべてのOTC薬の表示に標準フォーマットで情報を含めることを要求する。このドラッグ・ファクツはユーザーに見やすい情報を与えるように設計される。

2000年

2004年　**非ステロイド系消炎薬（NSAID）の使用制限警告**　長期間の使用によって心発作や脳発作の機会の高まることが研究によって示された。この警告はOTC薬のNSAIDのドラッグ・ファクツにも加えられた。

2010年

図2　OTC薬規制の歴史

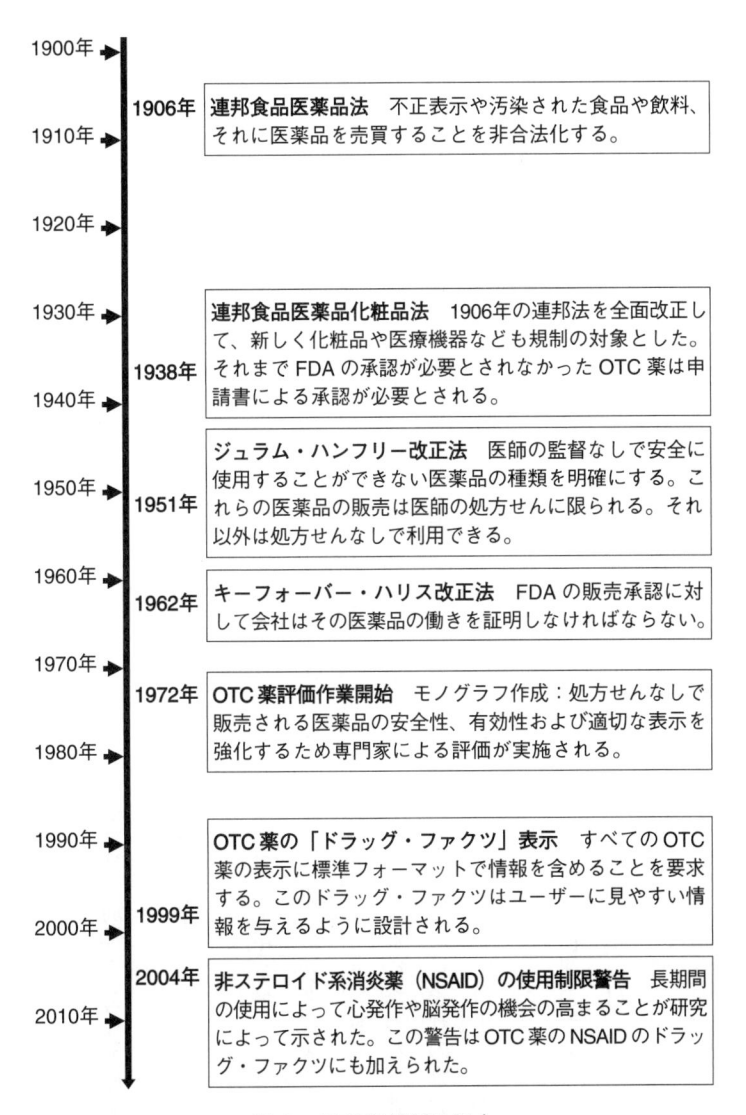

2　専門家パネルによるＯＴＣ薬の評価

～カテゴリー別モノグラフの作成～

ＦＤＡのＯＴＣ薬に対する今日までの行政の変遷の中で最も重要な足跡は、１９７２年から始まり今も継続中のＯＴＣ薬再評価作業であろう。

１９６２年のキーフォーバー・ハリス改正法をうけて１９７２年、遅れ馳せながら市販のＯＴＣ薬の評価作業が始まった。評価は医師、薬剤師、毒性学者、業界代表、消費者代表など９人の委員で構成する専門家パネルによって実施された。専門家パネルは、薬業界、医療界、それに消費者などから提出された１万４０００部にも及ぶデータをもとに評価を行なった。評価の対象となるＯＴＣ薬は前項に示したとおりのカテゴリーに属するもので、それぞれのカテゴリーに「モノグラフ」（Monograph）という基準が設定され、この基準に従ってＯＴＣ薬の有効性と安全性が一定の方法によって評価された。

モノグラフとは「使用できる成分」とか、「その意図する使用」とか、ＯＴＣ薬のカテゴリーごとに定めた要件（基準）のことである。ＯＴＣ薬として売り出そうとする製品は、モノグラフに定める要件に適合すればＯＴＣ薬として販売できることを意味するので、日本風に表現すればモノグラフはＯＴＣ薬の「承認基準」ということができる。それと似たような意味をもつ

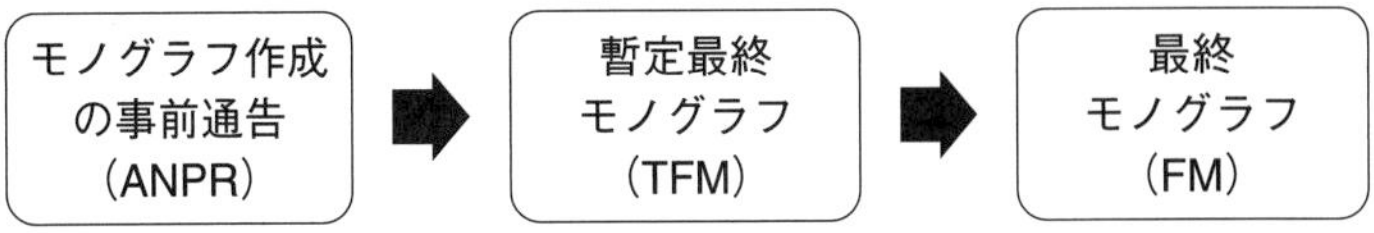
モノグラフ作成の事前通告（ANPR）
暫定最終モノグラフ（TFM）
最終モノグラフ（FM）

図3　OTC薬モノグラフ決定の手順

基準には、「アメリカ薬局方」や「日本薬局方」などの公定書がある。この公定書に掲載される各成分の規格もモノグラフである。この規格に適合しない成分は医薬品として、あるいは医薬品の成分として認められない。

パネルの評価は最終的にＯＴＣ薬を次のいずれかに分類することであった。

Ⅰ　一般に安全かつ有効と認められる（GRASE）。

Ⅱ　一般に安全かつ有効と認められない（not GRASE）。

Ⅲ　安全かつ有効と決定することができない。

ＦＤＡは、パネルからモノグラフの評価報告書をうけると、連邦公報でモノグラフの作成に関する公示を行なう。それが「規則作成の事前公示」（ＡＮＰＲ）である。この公示に対して関係者からコメントが寄せられる。ＦＤＡはこれらのコメントを含めて検討して作成した暫定最終モノグラフ（ＴＦＭ）を連邦公報に公示して再度一般のコメントを求める。そのコメントの内容によっては公聴会を開くこともある。最終的にそれまでに寄せられたコメントやその他の情報を再検討してから最終モノグラフ（ＦＭ）は規則として連邦公報に公示される（図3）。

当時、市場に約30万種類のＯＴＣ薬が存在すると推測されたが、評価作業によって安全かつ有効と認められないとする区分Ⅱに分類された多くのＯＴＣ薬に対して必要な手順を経て承認を取り消す行政措置がとられた。

日本でもＦＤＡの情報をうけてＯＴＣ薬再評価が始まった。ＦＤＡから遅れること約６年、１９７８年からであった。しかし、１９７２年頃から始まった医療用医薬品（処方せん薬）の再評価において、ビタミン類やその他ＯＴＣ薬と共通する有効成分はすでに評価が終わっていたため、ＯＴＣ薬だけに使われている有効成分の評価に限られたようである。このとき医薬部外品の成分も再評価の対象にしておけば、いまのようなＯＴＣ薬と医薬部外品の区別が混乱する状態にはならなかったかもしれない。

☆モノグラフの内容

ＦＤＡはＯＴＣ薬モノグラフを、容認できる成分、用量、剤形、表示、それに試験などを含む一種の「処方書」（レシピ）であるという。いいかえれば、それは前に述べたように「一般に安全かつ有効と認められる」条件を定めた公的な「承認基準」である。モノグラフに適合する製品（ＯＴＣ薬）は販売前承認やユーザーフィーが不要で、「新薬申請書」（ＮＤＡ）のよう

表1　OTC薬に対するNDAとモノグラフのプロセスの比較

NDAプロセス	OTC薬モノグラフプロセス
販売前に承認が必要	販売承認は不要
機密として処理	プロセスは公開
医薬製品に特定	活性成分に特定 （OTC薬カテゴリー）
ユーザーフィーを要求できる	ユーザーフィー不要
販売独占性の可能性あり	販売独占性なし
FDA審査スケジュールの義務化	審査スケジュールの義務化なし
臨床研究を要求できる （ラベル理解、実用研究）	臨床研究を要求できる （ラベル理解、実用研究は要求されない）

な条件は要求されない。

　モノグラフは「連邦規則集」（ＣＦＲ）の21 CFR 331～358に各治療分野別に掲載されている。これらのモノグラフは必要に応じて所定の手順により変更や追加が行なわれることがある。モノグラフに適合しない製品（ＯＴＣ薬）は、別途ＮＤＡを提出して通常の審査プロセスを経てＦＤＡの承認を得なければならない。

　表1はＯＴＣ薬に対するＮＤＡとＯＴＣ薬モノグラフの行政プロセスを比較してその違いを示したものである。

３　ＯＴＣ薬とセルフメディケーション

～ＯＴＣ薬によるセルフメディケーションの限界～

アメリカでは、承認審査におけるＯＴＣ薬の安全性と有効性の評価は、基本的に処方せん薬と同様な基準に基づいて行なわれる。しかし、ＯＴＣ薬は処方せん薬と異なり、消費者の「自己診断」（Self-diagnose）、「自己治療」（Self-treat）、そして「自己管理」（Self-manage）を前提として使用されるものである。つまり、消費者が、自分の病気を知った上で（自己診断）、市販のＯＴＣ薬を用いて病気を治し（自己治療）、そして医師にかかることなく病気を自分で十分管理できること（自己管理）が建前である。

ＯＴＣ薬はその使用に対して課せられたこの３つの原則を逸脱して承認されることはない。しかし現実は非常に厳しい。消費者の医学的知識はゼロに近いと考えなくてはならない。たとえば、熱があるからといって必ずしも「かぜ」でないときも多い。もしかすると重大な病気の前触れであるかもしれない。ここで自己診断を間違えると、自己治療の方向が大きく狂うこともある。まして迅速な治療を必要とする病気の場合、ＯＴＣ薬に頼り過ぎると治癒するどころか、手遅れということにもなりかねない。ＯＴＣ薬によるセルフメディケーションは、このような誤りを犯さないことが前提であると考えなければならない。

アメリカでは、ＯＴＣ薬によるセルフメディケーションの思想は、１９７０年代から始まったＯＴＣ薬再評価から芽生えたといわれる。ＯＴＣ薬評価パネルはそれまで処方せんでしか利用できなかった40種類という多くの成分を、ＯＴＣ薬として利用しても安全であると判断した。それを発端として、スイッチＯＴＣ薬の拡大の機運が生まれた。それまでＯＴＣ薬の利用を推進することは、ＯＴＣ薬の乱用につながり危険であるという考えが一般的であった。しかも、当時、処方せん薬は強い効力をもち、一方、ＯＴＣ薬は作用が弱く緩和なため効果が低いと考えられていた。そこへこのスイッチＯＴＣ薬の登場である。既存のＯＴＣ薬の再評価をきっかけに、人びとの間でＯＴＣ薬によるセルフメディケーションの思想が浸透するようになり、ＯＴＣ薬業界もこの考えがスイッチＯＴＣ薬の治療分野の拡大につながることを期待した。

セルフメディケーションの一環として医療機器の妊娠検査キットや血糖測定機器は早くから一般に普及している。しかし、スイッチＯＴＣ薬の場合、乗り越えなければならない障壁が非常に高かった。それを如実に証明したのが１９８２年の出来事である。

１９８２年10月26日、ＦＤＡは気管支喘息発作の治療に対して処方せん薬として承認していたメタプロテレノール吸入薬のＯＴＣ薬への転換を認めることを決定した。当時、ＦＤＡはメタプロテレノールのＯＴＣ薬転換を足がかりにスイッチＯＴＣ薬の拡大を計画していたのである。しかし、これに対して専門家グループは、メタプロテレノールがＯＴＣ薬として一般に自由に使用することができるようになれば、多くの人が推奨用量以上に使用して呼吸不全を起こす可能性があるという理由で反対した。そして最終的に、メタプロテレノールのＯＴＣ薬への転換を認めるという決定は撤回され、ＦＤＡの計画は脆くも崩れた。ＦＤＡは、このような重要問題を諮問委員会に諮らなかったことについても批判を浴びた。しかも、多くの医師たちは処方せん薬からＯＴＣ薬への転換が、広範な治療分野にまで普及することは医師の処方権限を奪い、またその生活権を脅かすことにもなりかねないという危惧をもった。そして、この問題を複雑にした何よりも重要な点はセルフメディケーションの明確な基準が確立されていないことであった。結局、基準のないセルフメディケーションという曖昧な概念に対して、肯定的な意見よりも否定的な考えの方が強かったためＯＴＣ薬拡大計画は政策的にも失敗したのである。

１９８０年代から90年代だったと思う。アメリカ政府は公的医療（メディケイドとメディケア）に対して国が支払う薬剤費の負担を減らす目的で、ＯＴＣ薬普及の必要性を強力に唱えた一時期があった。ＦＤＡもそれに対応してスイッチＯＴＣ薬の承認の迅速化を試みたことがあった。しかし、残念ながら計画は中途半端に終わった。それは、当時のスイッチＯＴＣ薬の承認が毎年２、３件程度であったことからも推察できる。処方せん薬を経由しないいわゆるダイレクトＯＴＣ薬のミノキシジル（育毛）を除いて、その頃承認されたスイッチＯＴＣ薬では、ニコチンパッチ（禁煙補助）、ファモチジン（胸やけ）、シメチジン（胸やけ）、ラニチジン（胸やけ）、ニザチジン（胸やけ）などが目立つ程度である。

医療における薬剤費の高騰を少しでも押さえる手段として、セルフメディケーション（自己治療）におけるOTC薬の役割に関して消費者の認識を高める活動がアメリカで進められてきたことは、日本などのOTC薬業界に明るい希望を与えた。世界のOTC薬（大衆薬）メーカーも国際会議を開催することによってセルフメディケーション思想の普及の必要性を唱え、OTC薬の拡大と使用促進を世界に訴えた。しかし21世紀に入って、アメリカにおけるセルフメディケーション運動は、咲くことのない夢の花を永遠に待つに等しいのではないかと、政府も企業も気づき始めた。2005年と2008年それに2010年のようにOTC薬のFDA承認が全くない年があったのもその現れかもしれない。

OTC薬メーカーにとっては、セルフメディケーションが盛んになることによって業績を伸ばすことができる。そのためにはOTC薬の種類を増やし、使用範囲を広げなければならない。しかしながら、そこには大きな障壁が横たわる。それはOTC薬の本質的な問題、すなわち安全性と効果に対する信頼性の問題である。言い換えれば、OTC薬の危険（副作用）はどの程度まで許容されるべきか、そのような危険とセルフメディケーションによる利益に対してどのような基準を設定すべきか、もし消費者の不適切な使用によって事故が起きたとき責任の所在はどうなるのか、などなどである。これら多くの疑問に対する適切な回答がない限り、セルフメディケーションを基本とするＯＴＣ薬の大きな成長は望むべくもない。または、革命的な科学技術の発展があって消費者の安全性がほぼ１００％保証されるなどということにでもならない限り、セルフメディケーションに対するＯＴＣ薬の価値は高まるとは思えない。全く安全で、しかも有効なＯＴＣ薬の開発を期待できない限り、セルフメディケーションは絵に描いた餅である。

セルフメディケーションを合言葉に、これまでＯＴＣ薬の普及に最も熱心だったのはアメリカ薬剤師会であった。セルフメディケーションの高まりが、当然かれらの権益を拡大することにつながるからである。メタプロテレノールのＯＴＣ薬への転換が不成功に終わったことから、この職能団体はスイッチＯＴＣ薬の安全性の確認に対して一つの考え方を示した。その主張は、処方せん薬のＯＴＣ薬への転換の承認を従来の限られた被験者数の臨床試験に基づいて判断するのではなく、試用期間を設けてそこでの実績を見ながら判断すべきであるというものであった。たとえば5年の試用期間を設け、薬剤師が管理する薬局を通じてスイッチ候補薬（処方せん薬）を消費者に販売する。その追跡調査で集めたデータを分析、評価して、ＯＴＣ薬として適当かどうか判断する。このような提案の実行は難しい問題も多くあるが、ＯＴＣ薬によるセルフメディケーションに対して、何の問題意識ももたないでただ「スイッチＯＴＣ薬を拡大し

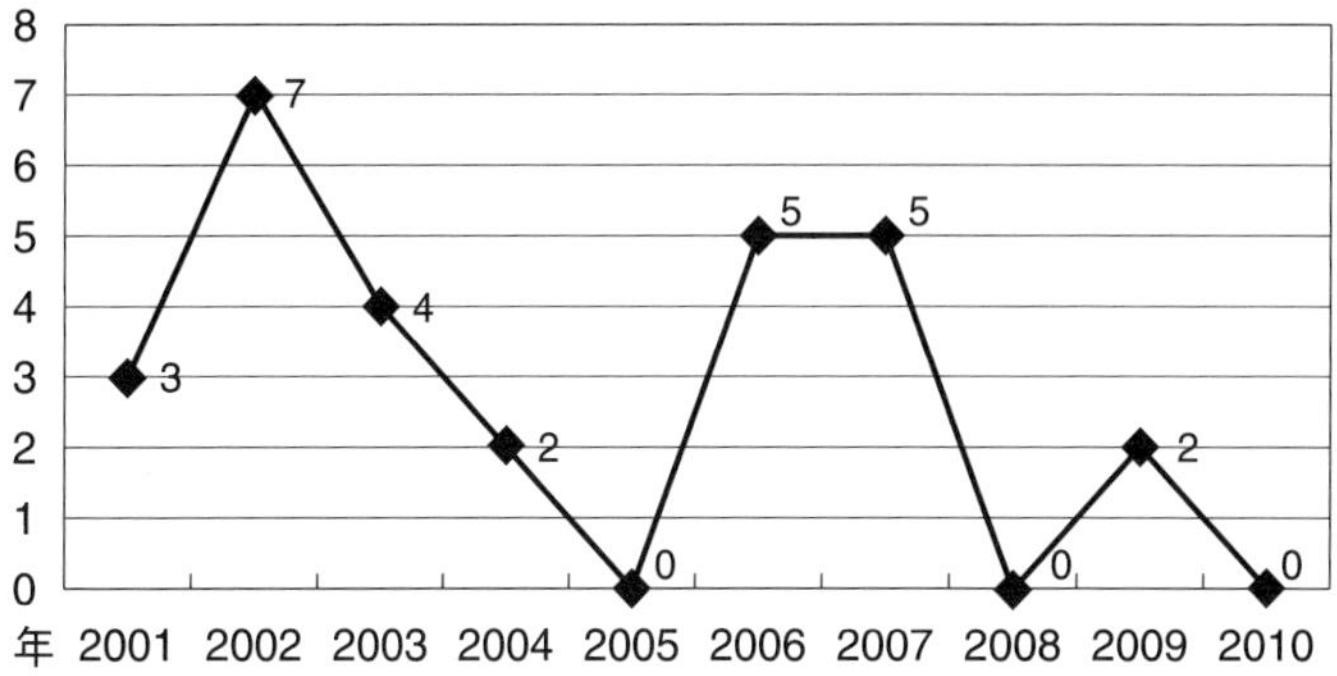

図４　スイッチOTC薬の年別承認数

ろ」というだけの日本薬剤師会に比べれば遥かに合理的である。

ＦＤＡは昔ほどではないが、今でもときどきセルフメディケーションという言葉を使うことがある。しかしそれはセルフメディケーションにおけるＯＴＣ薬の役割に期待する状況で使っているわけではない。ＦＤＡはそれほど十分な数のスイッチＯＴＣ薬を承認してきたわけではない。図４および表２に示すＯＴＣ薬の承認件数の少なさをみると、ＦＤＡはセルフメディケーションを普及することよりも、ＯＴＣ薬の安全性問題の方に強い関心をもっていることが感じられる。

処方せん薬と同じ活性成分を含むスイッチＯＴＣ薬の適応や用法は、処方せん薬に比べて制限されることが多い。たとえば、「胸やけ」の適応（治療目的）に対して認められたスイッチＯＴＣ薬の塩酸ラニチジン（ザン

表2　過去10年間に承認されたスイッチOTC薬

承認年月日	販売名	有効成分	治療分類
2001/2/2	モニスタト3　コンビネーションパック（局所用クリーム）	硝酸ミコナゾール	膣用抗真菌薬
6/29	モニスタト1　コンビネーションパック（局所用座薬、クリーム）	硝酸ミコナゾール	膣用抗真菌薬
7/12	ロトリミン・ウルトラ（局所用クリーム）	塩酸ブテナフィン	局所用抗真菌薬
2002/3/21	ニコトロールTD（経皮用）	ニコチン	煙補助薬
7/12	ムシネックスER錠（徐放）	グアイフェネシン	去痰薬
11/27	クラリチン錠、クラリチン・レディタブ、クラリチン・シロップ	ロラタジン	抗ヒスタミン薬
11/27	クラリチンD、クラリチンD 24 hour	ロラタジン	抗ヒスタミン薬
2003/6/20	リロゼックOTC（徐放）	オメプラゾール・マグネシウム	胃酸低下／プロトンポンプ阻害薬
11/19	クラリチン・ハイブズレリーフ錠、クラリチン・ハイブズレリーフ・レディタブ、クラリチン・ハイブズレリーフ・シロップ	ロラタジン	抗ヒスタミン薬
2004/4/29	ムシネックスDM　ER錠	グアイフェネシン	去痰／せき薬
6/22	ムシネックスD　ER錠	グアイフェネシン	去痰／充血除去薬
2006/7/24	ラミシル・デルムゲル	テルビナフィル	局所用抗真菌薬
8/24	プランB	テルノボゲストレル	応急避妊薬
10/6	ミララックス	ポリエチレングリコール3350	緩下薬
10/19	ザジトール	ケトチフェン・フマレート	抗ヒスタミン点眼薬
12/1	アラウエイ	ケトチフェン・フマレート	抗ヒスタミン点眼薬
2007/2/7	アリ	オルリスタット	体重減少補助薬
11/9	ザイルテックD	セチリジン	抗ヒスタミン薬、鼻充血除去薬
11/16	子供ザイルテック・アレルギーおよび子供ザイルテック・ハイブズレリーフ（シロップ）、子供ザイルテック・アレルギーおよび子供ザイルテック・ハイブズレリーフ（チュアブル錠）、ザイルテック・アレルギーおよびザイルテッ・ハイブズレリーフ	セチリジン	抗ヒスタミン薬
2009/5/18	プレバシド24 HR	ランソプラゾール	胃酸抑制薬／プロトンポンプ阻害薬
12/1	ゼゲリドOTC*	オメプラゾール	胃酸抑制薬／プロトンポンプ阻害薬

（注）＊　この製品の使用条件は市販OTC薬の承認前に処方せん薬としてNDAによる販売承認が得られていなかったので本当の意味ではスイッチといえない。

タック）について考えてみよう。胸やけの適応をもつ薬剤には、ラニチジン以外にもシメチジン、ファモチジン（ペプシドＡＣ）、オメプラゾール（プリロゼック）のような胃酸分泌抑制作用をもつＨ２ブロッカー、さらにプロトンポンプ阻害剤がある。これらの薬剤は、最初に処方せん薬として十二指腸潰瘍や胃潰瘍の治療に対して承認されたが、その後、ファモチジンは１９９５年に、シメチジンは１９９８年に、オメプラゾールは２００３年に、そして塩酸ラニチジンは２００４年に、それぞれスイッチＯＴＣ薬（適応：胸やけ）として承認された。

処方せん薬ザンタックに対して承認された適応は、十二指腸潰瘍、胃潰瘍、病理学的分泌過多状態（ゾリンジャー・エリソン症候群、全身性肥満細胞症）、胃食道逆流症、びらん性食道炎である。十二指腸潰瘍や胃潰瘍に対する用法として１日２回、１５０mg錠の投与が推奨される。一方、ＯＴＣ薬ザンタックは酸摂取や胃酸過多に関連する胸やけに対して１錠（１５０mg）を服用することが推奨される。そして、１日２回まで服用することが認められる（ただし、24時間に２錠より多く服用してはならない）。

通常、処方せん薬に比べて、スイッチＯＴＣ薬はできるだけ安全な使用を目指す意味から適応や用法の範囲が狭められる。多少効果を犠牲にしても、用量を減らして安全閾を広げることを考えるわけである。そのため医師から処方される薬の方が効くのではないかと感じる消費者がいても不思議でない。これもセルフメディケーションの限界の要因の1つといえる。

ＯＴＣ薬は一般的に次のような特性をもたなければならない。

①利益が危険より勝る。

②安全性の限界が容認できる。

③誤用や乱用の可能性が低い。

④消費者が自己診断して用いることができる。

⑤表示が適切である。

⑥安全かつ有効な使用に対して医師を必要としない。

このような特性を有する医薬品だけがＯＴＣ薬の資格を与えられるとなると、治療カテゴリーが１００以上にも及ぶといわれるＯＴＣ薬の承認は、現実的に処方せん薬以上の厳しい審査を経なければならない。ＯＴＣ薬を選択するのは一般の消費者である。彼らはＯＴＣ薬に対してどのような行動をとるのか、この消費者行動に関しても調査が要求される。このようなプロセスを考えると、ＯＴＣ薬が最終的な販売承認を得て市場に出るには、エベレストを単独登頂するみたいに険しい道を克服しなければならないといえる。

表2はＦＤＡが２００１~２０１０年の過去10年間に承認したＯＴＣ薬のリストである。このような毎年の少ない承認数はその険しさを反映している。この期間に承認されたスイッチＯ

ＴＣ薬は下剤、局所用抗真菌薬、抗ヒスタミン薬、胃酸抑制薬など通常の使用でも比較的重大な副作用の発現が少ない、あるいは用量を少なくすることによって安全性を高めることができるＯＴＣ薬である。

今後、革新的な科学技術によってＯＴＣ薬の安全性が十分保証できれば別だが、いまのところセルフメディケーションで大きな役割を演ずる有望なスイッチＯＴＣ薬を多く望むことは難しい。業界をはじめＯＴＣ薬の拡大を望む分野からＦＤＡに対して降圧薬、コレステロール降下薬、糖尿病薬など特に成人病に対する治療薬のＯＴＣ薬への転換を求める申請が数多くあるといわれるが、これに対するＦＤＡの姿勢はあまり前向きのようには感じられない。ＯＴＣ薬によるセルフメディケーションを望む人が多数存在するとはいえ、ＯＴＣ薬から得られる利益とそれからうける危険とを比較考量すると、ＦＤＡは広範なスイッチＯＴＣ薬を消費者の判断に委ねるにはまだまだ慎重にならざるを得ないようである。

日本のOTC薬

その1　セルフメディケーションに影響するOTC薬の価格

一口にいえば、OTC薬の価格は高すぎる。同じ有効成分を同じ量含む処方せん薬とOTC薬の価格差について、胃酸抑制薬のファモチジン（ガスター）と外用解熱鎮痛消炎剤（パップ剤）のジクロフェナクナトリウム（ボルタレン）の例を表3に示す。なお、表中の「店頭価格」は筆者があるドラッグストアの店頭で見た表示価格で、「薬価」は『薬価基準2010年4月版』（薬事日報社）を参照した。

1錠当たりの価格は、OTC薬「ガスター10」が処方せん薬「ガスター錠」の5倍以上である。また、ボルタレンテープ1枚当たりの価格は、OTC薬が処方せん薬の7倍以上である。現在、患者が医療機関と調剤薬局の窓口で直接支払う医療費は、医療費全体（診療報酬額）の3割または1割である。このため患者が薬局窓口で支払う薬代は、消費者がドラッグストアのレジで支払うOTC薬代金より遥かに安くなる。ただし、医療機関では診察料や投薬料、調剤薬局では薬剤料や調剤技術料、そのほか薬学管理料とかいろいろな理屈をつけて徴収される費用があるので、それらをすべて合わせると、支払額はOTC薬の価格よりも多少高くなることもあるかもしれない。しかし、たとえその場合でも、診察をうける大きなメリットを考えると、OTC薬（セルフメディケーション）よりも、処方せん薬から得る利益の方が大きいとい

表３　OTC薬と処方せん薬の価格の比較

OTC薬：ガスター10 （10mg６錠入り） 店頭価格：1,023円	処方せん薬：ガスター錠 （10mg１錠）
１錠当たりの価格　170.50円	１錠当たりの薬価　31.10円
OTC薬：ボルタレンテープ（１％） （７cmx10cm８枚入り） 店頭価格：1,218円	処方せん薬：ボルタレンテープ15mg （７cmx10cm１枚）
１枚当たりの価格　152.25円	１枚当たりの薬価　21.10円

えるだろう。ただし、薬を得るまでに多少時間がかかるが。

本質的に有効成分が同じである薬の価格に何故このような大きな差がつくのだろうか。処方せん薬の価格（薬価基準）は政策的な方針によって、低く抑えようとする力が働くのは理解できるが、それにしてもＯＴＣ薬の価格は高すぎるのではないか。しかも処方せん薬は、先発薬対ジェネリック薬、ジェネリック薬対ジェネリック薬という激しい競争にさらされているので、価格は下がる傾向にあるし、同じ分野のジェネリック薬の間でも大きな価格差の見られるものが多くある。いくらセルフメディケーションと叫んでも、また、多くのスイッチＯＴＣ薬が認められても、処方せん薬との間に表に示すような大きな価格差がある限り、セルフメディケーションの実現を消費者に期待するのは難しいだろう。

ある資料にこんなことが書いてあった――スイッチＯＴＣ薬自体の価格は一般に医療用のそれよりも高く健康保険も適用されないが、医師の診察料、検査料や処方せん料などが不要なため、**同一の薬剤を処方されるのであれば安く済むことも多く、効果も医療用と同等で、**診察や調剤の待ち時間がかからず利便性が高い。

この説明、少し変である。批判する気はないが、特に太字の部分は患者の実質的な負担に触れていない。また、医師の診察や検査の重要性にも触れていない。

日本のＯＴＣ薬

その２　一般用医薬品と医薬部外品

日本のＯＴＣ薬（一般用医薬品）に対する法的規制はかなり複雑である。医薬部外品制度がいまだに存在していることすら理解し難いが、この「医薬部外品」という他国ではみられない制度の存在が規制の仕組みをよりいっそう複雑にしている。医薬部外品は医薬品とは別に指定する作用の緩和なものとされるが、「作用の緩和なもの」をどのような根拠で指定するのかよくわからない。多分に感覚的であって科学的根拠に基づいているとは思えない。さらに、２００９年に制定されたＯＴＣ薬（一般用医薬品）の類別区分、これがまたよくわからない。

❍区分理由がよくわからない一般用医薬品

法律は一般用医薬品を次の３つに区分する。

①第1類医薬品：その**副作用等により日常生活に支障をきたす程度の健康被害が生ずるそれがある医薬品のうちその使用に関し特に注意が必要なもの**として厚労大臣が指定するもの

②第2類医薬品：その**副作用等により日常生活に支障をきたす程度の健康被害が生ずるおそれのある医薬品**であって、厚労大臣が指定するもの

③第３類医薬品：第１類医薬品および第２類医薬品以外の一般用医薬品

右の太字部分はずいぶんいい加減な表現である。副作用による障害が起こる可能性のある医薬品はすべて使用に際して注意が必要であることは当たり前である。その原則をわざわざ示して２つに分けたところに何かがある。

インターネット販売は一般用医薬品分野に大きな影響を及ぼした。医師の監督が不要な一般用医薬品といえども、それは消費者の的確な自己判断のもとに使用されるべきであり（セルフメディケーション）、そのためには資格のある販売者が消費者と対面しながら売っていくべきであるという声が強かった。インターネット販売では対面販売は不可能である。インターネット販売に対する反対運動の先頭に立ったのは、日頃から会員から集めた会費を政治献金してきた薬剤師の職能団体や一般用医薬品の乱用によって被害の発生を心配する消費者団体などであった。こうした運動を後押ししたのが一部の学者や評論家と称する人たちであった。行政側も無制限なＯＴＣ薬のネット販売を防止するため、新しい基準を用意した。結局、一般用医薬品に対して新たな区分が設けられ、それまでネット販売されてきた医薬品を含めて、１類の一般用医薬品の販売は薬剤師、２類の一般用医薬品の販売は薬剤師と登録販売者のいる店舗に限られることとなった。

ネット販売業者は、医師のいない人里離れた遠隔地に住む人たちの中には健康を維持するためネット販売によるＯＴＣ薬を利用せざるを得ない人もいるなどの理由をあげて反対したが、現代の政治家たちの頼りなさはこんなところにも表れた。小泉政権時代の行き過ぎた規制緩和に対する反発もあったのかもしれない。もし、今後も医薬部外品の存在を認め続けるのであれば、そして特定分野の利害関係を考えなければ、こんな区分でなく安全性の観点から必要最小限度の一般用医薬品を残してすべて医薬部外品にすれば簡単である。

❍医薬部外品とその存在意義

人体に対する作用が緩和なもので、厚労大臣が指定する医薬部外品は、その主成分が治療的な薬理作用をもつにもかかわらず、医薬品と異なり比較的簡単な審査プロセスによって承認される。製造販売業者や販売業者にとって医薬部外品はこの上なく便利な制度である。面倒な申請手続きもなく、承認まで比較的長い時間を要するＯＴＣ薬と同様に同じ効能（たとえば「肉体疲労時に」というような）を表示できれば、業者は当然、医薬部外品の承認を選ぶ。それに加えて、それが一般製品との差別化に役立ち、しかも一般店舗で広く販売できるという利点がある。

薬事法は医薬部外品に対して次のような区分表示を要求する。

・防除用医薬部外品

・指定医薬部外品
・医薬部外品

しかし、この区分の理由はよくわからない。「医薬部外品」だけでよいのではないか。敢えて付け加えるなら、使用目的としてたとえば「健胃薬」とか、「殺虫剤」という言葉を表示すればよい。

医薬部外品の規定は、国際的にみて非常に理解し難い不透明な制度という誹りを免れない。この制度は、単にＯＴＣ薬が少なかった昔の一時期それを補うため設けられた制度である。医薬品の範囲に入らない医薬部外品というカテゴリーを設けて、簡単なデータによって早期に販売を認める制度である。

医薬部外品制度は戦前の法律でも取り入れられていたが、１９４８（昭和23）年成立した旧薬事法では医薬品以外の医療用具や化粧品も規制の対象とされたことで一度廃止されたという歴史がある。しかし、１９６０（昭和35）年成立した新しい薬事法でそれが復活した。医薬部外品は実際的には医薬品の一部と考えられるものの、医薬品販売の規制に関連して一定の用途で使われ、しかも作用の緩和なものは医薬品とは別に規制する方が実態にあっていて合理的である、との理由からであったという。この制度によって医薬部外品の製造業者や販売業者は医薬品よりも比較的容易にしかも迅速に許可を得ることができた。また、販売が薬局などの限られた場所でない一般店舗でも広く販売できるという経済的効果も期待された。革新的な新薬が厳しい法的関門をくぐり抜けて次々と登場する一方で、医薬部外品の存在価値はむしろOTC薬より高くなってきたようである。医薬部外品の安全性に対する不安はどこかに消し飛んでしまった感じである。

1960年代の日本はオリンピックや新幹線、続く万国博など続々と経済の発展を象徴する大事業に国中が沸いた。政治は経済発展を力強く後押しした。振り返ってみれば、医薬部外品制度を戦後再度復活した理由は経済復興の名のもとに、医薬品業界の経済成長を後押する手段の一つとしての利用であったといえよう。その手段は、特に1999（平成11）年と2004（平成16）年に実施された一般用医薬品（たとえば、健胃薬、下痢止めなど数十品目）の医薬部外品（厚生労働大臣指定の）への区分変更にも流用された。

医薬部外品制度の理念は何処にいったのか。ここでは議論をしないが、「薬用」と名付けた化粧品が医薬部外品に該当することをどう考えるべきか。FDAでは化粧品であれば、たとえ医薬品成分を含んでいても治療的効果の表示を認めない。薬効を表示したければOTC薬の承認を得なければならない。販売承認や流通に対する法的要件が緩く、開発経費が安くてすむ便利この上ない仕組みによって、業者は消費者に不要または行き過ぎだと思われるような製品までもどんどん市場に送り出すことができる。テレビCMに絶え間なく登場するA社、K社、R

社などがその代表であろう。医薬部外品の生産金額は右肩上がりであること自体は喜ばしいことかもしれないが、将来、もし安全性のような重大な問題が起こる可能性を考えると、ＯＴＣ薬との境界がなくなってきた医薬部外品の指定範囲をむやみに広げることは止めた方がよい。

昔の医薬部外品制度の功績を無視することはできないが、その役目は終わった。今日のように多くの医薬部外品がＯＴＣ薬と競合的に販売されるようなシステムは再構築すべきであろう。まず、自由に販売できるＯＴＣ薬の範囲を広げることが肝要である。

❍医薬部外品の安全性

１９７０年代になって、殺虫剤や害虫駆除剤などの農薬をはじめ、われわれの周囲で使用される多くの化学物質が眼に見えない形で拡散し、隠れた公害であると、専門家から多くの警告が発せられるようになった。排気ガスやCO_2の軽減は将来にわたり人類の存続を意識した対策である。医薬品は健康維持に不可欠な化学物質ではあるが、極端な使用は逆に被害を招くことになりかねない。そこで気になるのは家庭用殺虫剤である。これについては別な項目で述べる。

ＯＴＣ薬と医薬部外品との境界がなくなることは、製品の使い過ぎや、本来の目的からの逸脱からくる健康への悪影響が心配される。図５はＯＴＣ薬、医薬部外品、それに化粧品の分野の不明確さの例を示したものである。この図はたとえば、ビタミン類は医薬品成分であると同

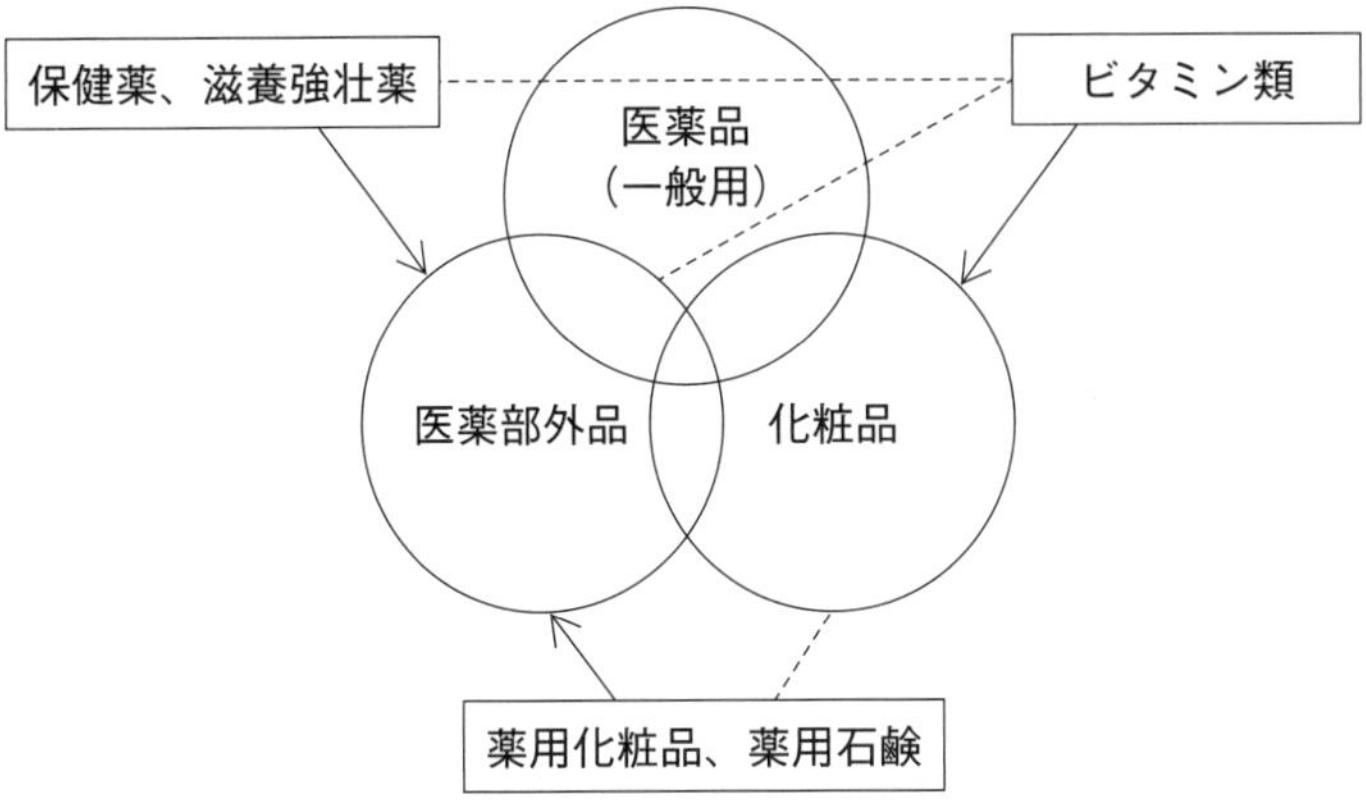

図５　日本のOTC薬、医薬部外品および化粧品の区分

時に医薬部外品や化粧品の成分であることを意味する。前にも触れたように、ＦＤＡはこのような成分を含む製品を「医薬・化粧製品」と呼び、医薬品とするか化粧品とするかによって効能表示を区別する。日本のような薬用という化粧品は存在しない。

日本のＯＴＣ薬

その３　栄養ドリンク剤の不思議

医薬部外品は薬剤師でなくても登録販売者でなくても誰でも販売することができる。しかも、それはＯＴＣ薬と同じように一定の効能を表示できる。消費者はこのような医薬部外品を「くすり」と同じようものだという印象を抱き、ＯＴＣ薬と同様に販売価格が少々高くても不思議とは思わない。そこに眼をつけたのがビタミン類などの栄養素が入ったいわゆる栄養ドリンク剤である。市場にはＯＴＣと医薬部外品の両方の栄養ドリンク剤が存在する。価格は勿論ＯＴＣドリンク剤の方が高い。しかし医薬部外品のドリンク剤はＯＴＣ薬よりも多い販売網を使える利点がある。営業的にどちらが得だろうか。

❍栄養ドリンク剤の区分

近くのドラッグストアで実態を調べてみた。そして驚いた。栄養ドリンク剤はいろいろな姿に変化するお化けのようであると感じた。栄養ドリンク剤はビタミンやミネラル、あるいはハーブや生薬類など滋養強壮や肉体疲労の回復を効能とする成分を含む液剤である。これらドリンク剤の表示はおもしろい。いや不思議である。表示の内容はたいした違いがないのに、「第2類医薬品」、あるいは「第3類医薬品」と区分表示する一般用医薬品（ＯＴＣ薬）があるかと思えば、「指定医薬部外品」と表記するドリンク剤もある。また、そのような表示のないドリンク剤（飲料）もある。

一般用医薬品が規制上、第１類、第２類、第３類の３区分に分けられたのは２００９年の改正薬事法からである。この法改正は必ずしも公平な判断のもとに行なわれたとは言い難い背景があったと聞く。それはさておいて、ここでは生薬類やビタミン類を含む似たようなドリンク剤が何故このように異なる分類で表示されなければならないのか、それは過去のＯＴＣ薬の医薬部外品への区分変更、そしてこの改正法による区分表示に起因するといえる。

ドラッグストアの陳列棚を眺めた。リポビタンＤ（医薬部外品）、リポビタン・ゴールド（２類医薬品）、ファイトイッパーツ・リポビタンＤ（医薬部外品）、チオビタゴールド（２類医薬品）、ユンケル黄帝（２類医薬品）、ソルマック（２類医薬品）、チョコラＢＢ（医薬部外品）、新グロモント（医薬部外品）、グロンサン内服液（３類医薬品）、アリナミンＶドリンク（部外品）、リゲイン24（医薬部外品）などなど数え切れないくらいのドリンク剤が並ぶ。

掲示値段はと見ると、これもいろいろである。ある２類医薬品のドリンク剤は50mL×３本入りケースで９００円（１本当たり３００円）、医薬部外品のあるものは50mL×10本入りケースで１７８０円（１本当たり１７８円）であった。また、１００mL×10本入りケースで５７０円（１本当たり57円）というものもあった。数十品目のドリンク剤が、同じ棚でこのような値段で競争している。

しかし、どのドリンク剤の表示を見てもほとんど同じような成分が含まれている。タウリン、ローヤルゼリー、ビタミンＢ１やＢ２などありふれた栄養成分である。中には、いくつかの生薬エキスを含んだ大袈裟な名前（こけおどし？）のドリンク剤もある。それらの効果や副作用について批判する気は毛頭ないが、成分などに少々の違いがあるからといって、何故同じカテゴリーの栄養ドリンク剤扱いをしないでわざわざ異なる区分の扱いとするのか。医薬品（２類、３類）のドリンク剤、医薬部外品のドリンク剤、それに清涼飲料水のドリンク剤、不思議でしょうがない。消費者はよく混乱しないものである。

話は古くなるが、今から30数年前に医薬品としての栄養剤（液剤）に対して、量的制限をするという考え方があったと記憶する。つまり、50mLのドリンク剤は一般用医薬品としては承認されるが、１００mLのものは飲料としての目的が強いので、医薬品としては承認しないというようなことであったと思う。現在、どうやらこの枠は外されているようである。店頭で１類も、２類も、そして医薬部外品も、すべて30mL、50mL、１００mLと入り乱れた容量で競争している。

栄養ドリンク剤が医薬品（２類または３類）、医薬部外品、あるいは特定保健用食品として販売される現状は消費者にとって恐らく理解し難いであろう。このような栄養ドリンク剤の法的分類の統一性のなさは国際的にも奇異な印象を与えているのではないか。

ビタミンのような栄養素は医薬品ではなく、栄養補助物質、すなわちダイエタリー・サプリメントと呼ぶべきものである。このような栄養ドリンク剤は薬事法の適用から除外して、新しい「ダイエタリー・サプリメント法」を制定し、他の栄養補助食品とともに総括的に規制することによって、その効果的な使用と安全性の保証を高める方が合理的であろう。

日本のOTC薬

その４　拡大する医薬部外品

薬事法の定義によれば、

「医薬部外品」は人体に対する作用が緩和なものであって、

①次の目的に対して使用される物

・吐き気やその他の不快感または口臭もしくは体臭の防止

・あせも、ただれなどの防止

・脱毛の防止、育毛または除毛　そして

②人または動物の保健のためにするねずみ、はえ、蚊、のみ、その他これに類する生物の防除の目的のために使用される物

③医薬品と同じ目的のために使用される物のうち、厚生労働大臣が指定するもの

をいう。

医薬部外品のうち害虫駆除に対して使用される殺虫剤などの安全問題は後で議論するとして、ここでは厚生労働大臣が適当（?）に指定することができる「指定医薬部外品」に対する不安を考えてみよう。この場合、厚生労働大臣は、たとえそれが薬効をもつ医薬品であっても作用緩和（?）とみなせばそれらを、厚生労働省告示によって容易に医薬部外品に指定できる。

小泉政権はその仕組みを最大限に活用した。その結果、医薬品と医薬部外品の実質的な相違がなくなってしまった。

医薬部外品の市販前承認は一般的に申請者（会社）から提出される薬剤学的研究および理化学試験（品質、安定性）のデータを含む申請書の審査によって決定される。ただし、これまで医薬部外品として承認されなかった物質の場合、行政当局は「医薬部外品として新規の物質を含む場合などには新医薬品に準じた過程を必要とする場合がある」と、ちょっとわかり難い説明をしている。新医薬品並みの審査をするといっているようにもとれるが、逆に解釈すれば、新規物質に対して新医薬品並みの審査を必ずしもすべて行なうわけではないという意味にもとれる。どんな場合にそうなのか具体的な例を知りたい。

このことで昔のことを思い出した。かつて私が厚生省で輸入化粧品の審査をしていた頃である。いまでも続く大手化粧品会社から、新規の殺菌剤入り化粧品（医薬部外品）を医薬部外品として輸入する申請書が提出された。この成分は全く新しいものであったため、私は根拠となる毒性データを要求した。当時の医薬品や医薬部外品の早期承認に対する会社の圧力は強く、その会社は厚生省の上司だけでなく、国会議員などを通して審査担当者に陳情や圧力をかけてくるのが常識であった。私に対してもそれに似た働きかけがあった。結局、私は別な課に異動したのでその後の経緯は知らない。余談であるが、特に医薬品の大手会社は情報収集と裏手か

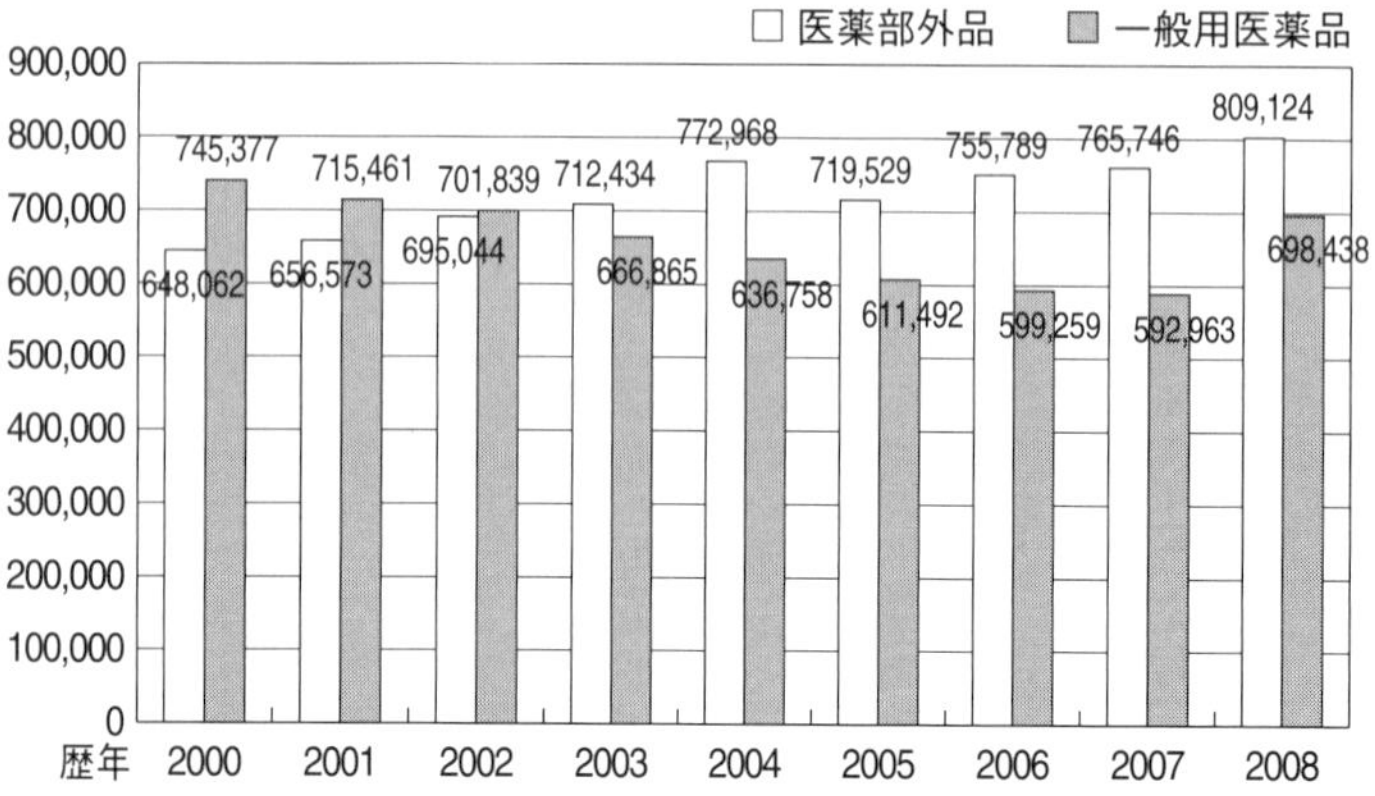

（参考：薬事工業生産動態統計年報）

図６　一般用薬と医薬部外品の生産金額の推移（単位100万円）

らの陳情のため、多くの専属社員を常に厚生省に出入りさせていた、といわれる。

厚労省の医薬部外品の拡大方針のお陰で近年、その販売額はかなりの伸びを示した。特に、ビタミン剤など一部のＯＴＣ薬が医薬部外品に区分変更された２００４（平成16）年はそれが顕著であった（対前年比８・５％の増加）。図６は２０００年から２００８年までの一般用医薬品と医薬部外品の生産金額の年別推移を示したものである。

比較的規制の緩やかな医薬部外品の範囲が大きく広がることは、製薬以外の会社にとって非常に魅力的である。それを追い風にさらに売り上げを伸ばすことができる。医薬部外品の生産金額は２０００年から２００８年の間、約20％の伸びを示した。その反面、ＯＴＣ薬の生産金額は大きく減少した。

　医薬部外品の生産統計は厚労省から次のような分類ごとに発表される。

「薬用化粧品、毛髪用剤、ビタミン含有保健剤、薬用歯みがき剤、殺虫剤、浴用剤、腋臭防止剤、ビタミンを含有する保健薬、ソフトコンタクトレンズ用消毒剤、整腸薬、その他」

　ここで注目されるのは２００５（平成17）年から新しく設けられた「ビタミンを含有する保健薬」の伸びである。この分類の医薬部外品は、ビタミンCとかEとか特定のビタミンを含む製剤で、効能の範囲も含まれるビタミンの効能に限られると思われるが、「ビタミン含有保健剤」との違いが明確にわかるような分類名称を考えて欲しいものである。

　ビタミンを含有する保健薬の２００８年の生産金額は１０１億６９００万円で、２００５年の58億４０００万円に比べて7割以上の伸びを示したが、その販売総額はビタミン含有保健剤の総額（２００８年１１８３億４７００万円、２００５年１０１９億円８６００万円）に比べて遥かに小さい。

日本のＯＴＣ薬

その５　殺虫剤の危険性

厚労省が発表した平成21（２００９）年の人口動態統計によれば、がん死亡率（人口10万人対）の中で最も死亡率が高いのは、男性が肺がん、女性が大腸がん（２位は肺がん）となっている。胃がんと肝がんは減少傾向である。このような内臓がんによる死亡率が減少または横ばいであるにもかかわらず、肺がん死亡率は何故上昇しているのだろうか。喫煙が肺がんの大きな原因であることは間違いない。一説によれば、肺がん患者の約７割が喫煙者であるといわれる。しかし、喫煙者だけが肺がんにかかるわけではない。併せて副流煙（受動喫煙）の問題も指摘されているが、それだけでは説明がつかない。

❍肺がんと喫煙

図７は、男女の肺がんによる死亡率（人口10万人対）を示すグラフである。肺がんによる死亡率は男女とも増加の一途をたどっている。

日本たばこ産業（ＪＴ）の調査によれば、男性の喫煙率は２００５年の45・８％（平均）から２００９年の38・９％まで、毎年わずかずつではあるが低下傾向（１～２％程度）を示している。しかし、肺がんによる死亡率は相変わらず毎年上昇している。また、女性の場合も、喫

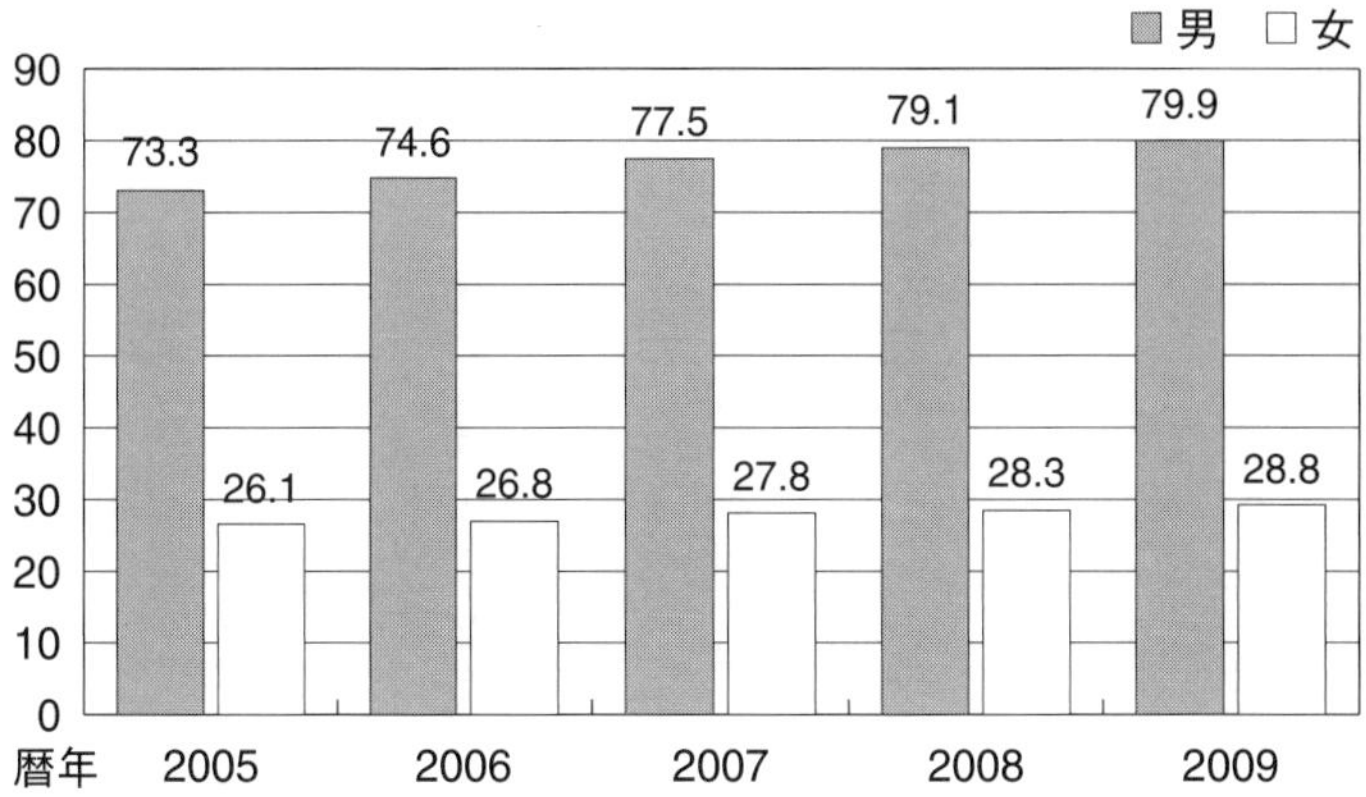

（参考：人口動態統計）

図７　肺癌による死亡率（人口10万人対）

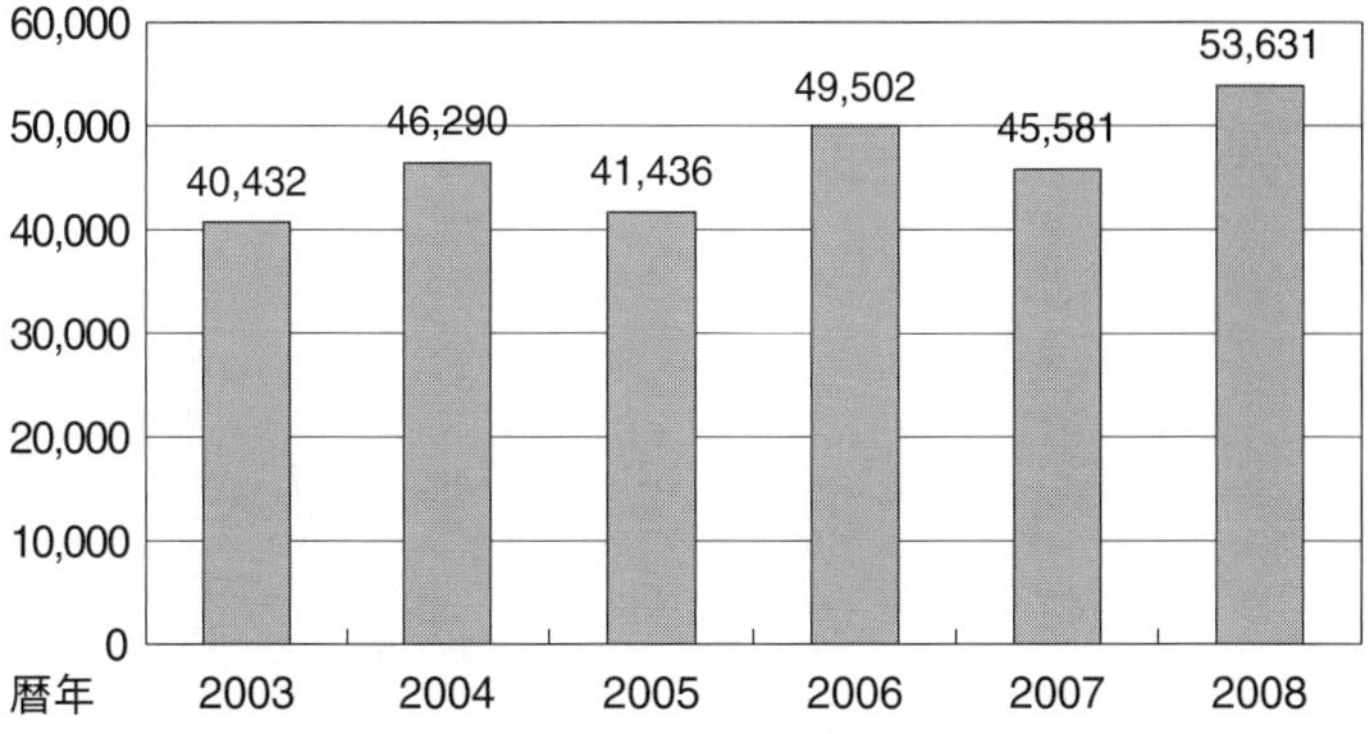

（参考：薬事工業生産動態統計年報）

図８　殺虫剤の生産金額の推移（単位100万円）

煙率は２００５年13・８％、２００９年11・９％と男性に比べて減少率は少ないながらも同様に低下している。しかし、男性と同様に肺がんによる死亡率は毎年上昇気味である。非喫煙者の受動喫煙による肺がんの増加もその一因であろう。厚労省の研究班の発表によれば、年間６８００人（このうち女性は４６００人）が、受動喫煙による肺がんや心疾患で死亡するという。そのほかにもいろいろな原因が考えられる。過去には車や工場の排気ガスの懸念もあったが、環境技術の発達にともなって環境汚染の不安はCO_2問題を除き、次第に少なくなってきたようである。

しかし、いまでも病気が一向に減らないのは何故だろうか。外的な要因としてまず頭に浮かぶものは、食べ物や家庭で使用する化学製品である。世界規模で流通する食品はその生産過程でいろいろな化学物質が使用される。農薬、食品添加物、その他生産過程で使用される化学物質などを含む食品、そして場合によっては規制の網の目を逃れた有害物質を含む不法な、または危険な食べ物などの影響をうける可能性がある。最近問題になったある国からの輸入食品や偽装食品の問題はまだ記憶に新しい。行政当局は消費者の安全を護るため、港でまた国内市場で絶えず監視していると主張する。しかし、流通する食品の量からみて、それはほんのわずかな部分であって、ほとんどは野放し状態である。食品の偽装や不正表示が絶えることなく次々と発見される現実に接すると、食の不安は永遠に消えそうもない。

❍家庭用殺虫剤の不安

食の危険性以外に心配な製品の一つを考えた。作用が緩和で長期使用される医薬部外品である。特に気になるのは家庭用の殺虫剤である。殺虫剤の活性成分は「ピレスロイド」と呼ばれる分類の物質で、これは昔から蚊取り線香などに使われてきた除虫菊の成分の総称である。今では1千種類にも及ぶいろいろなピレスロイド誘導体が合成されているといわれる。それらの物質を含む製品は、蚊や虫に対する防除用殺虫剤として広く使用される。殺虫剤の毎年の生産金額は約500億円に達する（図8）。

たとえば蚊取り線香などは、昔ながらの隙間だらけの古い日本家屋内で、しかも寝るときだけ使用されるような状態では、健康への影響は格別問題とされない。しかしながら、今日のマンションや近代的な家屋のような密閉空間で、毎日使用されるとなると不安である。しかも最近の製品は、無臭化された目に見えない殺虫成分が常に室内で飛散状態にあり、住人は知らず知らずのうちに絶え間なく殺虫成分を吸うことになる。中には窓を閉め切った状態で毎日使用する人もいるという。

家庭用殺虫剤メーカーは、そんな極端な使い方はされないと主張するかもしれない。「○時間ごとに窓を開けること」とか、「○時間以上使用しないこと」とか、注意書きを表示していると抗弁するかもしれない。しかし、密閉された部屋の中で臭いのしない、しかも目に見えない煙を拡散させる電気式殺虫剤のCMに接すると、大丈夫かなと心配になる。このようなCMに乗って殺虫剤を無害と思い込み、毎日24時間つけたまま放置したり、夏季だけでなく1年中使い続けるたりする人もいるだろう。

殺虫剤メーカーはときに新製品を発売し、消費者にその使用を煽り立てる。マット式とかノーマット式とかいって、長時間使用出来る製品や外に出るとき首にぶら下げておれば自然に殺虫剤が身体の周りに拡散して虫よけになる仕かけの製品など、よく考えたものである。しかし、この工夫は度を超している。企業にも超えてはならない社会的倫理がある。それは安全閾から消費者を逸脱させるような製品の開発をしてはならないことである。

私は家庭用殺虫スプレーの規制で苦労したことがある。このときは殺虫成分自体の問題ではなく、噴霧剤としてスプレー缶に圧入される塩化ビニルモノマーという物質の発癌性の問題であった。そのときの経験は拙著『FDA巨大化と近代化への道』(1999、薬事日報社)にも書いたが、簡単に記すと次のとおりである。

ポリ塩化ビニル生産工場の作業員3人に肝血管肉腫が発見され、その原因が塩化ビニルモノマーであるというアメリカからの情報が飛び込んできた。当時、このような情報はメーカーからもたらされることが多かったが、家庭用殺虫剤メーカーは外国からの情報を常に収集できるほどの能力はなかった。アメリカの情報は専門家によって分析され、厚生省は何らかの対策を迫られた。結局、スプレー殺虫剤に塩化ビニルモノマーを使うことが禁止され、同時に市場の製品は自主回収することでこの騒動は決着した。しかし、回収や在庫製品の後始末（廃棄処理）という難儀が待ち構えていた。業界にとっても大きなショックであった。

塩化ビニルモノマーをスプレーの噴霧剤として使用することを許可したのは厚生省であるが、関連の申請書は製品が医薬部外品であったため、噴霧剤としての塩化ビニルモノマーの毒性データを特に要求していなかったと想像する。おそらくどこかの国が使用しているということで許可していたのだろう。日本は非常に情報不足であった。しかし、このスプレーによる健康被害が出なかったことは不幸中の幸いであった。とはいうものの、人によっては隠れた被害があったかもしれない。

余談ではあるが、噴霧剤として塩化ビニルモノマーを使用していなかった会社があったことを耳にした。その会社はモノマーの化学的反応性の高いことが健康に何らかの障害をもたらすのではないかという疑念をもったため使わなかったのだという。

❍殺虫剤の表示

家庭用殺虫剤の実際の表示を店頭で調べた。スプレー缶の表面一杯に小さい文字でいろいろ書いてある。文字と下地のコントラストが悪く、頭が痛くなるほど読み難くい。消費者は使う前にまず見ることはないだろうと思うような読解不能な表示である。特に「○○ジェット」と称するスプレーの表示は薬事法違反といっていいほど最悪である。

電池や電気あるいは液体による無臭で見えない殺虫剤の拡散方式は、前に触れたように重大な問題を含む。人手を煩わすことなく、殺虫成分を室内に自然と拡散させるので便利かもしれないが、低毒性（？）といっても長年それを吸い込む消費者はたまったものではないだろう。メーカーはこのような方法によってどれだけの量の殺虫成分が身体に吸い込まれるか調査し、そしてその毒性評価をしたことがあるのだろうか、明らかにして欲しい。ピレスロイドに属する一部の化学物質の毒性は世界保健機関（ＷＨＯ）や国連食糧農業機関（ＦＡＯ）専門家委員会によって農作物の残留農薬として評価されてはいるが、吸入毒性の評価はない。

インターネットから得られるピレスロイドの話題の中で、使用方法によっては神経系、免疫系、内分泌系などに障害を起こす可能性があるとの指摘がある。また、ドイツでは１９９４年５月、環境保護局がピレスロイドを含む殺虫剤スプレーの室内使用に対して警告を発したという。ピレスロイドのヒトにおける毒性は天然産の除虫菊成分ということであまり研究されてこなかったようだが、多種類の合成ピレスロイド誘導体が存在する現在、改めてピレスロイドの毒性研究が必要と思われる。人に対する長期間毒性、特に吸入に関する安全性の研究が全く行なわれていないとなると、いつの日か、これまで繰り返してきた薬害と同じような恐ろしい悲劇が生まれるかもしれない。

かなり昔のことになるが、蚊よけ、虫よけのため毎日昼夜を問わず1日中、殺虫剤の電気マット（銘柄不明）を部屋で毎日使用していた私の義父や義母が肺がんで死亡したことを振返って考えれば、喫煙や副流煙だけでなく、殺虫剤など消費者製品のこのような無神経な使い方も少しは関係しているのではないかと思いたくなる。殺虫剤の表示は使用方法が書いてあっても、使用に対して厳しい制限をつけた記載はほとんど目につかない。肺がんの増加が殺虫剤の販売量の伸びと関連するとはいわないが、その疑いを晴らすためにも行政当局と業界は新薬と同様の市販後研究（実用試験を含む消費者研究）を実施して、行き過ぎた使用に対する改善または規制を再検討すべきであろう。

第２章　ＯＴＣ薬の承認プロセス

〜消費者行動に関するデータの要求〜

ＦＤＡでＯＴＣ薬の承認審査を担当する部署は、医薬品評価研究センター（Center for Drug Evaluation and Research：CDER）の新薬部（Office of New Drugs：OND）に属する「医薬品評価第Ⅳ部」（Office of Drug Evaluation Ⅳ）である（図９）。

ＦＤＡから次のいずれかの承認を得たＯＴＣ薬がアメリカ国内で販売できる。

(1) 提出された新薬申請書（ＮＤＡ）に基づいて、処方せん薬と同様の審査によって承認されるＯＴＣ薬。

(2) 連邦公報（ＦＲ）に公示されるモノグラフ（承認基準）に適合するＯＴＣ薬。この場合、ＦＤＡの承認は不要である。

また、ＮＤＡ審査によって承認されるＯＴＣ薬は、その承認プロセスによって次の２つに分類される。

(1) すでに承認されている処方せん薬をＯＴＣ薬に転換する、いわゆる「スイッチＯＴＣ

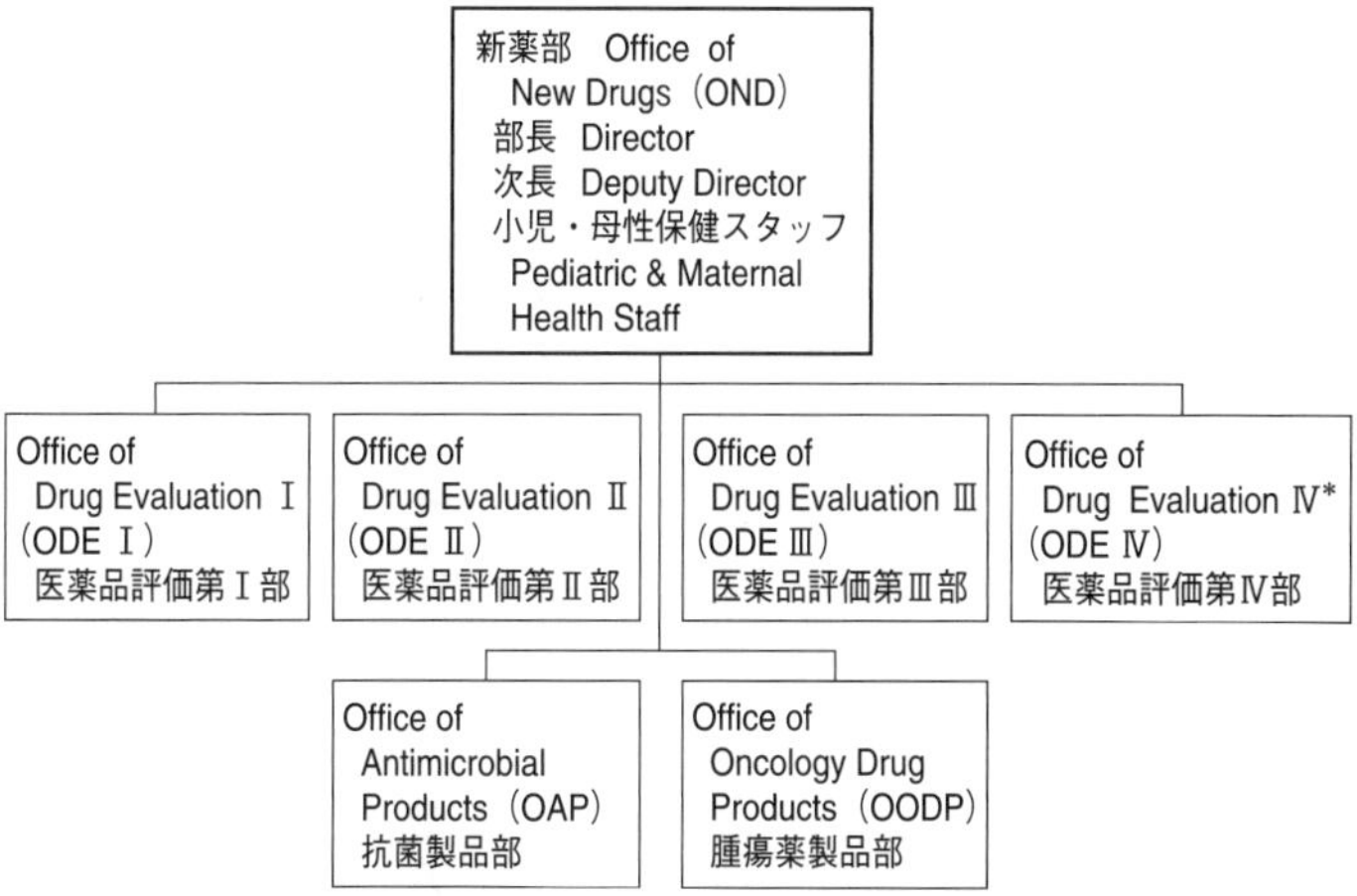

（注）＊　OTC 薬の評価は「医薬品評価第Ⅳ部」が担当する。この部は「非処方せん臨床評価課」（Division of Nonscription Clinical Evaluation：DNCE）と「非処方せん規制開発課」（Division of Nonscription Regulation Developement：DNRD）を有する。

図9　CDER新薬部組織図

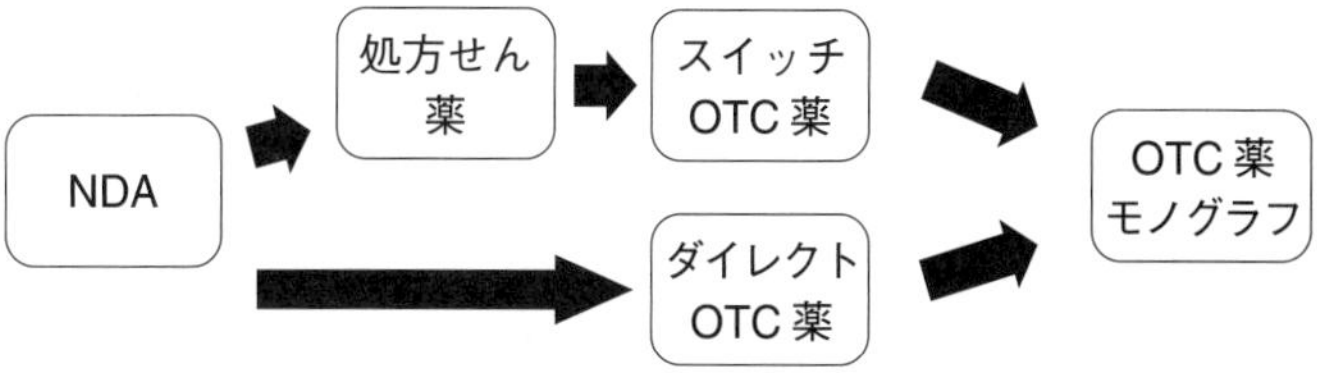

図10　OTC薬の承認プロセス

薬」（Rx-to-OTC switch）。

(2)　処方せん薬の承認プロセスを経由しないでＯＴＣ薬として直接承認を得る、いわゆる「ダイレクトＯＴＣ薬」（Direct-to-OTC）。

1　ＯＴＣ薬の承認申請書（ＮＤＡ）

ＯＴＣ薬の販売承認に対する行政手順（審査）はスイッチＯＴＣ薬であっても、ダイレクトＯＴＣ薬であっても、申請者（主として会社）が新薬申請書（ＮＤＡ）をＦＤＡへ提出することから始まる。ＮＤＡに含めなければならないデータやそのほかの資料の収集や作成は、あらかじめ研究新薬申請書（ＩＮＤ）のＦＤＡ承認を得てから実施しなければならない。ＮＤＡ提出による申請は、通常の新薬（処方せん薬）と同様の手順を経ることになる。規則21 CFR 314.50は、ＮＤＡに含めなければならないデータ内容と様式（フォーマット）を次のとおり定める（項目名のみ掲載）。

(1)申請書様式
(2)目次
(3)要旨

(4)技術項目
(a)化学、製造、管理　(b)臨床薬理および毒性　(c)ヒト薬物動態と生物学的利用性
(d)微生物学　(e)臨床データ　(f)統計　(g)小児使用
(5)試料と表示
(6)症例報告様式と表
(a)症例報告表の作成　(b)症例報告の様式　(c)追加データ　(d)FDAとの会議
(7)その他
(8)特許情報
(9)独占権
(10)金銭的証明または開示ステートメント
(11)そのほかの申請書様式

(1)の「申請書様式」は次の事項を含まなければならない。
①申請者の名前と住所、申請日、申請書番号（再提出、修正または変更のときで以前に交付された場合）、医薬製品の名称（確定名、専有名、コード、化学名、剤形、投与経路、IND番号、マスターファイルや申請書に関連するほかの申請書確認番号）、薬の適応（案）。

②オリジナル、再提出、変更など申請書区分の明記。
③処方せん薬またはＯＴＣ薬の区分。
④申請者による提出要求事項の確認チェックリスト。
⑤申請者、または申請者の代行権者（弁護士）、代理人、その他権限を有する者の署名。
申請書の署名者が米国に居住しないか、または事業所をもたない場合、米国内に居住するかまたは事業所をもつ代行権者、代理人、その他権限を有する者の名前と住所とこれらの連書。

⑾の「そのほかの申請書様式」として、⑷の「技術項目」の(a)～(f)の情報を含む申請書の保管用複写を提出しなければならない。また、規則で要求されるすべての表示（文、表、図形を含む）は電子フォーマットで提出しなければならない。

さらに、ＯＴＣ薬のＮＤＡに対して、前記データのほか次のようなデータや資料を要求されることがある。

・安全性と有効性を支える臨床データ
・アメリカおよび世界の有害事象データ
・専有名を含めて表示案
・消費者研究のデータ（表示理解研究、実用研究）

表示理解研究（またはラベル理解研究）は、消費者の表示に対する理解力や選好性を調べる研究である。それは消費者がＯＴＣ薬を選択するとき、そのラベルやその他の表示事項を十分理解できるかどうか、読みやすい表示（またはラベル）はどのようなものか、記載事項の順番やレイアウトなどが理解しやすさや読みやすさと関係あるのか、など消費者の好みを調査する。実用研究を含めてこれらの要素は、ＯＴＣ薬の適切性を判断する根拠となる。それはまた、消費者の自己選択と実際の使用（実用）に関するデータでもある。

後発ＯＴＣ薬の承認申請に対して、処方せん薬のジェネリック薬と同様にＡＮＤＡ（簡略新薬申請書）の提出が認められる。その申請書の内容とフォーマットはジェネリック薬のそれと同じである。ジェネリック薬のＮＤＡおよびＡＮＤＡの内容については、拙著『ＦＤＡの承認審査プロセス　新薬の知識』２０１０年、薬事日報社）を参照されたい。

ＦＤＡは１９８８年、発毛薬「ミノキシジル」をダイレクトＯＴＣ薬として承認した。それ以後、ダイレクトＯＴＣ薬の承認はない。日本も同じミノキシジルを遅れ馳せながら１９９９年ダイレクトＯＴＣ薬として承認した。このとき、承認に当たり、〝効く、効かない〟の論争が関係者の間であり、噂によれば申請会社も臨床試験を繰り返してやっと承認されたといわれる。

２　ＯＴＣ薬評価に必要な実用研究と表示理解研究

連邦法のもとで、ＦＤＡは申請者に対して表示理解研究（Comprehension Study）の実施を要求する権限をもっている。それは、法律の５０３条(b)(1)によって医薬品が医師の監督なしで安全に使用できるかどうか、評価が求められているからである。また、５０２条は医薬品の表示が適切な用法を示さない場合、製品を不正表示であると規定する。さらに、法律によって表示（またはラベル）に要求される言葉、記述、またはその他の情報が、一般の人によって読まれ、かつ理解されるような表現でない場合、「不正表示」とみなされる。ＯＴＣ薬は、消費者が店頭で自己選択により購入し自分で使用する。そのため、ＯＴＣ薬の安全性に関しては、表示の理解研究を実施し、その結果を表示に反映させることが必要とされる。

スイッチＯＴＣ薬の承認に際して申請者は、「実用研究」（Actual Use Study）や「表示理解研究」に関するデータを求められることが多い。

実用研究は、処方せん薬または未承認薬が、ＯＴＣ薬と同様な条件のもとで、被験者（患者）によって使用される比較臨床試験のことを意味する。この場合、市販のＯＴＣ薬は使用されない。実用研究では、申請者が被験者を選択し、研究対象の薬（ＯＴＣ薬候補）を被験者の家に送る。被験者は薬の使用状況や有害事象の有無などその使用経験を記録し、それを申請者に送る。申請者は、ラベル、用法、警告に従う消費者能力に関する報告書をつくる。実用研究は、次のことに対して有効な調査手段となる。

・薬の効果と安全性の測定
・消費者の製品への理解を立証し、明らかにする
・消費者が製品とどのようにつき合うかを理解する
・消費者ができることと、何をするかを判断する
・実際の小売環境での消費者行動等

ある調査会社が禁煙補助薬ニコチンパッチのＯＴＣ薬への転換についての実用研究を行なったことがある。研究は、患者が自己選択できるなど実際のＯＴＣ薬の小売環境において、ＯＴＣ薬と処方せん薬それぞれの使用群で効果を比較した。この研究では、ショッピングセンターにＯＴＣ部門をつくり、行動の修正に対する消費者の反応、購入研究製品に対する消費者の態度、それに広告に対する消費者の反応が評価された。

ＯＴＣ部門は10ヵ所の小売ストアに、処方せん薬部門は13ヵ所の診療所に設置された。これらの地域の人口は約５９０万人、喫煙者は約１２０万人で、サンプルサイズは２５００人であった。実験の結果は、次のいずれかに分類された。

・ＯＴＣ薬への転換プロセスを根本的に変える必要はない。

・ＯＴＣ薬への転換プロセスは個々に検討すべきである。

・製品の実用研究と表示理解研究は推定によってスイッチＯＴＣ薬の検討から排除してはならない。

ＦＤＡによれば、過去数年にわたり、多くの会社はＯＴＣ薬への転換プロセスにおいてこの2つの研究（実用研究、表示理解研究）を実施してきた。実用研究は購入と製品使用に関して医師からの影響をうけることなく実際の消費者行動の次のレベルへの到達を目指すものである。この研究は、効果と安全性の評価、消費者理解力の立証、消費者の製品理解、消費者の判断、実際の小売への導入研究などである。

表示理解研究はＯＴＣ薬の表示案を評価するための研究であって、この場合、薬は使用されない。表示理解研究は、新製品の使用に際して消費者はどのように行動するのかを予測すること、また製品ラベルを読んで理解する消費者の能力はどの程度のものかを理解することに役立つ。

アメリカのある調査研究所にかつて属していた研究員は、次のような4つの異なる実験ラベルで、ＯＴＣ薬市場に導入されたＨ2ブロッカーの胸やけの効果データについて消費者理解研究を行なったことを発表した。

①対照ラベル：効果情報の記載なし

②効果データラベル：効果情報は文書形式
③効果データラベル：効果情報は棒グラフ形式
④効果データラベル：効果情報は文章データで補強した棒グラフデータ形式

この研究結果の詳細は述べられていないが、ラベル理解研究と実用研究は実施設計が十分であれば、科学的に有効であり、ＯＴＣ薬への転換プロセスの評価において有用な手段となると結論された。よく設計された研究から得られるデータは表示の迅速な決定に寄与し、消費者は表示から多くを学ぶことができる。

２０１０年８月、ＣＤＥＲは業界向けに「非処方せん薬に対する表示理解研究」（Label Comprehension Studies for Nonprescription Drug Products）と題するガイダンスを発刊した。ＦＤＡはその序文で次のように述べている。

「ＦＤＡは非処方せん薬の表示の評価に対して、ときに設計した表示理解研究の実施をスポンサーへ要求することがある。このガイダンスは表示理解研究に関して業界へ助言することを意図する。表示理解研究は、消費者が非処方せん薬に表示された情報を理解する範囲を、そして仮定的な状況で製品の使用を決定するときにこの情報を利用する程度を評価する。表示理解研究から得られたデータによって、重要な消費者情報のより明確またはより単純な説明から利益を得る表示領域を確認することができる。

表示理解研究データは消費者の行動（たとえば、消費者が実際に製品をどのように用いるか）を予測するものではない。製品の使用やその他の行動は「実用研究」で評価されることが多い。実用研究で用いられる表示は、表示情報の消費者理解を保証するため、あらかじめ試験されるべきであると助言する。

このガイダンスは表示理解研究の実施に関する一般原則を含み、特定のプロトコールのＦＤＡ審査に対する代替と考えてはならない。ガイダンスは、非処方せん薬の販売を支えるため実施された消費者研究の分析と解釈に関連する問題を検討した２００６年９月25日の非処方せん薬諮問委員会から得られた助言、それに２００９年５月１日に発表されたガイダンス案に関して寄せられたコメントを包含する。」

そして、ガイダンスはその中で研究の設計と実施について次のような重要点を列挙する。

・研究目的の記述
・コミュニケーション目的（消費者の理解に必要な重要概念）の確認
・人口統計学的に様々な読み書き能力レベルをもつ多様な集団の登録
・研究目的に合う研究設計の特記と適切なサンプルサイズの算出
・コミュニケーション目的を対象とするアンケートの作成
・最終製品ラベルにできるだけ近い試験的表示の使用

・偏った研究の原因となる要素の最少化（サンプリング、応募戦略、誘導質問、特定の方向に応答を偏らせる面接など）

表示（ラベル）理解研究はオープンラベルで実施され、非対照試験である。大規模表示理解研究を実施する前に定性的研究と予備的研究で、異なるタイプのラベル試作品を比較すべきである。これによって、ラベルの大規模研究を実施する前に研究アンケートやラベルを改良することができる。

さらに、ガイダンスは最終研究報告書で研究設計とその実施、それに研究結果の説明を詳細に記述することを求める。読み書き能力を含めて研究対象者の人口統計学的特性が研究報告書で示されなければならない。研究報告者は募集への取り組みや応答率（研究に実際登録した被験者の割合）を記述する。除かれる可能性のある対象者はその理由を示さなければならない。登録対象者は関連の人口統計学的要素とそれらが全研究を終了したかどうかに関して特徴づけられなければならない。対象者が研究を完了しなかった理由も研究報告で示さなければならない。研究結果は全体の理解率と適当なサブグループにおける理解率（低理解力、正常な読み書きなど）の両方を含まなければならない。これらのことはガイダンスで詳述されている。

ＣＤＥＲの審査マニュアルによれば、ＯＴＣ薬に対する比較実用研究プロトコールは研究新薬申請書（ＩＮＤ）のもとで審査され、また、比較実用研究はＩＮＤに基づいて実施されなければならない。それは表示におけるＯＴＣ使用の重要な変更を支えることを意図するからである。そのほか、ＯＴＣ使用を支える疫学研究もＩＮＤのもとで実施されなければならない。

ＯＴＣラベル理解研究はＩＮＤのもとで実施する必要はない。しかし、申請者がラベル理解研究のプロトコールに関してＣＤＥＲの助言や相談を望む場合、現存のＩＮＤまたはＮＤＡに対するプロトコールを「非処方せん臨床評価課」（ＤＮＣＥ）へ提出することが求められる。

3　ＯＴＣ薬のラベルフォーマット研究

１９９７年2月27日の連邦公報でＦＤＡは、ＯＴＣ薬の表示を読みやすく、理解しやすくするために、また表示情報を効率的に適用して製品の安全かつ有効使用のために新しい規則案を公示した。

この規則立案手順の部分として、ＦＤＡは「ＯＴＣ薬ラベルフォーマット案理解評価」（Ａ研究と呼ばれる）と題する研究のもとにデータを収集した。この研究で、ＦＤＡは消費者に対してＯＴＣ薬のラベルフォーマットのサンプルを見ることを依頼した。ＯＴＣ薬の適正使用について消費者の判断とともにＯＴＣ薬に関する知識と態度を評価するためのもので、あらかじめ設定した質問が行なわれた。

さらにＦＤＡは、「ＯＴＣ薬ラベルフォーマット選好」（Ｂ研究と呼ばれる）と題する研究のもとにデータを収集した。Ｂ研究では、現行のＯＴＣ薬のラベルのサンプルを見るよう消費者に依頼し、いろいろなラベル設計に対しての消費者の好みを訊いた。また、薬の安全性と有効性を伝えるいろいろな方法をどのように解釈するかを調査するため、表示の用語やグラフの評価を消費者に依頼した。

これらの調査結果は１９９８年12月３日、最終報告書（Consumer Comprehension and Preference for Variations in the purpose Over-The-Counter Drug Labeling Format FINAL REPORT）としてＦＤＡから発表された。以下、その要点を紹介する。

(1)　ＯＴＣ薬ラベルフォーマット案理解評価研究（Ａ研究）

この研究は次の４つの変動要素がある。

①ラベルフォーマット（新旧）
②ＯＴＣ薬のタイプ（咳／かぜ薬と鎮痛薬）
③強調（５つの概念と10の概念）
④読者の注意（分割と焦点）

ラベルフォーマットは新しいＯＴＣ規則案のフォーマットサンプルと現行の古いＯＴＣ

フォーマットが用意され、対象のOTC薬は咳/かぜ薬と鎮痛薬が選ばれた。製品名や特徴は、実際の使用経験や抱いている製品イメージなどの影響を排除するため、架空のものが用いられた。情報の伝達に関して強調変動要素が用いられ、5または10の表現に対して太字が用いられた。「読者の注意」については、ラベルに向けられる注意量によって、新ラベルフォーマットがどのように影響されるかがわかるよう設計され、参加者の半数は食品と薬の両方の質問（分割注意）に答え、残りの半数は薬のラベルだけの質問（焦点注意）に答えるようにつくられた。

研究はアメリカ国内の8地域のショッピングモールで実施され、18歳以上の1202人が参加した。OTC薬の模擬包装に研究ラベルが含まれ、研究参加者には1つのラベルだけが与えられた。それからアンケートは面接者が処理した。そして、ラベル情報についての知識、ラベルへの意見、ラベル使用の信頼性、ラベル情報に基づく判断などが評価された。

この研究結果は、新しいラベルフォーマットが古いフォーマットよりも優れていることを証明した。新フォーマットは、消費者が短時間に表示情報を簡単に探して正しく使用する助けになると考えられた。また、研究参加者は、古いフォーマットよりも新しいフォーマットを好み、読者がラベルから容易に情報を得ることができる点で好ましいと評価した。さらに分割注意についても、古いフォーマットに比べて新フォーマットを用いる方がより信頼性を感じたという結果となった。

(2) ＯＴＣ薬のラベルフォーマット選好研究（Ｂ研究）

この研究では、ＯＴＣラベルの各種フォーマット案とグラフ変化に対する消費者の好みが調査された。調査されたのは次の４つの変化である。

①表題（「メディケーション・ファクツ」と無表題）
②警告と用法の順番（最初に警告と最初に用法）
③活性成分の表示場所（最上段と最下段）
④境界線（太線と細線）

研究に使用されたＯＴＣ薬は、咳／かぜ薬と日焼け止めであった。２つのタイプの薬に対してそれぞれの変化要因を組み合わせ、合計16のラベル設計となった。

研究は、地理的に配分されたアメリカ国内の８つのショッピングモールで実施され、18歳以上の９０４人が参加した。ＯＴＣ薬の模擬包装が用意され、咳／かぜ薬または日焼け止めのどちらかの16すべての包装が参加者のテーブルに並べられた。参加者は全部の包装を、好む順に並べることを要請され、１番と２番の序列をつけた理由も尋ねられた。

各参加者は、面接者が任意に選んだ16のラベルの１つ１つと現存のＯＴＣ薬フォーマットとを用いて設計した１つのラベルサンプルについて、12項目で態度測定を行なった。アンケートはラベルの選好性、信用性および可読性を測定するため設計された。

この研究で次のような結果が得られた。

・参加者は無表題のラベルを選ぶよりも1番目に「メディケーション・ファクツ」の表題のラベルを選ぶ可能性が高かった。

・ラベル好みの順位づけでは、調査対象の4つの要素のうち「表題」が最も大きい影響をもった。また参加者は、まず表題を入れ、警告の上に用法を入れ、太線を入れ、しかもラベルの最下段に活性成分を記載すれば、ラベルを高く評価することが示された。

・態度測定では、ラベルの選好性、信用性および可読性に対して、参加者は表題のないラベルよりも表題をもつラベルの方をより好み、信用し、また、その読みやすいことが示された。

「メディケーション・ファクツ」の存在は参加者のラベル選好性評価について最も影響する設計要素であった。参加者はメディケーション・ファクツの表題を信用性、解読性、それに選好性が高いと評価した。活性成分の位置、境界線、警告と用法の順序の関連でみると、表題の存在は組み合わせたほかのすべての設計要素よりも参加者の評価に大きな影響をもっていた。ほかのフォーマット変化は順序決定に大きな影響をもたなかったが、参加者は一般的に警告の上に用法、最下段に活性成分、そして項目間に太い境界線をもつラベルを好ましいとした。

表4　消費者反応頻度(1)

医薬品のラベルについてあなたが覚えることのできるすべての情報を話して下さい

消費者の反応	反応数*	%
……の場合、使用しないこと	1079	28.9
使用	751	20.1
用量／用法	719	19.3
……の場合、使用を中止すること／副作用	455	12.2
……の場合、医師に相談すること	212	5.7
剤形／成分	206	5.5
販促情報／枠囲み特性	158	4.2
一般警告	84	2.3
保管情報	25	0.7
なし	5	0.1
その他	34	0.9
知らない	2	0.05
合計	3730	100

(注)＊　示した反応数であって、人数ではない。

質問に対して研究参加者が答えた反応回数について、この報告書から抜粋した事例を表4と5に示す。この表からも消費者は読みやすく、かつ要点がわかりやすいドラッグ・ファクツのようなラベルを欲していたことがわかった。

表５　消費者反応頻度(2)

最初のラベルについてあなたが最も好ましいとするのは何ですか

	反応数*	%
レイアウトまたは読みやすい	200	16.7
「メディケーション・ファクツ」で始まる	175	14.6
最初に用法、または用法それから警告	161	13.4
最初に警告、または警告それから用法	119	9.9
特定しない項目の列挙（たとえば使用、用法、警告などをもつ）	114	9.5
種々雑多の列挙（たとえば、日光警告をもつ）	113	9.4
印刷の大きさまたはスタイル	96	8.0
その他	72	6.0
太線	67	5.6
活性成分（最上段）	37	3.1
最初に用法、最上段に活性成分	21	1.8
活性成分（最下段）	8	0.7
最初に警告、最上段に活性成分	8	0.7
最初に警告、最下段に活性成分	5	0.4
「メディケーション・ファクツ」で始めない	2	0.2
細線	1	0.01
わからない	1	0.01
合計	1200	100

(注) ＊　示した反応数であって、人数ではない。

４　審査プロセス

新薬部（ＯＮＤ）の中でＯＴＣ薬の審査を担当する部門は、医薬品評価第Ⅳ部（ＯＤＥⅣ）である。この部は非処方せん臨床評価課（ＤＮＣＥ）と非処方せん規制開発課（ＤＮＲＤ）などの12課で構成される。

ＯＴＣ薬は、「非処方せん薬に対するＩＮＤとＮＤＡの審査管理」と題するガイダンスの「審査基準」（Good Review Practice：GRP）にもとづいて評価される。このガイダンスはＯＴＣ薬に関する研究新薬申請書（ＩＮＤ）および新薬申請書（ＮＤＡ）の行政管理と審査に対する方針と手順を定める。

承認された処方せん薬の剤形や投与経路を変更しないでそのままＯＴＣ薬へ転換することを計画するとき、申請者はその処方せん薬のＮＤＡの効果に関する変更申請書を提出する（完全スイッチＯＴＣ薬）。また、処方せん薬の一部だけの転換を計画する申請者は新しくＮＤＡを提出しなければならない（部分スイッチＯＴＣ薬）。

このガイダンスはスイッチＯＴＣ薬を次のように定義する。

「これまで処方せん薬であった製品と同じ適応、力価、用量、スケジュール、使用期間、剤形、集団および投与経路に対する非処方せん販売、または活性成分が提案の非処方せん薬と異なる適応、力価、用量、スケジュール、使用期間、剤形、集団および投与経路に対して処方せん販売してきた製品の非処方せん販売」

スイッチＯＴＣ薬の承認審査に関する行政手順は、処方せん薬と同様に申請者がＮＤＡをＦＤＡへ提出した時点から始まる。ＯＴＣ薬の販売を追求するＮＤＡ申請者は、それが新規のＮＤＡであっても、処方せん薬からの転換であっても、医薬品評価第Ⅳ部のＤＮＣＥへ申請書を提出する。

ＤＮＣＥはＮＤＡ提出以前の開発プロセスの間であっても、臨床研究などＩＮＤに関する審査と行政活動に対するＯＴＣ薬の開発を監視する。また、ＯＮＤの各審査課から生理学的分類疾病に適応する処方せん薬の情報の提供をうけることができる。ＤＮＣＥが協力をうける審査課のグループ（たとえば心・腎用医薬品、神経薬理用医薬品）は「特定対象事項審査課」(Specific Subject Matter Review Divisions：SSMRDs）と総称される。

申請者からＮＤＡが提出された後、ＤＮＣＥの審査チームは消費者研究、市販後安全データ、ＯＴＣ薬表示、そのほか規制上の問題などを審議する。審査チームにはＳＳＭＲＤから派遣されるメンバーが参加する。審査チームは、各審査官が申請書のそれぞれの項目を一般審査手順に従って審査する任務を与えられる。申請書の各項目部分は主として一人の審査官によって審査される。通常、ＳＳＭＲＤの審査メンバーは、主要な対照比較臨床試験の有効性と安全性の

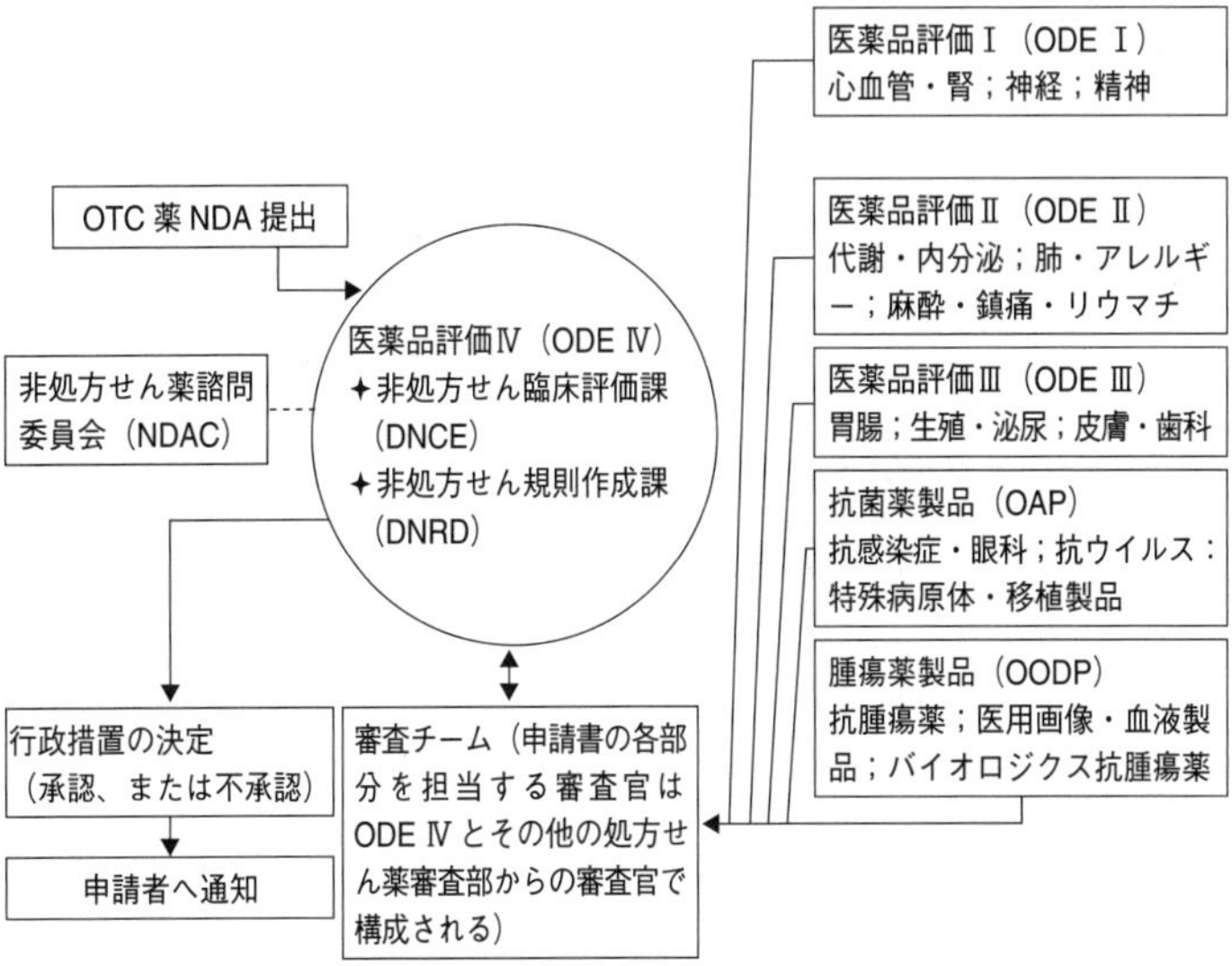

図11　OTC薬のNDA審査

データ審査に対して責任をもつ。

また、ＤＮＣＥの審査チームの審査官は消費者の行動研究データ、それに、あればアメリカや世界の市販後安全経験などの審査に関与する。必要に応じて臨床薬理学、統計学、化学などＤＮＣＥ以外の同じ分野の部署から追加の情報を得る。すべての審査官はＯＴＣ向け製品の適切性に関してその見解を示さなければならない。

図11はＯＴＣ薬のＮＤＡ審査の流れの概略図である。

(1) 審査チーム

ＩＮＤおよびＮＤＡの審査分担：ＤＮＣＥは申請書を受理すると、その審査に

表6　審査協力の割り当て

臨床効果	SSMRD
臨床安全性	
臨床試験	SSMRD
市販後および消費者行動研究	DNCE
消費者行動	DNCE
ドラッグ・ファクツ表示	DNCE
薬理学および毒性	DNCE
微生物学	
生体外抗菌研究	DNCE
生体外抗真菌および抗ウイルス研究	SSMRD

対してＳＳＭＲＤの協力を必要とするかどうか判断する。必要と判断すれば、ＳＳＭＲＤのプロジェクトマネージャーに連絡をとり、関連文書（たとえば、ＩＮＤ前の会議要求、ＩＮＤプロトコール、新ＮＤＡなど）、それに審査作業のタイプ（たとえば、臨床効果に対するプロトコールの医学審査官による審査）に関する情報を提示する。

表６は非処方せん臨床評価課と審査協力をするＳＳＭＲＤ審査スタッフに対する一般的な割り当てを示したものである。

指定される審査官はすべて審査チームの一員であり、ＩＮＤ開発会議（内部および外部）とチーム討議に参加する。審査チームは製品の寿命を通して開発計画の歴史的知識を維持するため、できれば同一人が研究新薬申請書（ＩＮＤ）と新薬申請書（ＮＤＡ）を審査することが望まれる。

ＮＤＡの審査：ＯＴＣ薬製品の販売に対するすべての申請書は、ＤＮＣＥがうけつける。次いでＤＮＣＥは、課内で審査割り当てを行ない、同時にＳＳＭＲＤへの審査割り当てについて判断する。ＳＳＭＲＤの審査割り当ては前項の手順と同様である。審査チームが構成され、すべてのチーム審査官は審査スケジュールの順守を期待される。審査プロセスの間に、審査チームの全審査官と申請者との面談や公式電話会談、ビデオ会談などの会議を行なうことが求められる。

初めての部類の処方せん薬のＮＤＡに対して、審査チームのＳＳＭＲＤメンバーはすべての審査チーム機能に完全に関与する。受理時点、中間時点、それに最終時点の会議は新薬部の課と部のレベル、それに該当するＳＳＭＲＤと医薬品評価第Ⅳ部（ＯＤＥⅣ）によって運用されなくてはならない。

初めてでない部類の処方せん薬のＮＤＡに対して、審査チームのＳＳＭＲＤメンバーはすべてのチーム機能に関与する。ＳＳＭＲＤの課長（または指名者）は欠陥を議論し、適切な行政措置に関する勧告を行なうため、受理時、中間会議、それに最終会議のとき出席を要請される。

(2) 諮問委員会

一般的に、初のＯＴＣ薬に対するＮＤＡは「非処方せん薬諮問委員会」（ＮＤＡＣ）全体で、またＦＤＡ諮問委員会のパネルで審議される。非処方せん薬諮問委員会は広範な症状や病気の治療に対して、ＯＴＣ薬やほかのＦＤＡ関連製品の安全性と有効性に関するデータを審査、評価する。それに加えて、これらのＯＴＣ薬が一般に安全かつ有効と認められ、不正表示でないとする条件を定めるモノグラフを公示するか、またはＮＤＡを承認するか、いずれかをＦＤＡ長官に勧告する役目がある。また、委員会は一方から他方への転換を含めて処方せん薬とＯＴＣ薬の状態に関する見解に対して、また、これらの医薬品とそれらの配合製品の見解に対して議論の場として働く。

委員会は委員長を含めて14人の委員で構成される。委員はＦＤＡ長官によって選ばれるか、または内科、家庭医、臨床毒性学、臨床薬理学、薬局、歯科、関連専門家の分野で知識の豊富な権威者の中から指名をうけた人が選ばれる。表決メンバーに技術的な適任者を1人含めることができる。その人は消費者関係とみなされ、消費者志向の団体またはその他の利害関係者によって推薦され、そして長官またはその被指名者によって選ばれる。表決メンバーに加えて、委員会は業界関係とみなされる非表決メンバー1人を含むことができる。委員会のもとに小委員会が設けられる。

(3) 行政措置の決定

初めての部類のＯＴＣ薬のＮＤＡはＤＮＣＥや医薬品評価部（ＯＤＥ）など各関係部門の長に対して行政措置案が回される。それに対して各部門長はその部門としての勧告を概説する決定的な見解を簡単な文書にする。申請書に対する行政措置通知は共同で署名される。

初めての部類に入らない非処方せん薬の新化学成分のＮＤＡはＯＮＤの長に対して行政措置案が回される。申請書に対する行政措置通知にはＯＤＥⅣの長または次長が署名する。ＤＮＣＥおよびＳＳＭＲＤの課長と課長代理はそれぞれの課の勧告を概説する簡単な決定見解を文書にする。

以上のほかのＮＤＡはすべて、ＤＮＣＥの課長または課長代理に対して行政措置案が回される。場合によって、非処方せん規制開発課（ＤＮＲＤ）の課長または課長代理へも回される。これらの責任者は申請書に対する行政措置通知にも署名する。

ＳＳＭＲＤの最終勧告はＳＳＭＲＤの立場を反映するものである。そのため、もしＤＮＣＥとＳＳＭＲＤの間に意見の不一致があれば、ＤＮＣＥ課長はＳＳＭＲＤ課長と協議し、できるだけ速やかにその相違点を解決しなければならない。これらの意見の相違と最終決定に対する正当性は措置通知に署名する担当官が記述する審査要旨の中に含めなければならない。

⑷　承認後監視（市販後監視）

ＮＤＡに基づいて承認されたＯＴＣ薬の承認後監視は、ＤＮＣＥの責任である。ＤＮＣＥは定期的な市販後安全報告書を審査し、必要あればＯＴＣ薬の表示を改訂する。申請者が臨床または薬理データ、それに毒性データの審査を求めて、ＯＴＣ薬の表記の追加や変更を要求する場合、審査は適宜、ＳＳＭＲＤと協力して実施される。

日本のドラッグラグ

承認審査システムの問題

最近、ドラッグラグが大きな問題となっているので一言触れたいと思う。

❍ドラッグラグ問題

ドラッグラグは新薬の承認の遅れを意味する言葉である。この問題は１９７０年代にアメリカ議会で指摘され、その原因が新薬審査システムにあるとされ、ＦＤＡの審査制度の改革が求められた。それから40年近くを経た今日、ＦＤＡにおける新薬の承認期間は６ヵ月と大幅に短縮された。それに比べて日本は、特に癌やその他の重症の病気に対する画期的新薬の承認が遅れ、そのため薬価基準への収載が遅れ、患者への医療保険適用も遅くなるという問題が起きている。このようなドラッグラグによって患者がうける不利益は大きい。それに世界初の新薬承認はまず、ＦＤＡからという流れが製薬企業に定着してきたことがますます日本のドラッグラグに拍車をかける。

❍医薬品の申請から承認まで

製薬会社から提出される新規医薬品の承認申請書は、医薬品医療機器総合機構で受理された

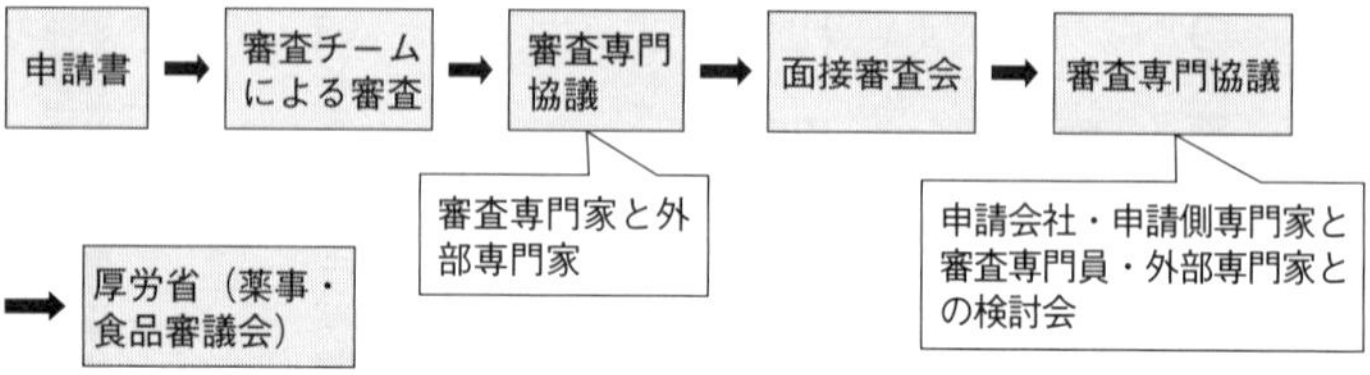

後、総合機構内の審査チームで審査される。総合機構の資料によれば、審査から承認までは図のようなプロセスをたどる。厚生労働省は総合機構から審査結果の報告をうけた後、薬事・食品衛生審議会の審議を経て承認の可否を決定する。薬事・食品衛生審議会は厚生労働省設置法で、薬事法や食品衛生法などでその権限とされた事項を処理すると定められる組織である。薬事・食品衛生審議会は薬事分科会を有し、分科会には「医薬品第一部会」と「医薬品第二部会」、それに「生物由来技術部会」、「一般用医薬品部会」、「化粧品・医薬部外品部会」など多様な部会が含まれる。

日本の新薬承認システムはＦＤＡのそれを参考として構築された。特に審査チームによる審査はかつてＦＤＡがドラッグラグ解決策の1つとして採用したシステムである。ただ、このとき、ＦＤＡの諮問委員会のように、たとえば、「非処方せん薬諮問委員会」とか「抗感染症薬諮問委員会」とか、専門分野別の委員会で最終的な結論を出す方法を考えなかったことが今になってドラッグラグの大きな要因となった。審議システムの簡素化はドラッグラグ解消の重要な手段である。

総合機構の審査プロセスでは審査チームによる審査の後、外部専門家を入れた専門協議が2度開かれることになっている。ここで得られた結論は厚労省に報告される。その報告をうけて厚労省は薬事・食品審議会の分科会に審議を依頼する。ＦＤＡの場合、審査チームから外部専門家で構成される諮問委員会に直接案件が提出されて結論を得る方法がとられる。委員会の結論を得てからＦＤＡは最終的に行政的な決定を行なう。日本のように屋上屋を重ねる余計な会議をもたない。単に委員の任命や審議会の運営を決める程度で開かれる大袈裟な審議会（総会）は不要である。

結論的にいえば、ＦＤＡと同じように多くても10数人程度の専門家で構成される専門委員会で判断できる体制で十分と思われる。

❍未承認薬または未承認適応の保険適用

日本のドラッグラグの原因にはいろいろなことが考えられる。審査官や専門家の不足、承認システムの欠陥、新薬の承認から薬価基準収載までの内部的手順の遅れなどもあるだろう。そこで厚労省が発案したのが２０１０年８月に発表されたドラッグラグ解消計画である。審議会で海外における使用実績をもとに新たな臨床試験を省くことが認められた新規医薬品（または新適応）は、販売承認が出る前に保険適用できるようにするという。外国で開発された重要な未承認薬を少しでも早く患者に提供するため、現行の承認システムから逸脱しても保険適用を早める必要があるとの政治的判断が背景にあるようだ。しかし現行法のなかでこの方法を実行することは非常に危険といわなければならない。それよりも法律を改正して「人道的医薬品」としての取り扱いを早急に決めた方がよいのではないだろうか。

未承認薬の保険適用は難しい点がいくつかある。システムからの逸脱だけでなく、不測の有害事象に対する対策、決める薬価の正当性、薬価収載後の臨床研究の問題などである。また、果たして審議会が外国の臨床研究データで十分評価できると責任をもって行政側に勧告できるだろうか。承認審査部局や薬価基準部局などそれぞれの行政部局はこれまでの手順を無視して組織を運用することができるだろうか。しかも薬事法に基づく正式な承認を得ていない段階の薬で重大な被害が起きたとき、国はどのような責任をもつのか、国自体が完全な法違反に問われることになる。重症患者に使用する作用の強い新薬ほど重大な有害作用を示しがちである。

FDAの承認前に日本が承認した事例が以前あった。非小細胞肺がん治療薬のイレッサである。イレッサは重大な副作用に対する懸念からFDAの承認判断がまだ出ないうちに日本で承認された。その後、この治療薬の副作用によって被害をうけた4人の患者が会社（アストラゼネカ）と国を相手に損害賠償を求める訴訟を起こした。その一方でイレッサの利益をうけた人も多くいたようである。しかし、裁判では国の副作用に対する警告方法に欠陥があったと指摘された。

ドラッグラグが心配ならＦＤＡの承認直後に承認すればよい。日本の行政にとって楽でもあるし、それが最も早い措置であろう。ＦＤＡは承認期間の目標である6ヵ月をすでに達成しているので、それに従えば日本のドラッグラグは解消できる。また、「暫定承認」という手もある。暫定承認は、まだ特許期間が終了していないブランド薬のジェネリック版に対して与えられるもので、ブランド薬の特許が切れた途端に販売に対する承認が与えられるシステムである。日本でも暫定承認による保険適用にすれば、実質的にその目的は達せられるのではないだろうか。研究新薬（ＩＮＤ）の拡大使用の一環として保険適用を認めるのも1つの方法である。

開発志向の製薬会社は世界的販売を目指して、まずＦＤＡの承認を得ることが先決であるという。日本の厚労省への承認申請はＦＤＡで承認されてからである。しかし、ＦＤＡへ提出したデータで未承認薬が保険適用されるとなると、製薬会社はＦＤＡの結論が出ないうちに早めに日本に対しても申請書を提出することが考えられる。ＦＤＡ提出と同時に日本にも外国データだけの申請書を提出すれば、正式な承認は後であっても保険適用は早まることになるからだ。

最近、世界的に画期的新薬の開発は急激に落ち込んでいる。それは世界規模の製薬企業がジェネリック薬の販売を手掛けるようになったことをみれば推測できる。当然、日本の製薬企業の新薬開発もじり貧で、ジェネリック薬の普及を進める以外に手はない現実が迫っている。

第３章　ＯＴＣ薬モノグラフの公示プロセス
～安全かつ有効と認められるＯＴＣ薬の基準～

ＯＴＣ薬は「一般に安全かつ有効と認められる」（Generally Recognized As Safe and Effective：GRASE）活性成分を含む。

「一般に安全かつ有効と認められ、不正表示でないＯＴＣ薬」と題する規則（21 CFR 330.1）の一般規定に記載されているＯＴＣ薬は、各項目の条件および該当するモノグラフの条件に適合すれば、「一般に安全かつ有効と認められ、不正表示でない」とされる。このような条件に適合しない製品はすべて法的措置から免れることができない。

1　「一般に安全かつ有効と認められ、不正表示でない」とする一般条件

21 CFR 330.1に規定する、一般に安全かつ有効と認められ、不正表示でないＯＴＣ薬の一般的条件は次の通りである。

(a) 製品はＣＧＭＰ（製造基準）（21 CFR 210 & 211）に従って製造される。

(b) 製品の製造には製造施設登録と製品リスト登録を必要とし、製品表示は法律を順守する。

(c) 製品のラベルと表示の「使用」（Uses）の項目には該当するモノグラフの「用法」を含む。

(d) 製品広告は表示に記述された条件に基づく使用に限る。

(e) 製品に含まれる不活性成分（添加物）は製品の用量で安全であり、製品の効果または適切な試験や分析を阻害しないものに限る。色素（着色料）は連邦法（７２１条）と本項目の規定に従って使用することができる。

（注）食品、医薬品および化粧品に対して使用できる色素は、連邦食品医薬品化粧品第７２１条（色素添加物のリストと検定）のもとにＦＤＡが規則で定める。

(f) 製品の容器と容器の組成は規則21CFR 211.94の要件に適合する。

（注）21CFR 211.94は「医薬製品の容器と蓋」と題する規定で、製品の容器と蓋が医薬品の安全性や品質、純度などを変化させるような反応性や吸収性があってはならないこと、容器の閉鎖システムが予測できる外部要素に対して保管や使用に適切な防護を与えなければならないことなど、いくつかの要件を定める。

(g) すべての医薬品の表示は次の警告を含む。

「子供の手の届かないところに保管すること」

また、医薬品によっては次の記述を表示する。

・経口用薬：「過量投与の場合、医師の助けを求めるか、直ちに中毒管理センターに連絡すること」

・局所、直腸、膣用であって経口摂取を意図しない医薬品：「飲み込んだ場合、医師の助けを求めるか、直ちに中毒管理センターに連絡すること」

・局所用および経口用の医薬品：「(用途を記入、たとえば腹痛)に対する用量以上を突発的に飲み込んだ場合、医師の助けを求めるか、直ちに中毒管理センターに連絡すること」

(h)活性成分に対して最大1日量が定められてない場合、製品は意図する効果を得るため必要な合理的量を超えない範囲で用いる。

(i)ＯＴＣ薬の表示では、次のような用語を相互に交換して使用することができる。

(注)　この規定は、「腹」と「胃」、「投与する」と「与える」、「悪化する」と「悪くなる」など79の相互交換できる用語を羅列するが、ここでは省略する。詳細は21 CFR 330.1(i)の原文を参照のこと。

(j)次のような接続語はＯＴＣ薬の表示から削除することができる。ただし、削除によって該当するモノグラフまたは規則の表示の意味を変えないことが条件である。

（注）この規定は、「および」、「関連する」、「医師に相談する」、「……に起因する」、「……の場合」など21の用語を羅列するが、ここでは省略する。詳細は21 CFR 330.1(j)の原文を参照のこと。

☆妊娠・授乳警告（21 CFR 330.2）

ＯＴＣ薬に対する妊娠・授乳警告は21 CFR 201.63に記述される。

（注）規則21 CFR 201.63は21 CFR 201「表示」のうちの「妊娠／授乳警告」の規定である。全身吸収を意図するすべてのＯＴＣ薬の表示は、「警告」（Warning）の表題のもとに次の一般警告を含むことが要求される。

「妊娠しているか、または授乳している場合、使用前に医師に尋ねること」

ただし次のようなＯＴＣ薬はこの警告規定を適用されない。

・妊娠または哺乳の間、胎児または乳児に利益をあたえることを意図するもの

・小児専用を表示するもの

経口用または直腸用ＯＴＣアスピリン製剤は次のような警告記載が求められる。

「胎児または分娩中の合併症の問題があるため、医師の明確な指示がない限り、妊娠終期の3ヵ月間、アスピリン（またはカルバスピリン・カルシウム）を使用しないことが特に重要である」

☆固形経口剤の刻印（21 CFR 330.3）

固形経口剤の識別コードの刻印に対する要件は21 CFR 206に定める。

（注）「固形経口剤の刻印」と題する規則21 CFR 206は、製品の製造業者または流通業者の識別ができるようにOTC薬を含めてすべての経口固形剤に刻印することを要求する。

☆ドラッグ・カテゴリー（21 CFR 330.5）

公示するOTC薬モノグラフは次に指定するカテゴリーの範囲に入るものでなければならない。

(a) 制酸薬（Antacid）
(b) 緩下薬（Laxative）
(c) 止瀉薬（下痢止め）（Antidiarrheal）
(d) 嘔吐薬（Emetic）
(e) 制吐薬（Antiemetic）
(f) 制汗薬（Antiperspirant）
(g) 日焼け予防治療製品（Sunburn prevention and treatment product）

(h) ビタミン・ミネラル製品（Vitamin-mineral product）
(i) 抗菌製品（Antimicrobial product）
(j) フケ用製品（Dandruff product）
(k) 口腔衛生用品（Oral hygiene aid）
(l) 痔用製品（Hemorrhoidal product）
(m) 造血薬（Hematinic）
(n) 気管支拡張薬および抗喘息製品（Bronchodilator and antiasthmatic product）
(o) 鎮痛薬（Analgesic）
(p) 鎮静薬および睡眠薬（Sedative and sleep aid）
(q) 興奮薬（Stimulant）
(r) 鎮咳薬（Antitussive）
(s) アレルギー治療製品（Allergy treatment product）
(t) かぜ薬（Cold remedy）
(u) 抗リウマチ製品（Antirhumatic product）
(v) 眼用製品（Ophthalmic product）
(w) 避妊用製品（Contraceptive product）

(x)各種皮膚用製品（Miscellaneous dermatologic product）
(y)歯磨および歯用製品（鎮痛薬、消毒薬など）（Dentifrice and dental product）
(z)各種製品（Miscellaneous）（上記の指定（治療）カテゴリーいずれにも入らないＯＴＣ薬）

これまで前記のカテゴリーに入るＯＴＣ薬モノグラフ18種類が公示された。これらのモノグラフは第5章で詳述する。

2　モノグラフの審査と公示

ＯＴＣ薬モノグラフの制定または改正は、それを希望または要求する者（製薬会社、医療専門家、消費者、市民グループなどの団体や個人が考えられる。申請者という）が、彼らの要求の根拠となるデータや資料をＦＤＡに提出することから始まる。そのデータや資料に基づいて医薬品評価研究センター（ＣＤＥＲ）で審査が行なわれる。図12は最終的なモノグラフまたはその改正が連邦公報（ＦＲ）に公示されるまでの流れを示したものである。この流れに従って、ＦＤＡが実施する公示までの審査の概略を説明する。

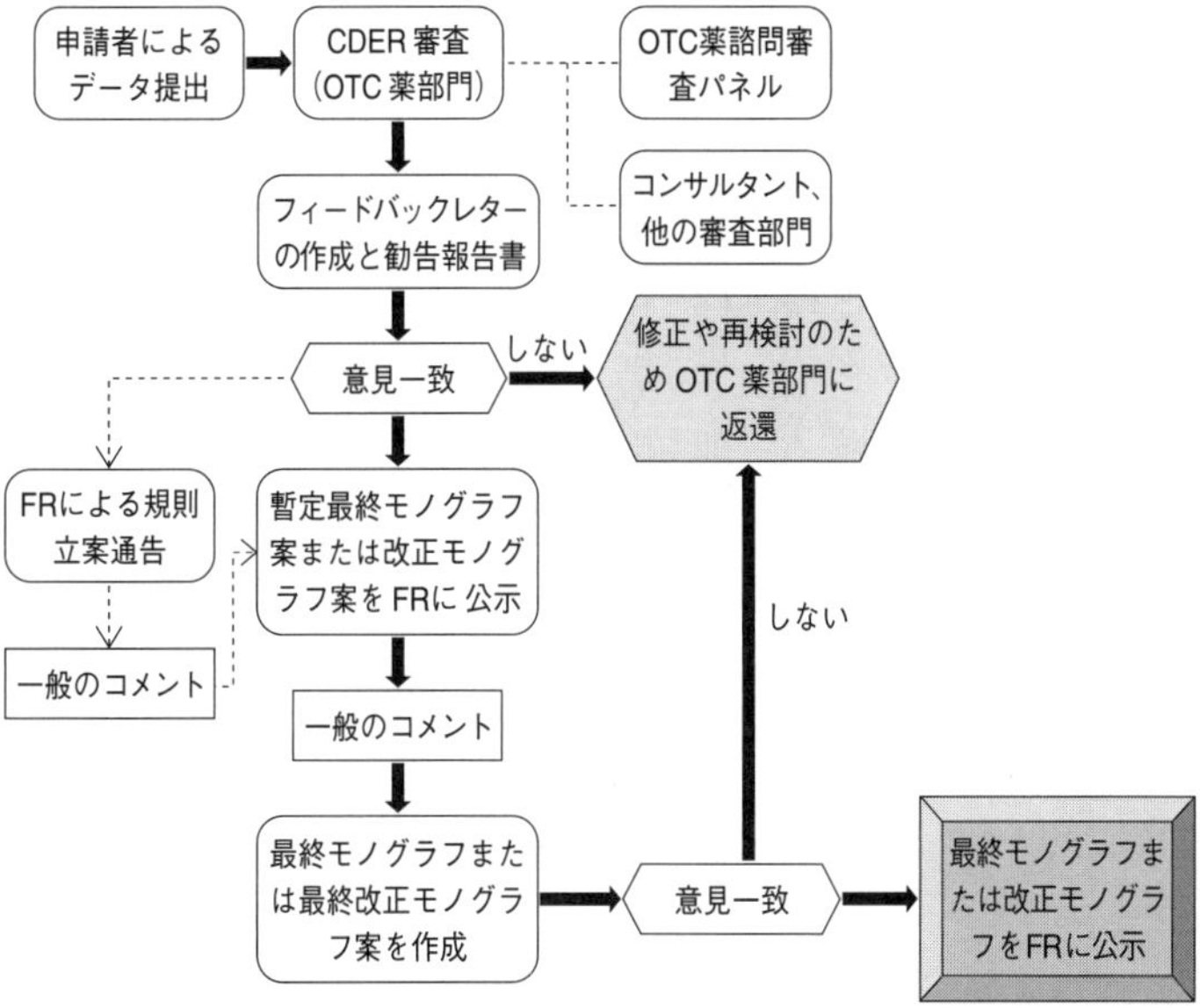

図12　OTC薬モノグラフの審査と公示のプロセス

(1) データの提出

申請者はモノグラフの制定、改正または廃止の要求根拠となるデータや資料をＦＤＡに提出する。このデータや資料は、「行政実務と手続」と題する規則21 CFR 10.30の「市民請願」（Citizen Petition）で定めるフォーマットに従って、ＦＤＡの「文書管理部」（Office of Dockets Management：ODM）へ提出しなければならない。市民請願のフォーマットは次の項目で構成される。

・求める措置
・根拠
・環境影響

・経済的影響
・署名者の証明

ＦＤＡは請願の全体または一部を認めること、あるいはそれを拒絶することができる。この決定は文書で請願者に通知される。ＦＤＡは請願書の受理から１８０日以内に決定内容を各請願者に対して通知しなければならない。

請願書を承認すれば、同時に承認を実行する適切な措置（たとえばＦＲによる通告）をとらなければならない。また、請願書を拒絶する場合あるいは暫定的な対応をとる場合は、その決定に至った理由を示さなければならない。

ＦＤＡは請願書を検討するに当たり、会議、文書連絡、ヒアリング、ＦＲによる情報の要求、規則の公示や修正・削除の提案、その他規則に定める特定の公開方法を用いることができる。

（注）「市民請願」（Citizen Petition）は、アメリカ市民でない人も可能である。市民請願は、規則に定める手順に従ってＦＤＡの「文書管理部」へ書類を提出することによって行なう。

(2) ＣＤＥＲの審査

文書管理部で受理されたデータはＣＤＥＲの「医薬品評価第Ⅳ部」（ＯＤＥⅣ）の適切な審査チームによって審査されることになる。チームリーダーは化学や統計学などの専門分野による審査の必要性を判断する。各資料はチーム審査官に渡され、それぞれの審査をうける。関連のＯＴＣ薬は最終的に規則に定める評価カテゴリーのⅠ（一般に安全かつ有効と認められる）、Ⅱ（一般に安全かつ有効と認められない）またはⅢ（安全かつ有効と決定することができない）のいずれかに分類される。

(3) 諮問審査パネル

ＣＤＥＲはモノグラフの設定等の審査に関して、諮問審査パネル（諮問審査委員会）や他の審査部門、それに部外の専門家の援助をうけることもある。諮問審査パネルの構成や活動は「一般に安全かつ有効と認められ、不正表示でないとするＯＴＣ薬の分類手順およびモノグラフ設定手順」と題する規則21 CFR 330.10で定められる。それは主として次のようなことである。

・ＦＤＡ長官は、ＯＴＣ薬の安全性と有効性の評価、ＯＴＣ薬の表示審査、また一般に安全かつ有効と認められかつ不正表示でないとする条件を定めるモノグラフの公示について、助言をうけるため、諮問審査パネル（Advisory Review Panel）を任命しなければならない。

・ＯＴＣ薬の各指定カテゴリーに対して１つの諮問審査パネルを設置する。パネルはその各指定カテゴリーを検討する。

・パネルメンバーは有資格の専門家でなければならない（ＦＤＡ長官が指名する）。
・パネルには専門家組織、消費者関係、それに業界関係者から提出されるリストに記載される人を含めることができる。
・長官は各パネルの座長を指名しなければならない。
・すべての会議に対して議事録要旨が作成されなければならない。

〔データと見解の請求〕

ＦＤＡ長官は諮問審査パネルによる審査と評価のため関係者に対して、ＯＴＣ薬の指定カテゴリーに関係する発表データや未発表データ、その他情報を提出するよう連邦公報に公示する。関係者から提出されるデータや情報は、諮問審査パネルとＦＤＡがモノグラフ案およびパネルの全報告書を発表するまで、または長官がパネルの勧告を文書管理部で公開するまで、機密事項として取り扱われなければならない。そして、それ以降30日間、データや情報はＦＤＡ文書管理部で一般の利用に供されなければならない。審査と評価のために求められるデータや情報は、当該分類に入る市販薬に関するあらゆるデータおよび（または）見解で、その写し８部の提出が求められる。また、要求があれば、簡略化した書類を送付しなければならない。提出されるデータや情報は次のフォーマットが要求される。

〔OTC薬の評価情報〕

Ⅰ　ラベルとすべての表示

Ⅱ　薬の活性成分量を明記する記述

Ⅲ　動物安全データ

　A　個々の活性成分

　　1　対照比較研究

　　2　部分対照または非対照比較研究

　B　個々の活性成分の配合

　　1　対照比較研究

　　2　部分対照または非対照比較研究

　C　最終医薬製品

　　1　対照比較研究

　　2　部分対照または非対照比較研究

Ⅳ　ヒトの安全データ

　A　個々の活性成分

　　1　対照比較研究

2　部分対照または非対照比較研究
3　事例報告：予測するまたは頻回に報告する副作用を確認する。
4　各活性成分の安全性に関する判断に影響するかもしれない関連の販売経験
5　関連の医学および科学文献

B　個々の活性成分の配合
1　対照比較研究
2　部分対照または非対照比較研究
3　事例報告：予測するまたは頻回に報告する副作用を確認する。
4　各活性成分の安全性に関する判断に影響するかもしれない関連の販売経験
5　関連の医学および科学文献

C　最終医薬製品
1　対照比較研究
2　部分対照または非対照比較研究
3　事例報告：予測するまたは頻回に報告する副作用を確認する。
4　各活性成分の安全性に関する判断に影響するかもしれない関連の販売経験
5　関連の医学および科学文献

V　効果データ

A　個々の活性成分

1　対照比較研究

2　部分対照または非対照比較研究

3　事例報告：予測するまたは頻回に報告する副作用を確認する。

4　各活性成分の安全性に関する判断に影響するかもしれない関連の販売経験

5　関連の医学および科学文献

B　個々の活性成分の配合

1　対照比較研究

2　部分対照または非対照比較研究

3　事例報告：予測するまたは頻回に報告する副作用を確認する。

4　各活性成分の安全性に関する判断に影響するかもしれない関連の販売経験

5　関連の医学および科学文献

C　最終医薬製品

1　対照比較研究

2　部分対照または非対照比較研究

3　事例報告：予測するまたは頻回に報告する副作用を確認する。

4　各活性成分の安全性に関する判断に影響する可能性のある関連の販売経験

5　関連の医学および科学文献

Ⅵ　薬およびその成分が意図する使用で安全かつ有効なことを証明したとする結論に対して、医学的根拠と目的（またはその欠落）を明らかにするデータおよび見解。対照研究がなければ、その研究を不要と考える説明を含める。

Ⅶ　活性成分または植物性医薬品に対するアメリカ薬局方（ＵＳＰ）、国民医薬品集（ＮＦ）のモノグラフ、またはその条項に含めることを求める基準案。

〔諮問審査パネルの審議〕

諮問審査パネルは提出されたデータを審査するため、また長官に対して指定カテゴリーの安全性と有効性に関する結論と勧告を含む報告書作成のため、会議を頻繁に、そして適切に持続する。パネルは個人またはグループに相談することができる。

〔安全性、有効性および表示の基準〕

諮問審査パネルはデータの審査、それに結論と勧告の作成で、また長官はパネルの結論と勧告、それに公示案、暫定的および最終的モノグラフの審議で、ＯＴＣ薬カテゴリーが安全かつ有効で、不正表示でないとする一般的な認識を決定するため、次の基準を適用する。

①安全性は、適切な用法と安全でない使用に対する警告のもとで有害反応または重要な副作用の発生が低く、また広範な利用条件のもとで乱用から起こる害の可能性が低いことを意味する。

安全の証拠は、薬が使用条件で安全なことを示すため適用できる合理的な方法による適切な試験でなければならない。この証拠には販売中の重要な経験・結果が含まれなければならない。

②有効性は、目標集団で適切な用法と安全でない使用に対する警告のもとで使用するとき、かなりの比率で薬の薬理作用が、臨床的に有意な症状軽減を与えるという合理的な期待を意味する。有効性の証拠は規則314.126(b)に定義する対照比較臨床研究によって構成されなければならない。

（注）規則314.126(b)は、「新薬販売に対するＦＤＡ承認申請書」と題する規則の中の「適切かつ十分な対照比較研究」の規定である。ここでは対照比較試験の特性が記述される。

③薬の利益対危険は、その安全性と有効性の判断に基づいて検討されなければならない。

④ＯＴＣ薬は、2つまたはそれ以上の安全かつ有効な活性成分を配合することができる。それは次のようなとき一般に安全かつ有効と認められる。

・各活性成分が表記する効果に寄与する。

・活性成分の配合が個々の活性成分の安全性と有効性を低下させない。
・適切な用法と安全でない使用に対する警告のもとで使用するとき、その配合が集団に対してかなりの比率で合理的な同時治療を示す。

⑤表示は、すべて明確に表示されかつ真実でなければならない。特に虚偽の表示や誤解を与える表示であってはならない。表示は通常の人によって読まれ、かつ理解できる用語で、製品の意図する使用と結果、適切な用法、安全でない使用に対する警告や副作用、それに有害反応が記述されなければならない。

⑥ＯＴＣ薬は、ＯＴＣ販売と素人による使用に対して承認されなければならない。ただし、その毒性や有害性のため、またはその使用に付随する方法や手段のため、医師の監督のもとでのみ安全に販売、使用することができる場合を除く。

〔諮問審査パネルの報告書〕

諮問審査パネルは、そのパネルの審査対象となるカテゴリーに入るＯＴＣ薬が「一般に安全かつ有効と認められ、不正表示でない」とする条件に関して、長官に対し結論と勧告を含む報告書を提出することができる。報告書には次のことを含めなければならない。

①ＯＴＣ薬カテゴリーを対象とし、かつその関連の薬が一般に安全かつ有効と認められ、不正表示でないとする条件を定める勧告モノグラフ（活性成分、適応表示、警告と適切

な用法、処方せんまたはＯＴＣ状態、その他モノグラフに含める薬の安全性と有効性に対して必要かつ適切な情報を含めることができる）。

②「一般に安全かつ有効でなく、不正表示である」とするパネルの判断に基づいて、モノグラフから除かれる活性成分や表示、またはその他条件の記述（カテゴリーⅡ）。

③上記①または②のいずれかの条件に分類するには利用できるデータが不十分であり、さらに試験が必要であるとするパネルの決定に基づいて、モノグラフから除かれる活性成分や表示、またはその他の条件の記述（カテゴリーⅢ）。

(4) コンサルタントによる審査

データによってＯＤＥⅣは化学者や統計学者などほかの審査部門からのコンサルタント、ＣＤＥＲ外部の専門家による審査を求めることがある。コンサルタントは審査を完了すると、そのコメントをＯＤＥⅣに送る。

(5) フィードバックレターの作成と勧告報告書

ＯＤＥⅣは審査終了後、ＣＤＥＲの措置や勧告を説明する公式文書を作成する。この文書はＣＤＥＲの各「医薬品評価部」（ＯＤＥ）、「法律顧問部」、「政策担当長官代理」などにも配布され、意見の一致を得た後、データ提出者へ送付（フィードバック）される。場合によっては、FDAはモノグラフの作成または改正の「規則立案の事前通告」（Advance Notice of Proposed Rulemaking）で対応することがある。この場合、フィードバックレターはデータ提出者に送付されない。

(6) モノグラフ案または改正モノグラフ案の公示

提出されたデータが、新しいモノグラフの設定または既存モノグラフの改正に対する根拠となる場合、連邦公報に公示される。データ提出者がフィードバックレターに記述される勧告説明に同意しなければ、さらに情報の提供やCDERの疑問に対する回答を行なう。また、それらのことをFDAの非処方せん薬部（ONP）の担当部署と議論するため会議の開催を要求することができる。

(7) 一般からのコメント

連邦公報の公示に対する一般からのコメントは、公示後30～90日以内に提出されなければならない。この締切日は提案の内容によって異なるが、要求があれば延長できる。すべてのコメントは文書管理部を通じてODEⅣに回される。これらのコメントは非処方せん薬部内の該当チームによって審査される。必要であれば、ほかの専門部署による審査を求める。

(8) 暫定最終モノグラフまたは暫定最終改正モノグラフの作成と公示

一般からのコメントを審査後、暫定最終モノグラフが作成される。このモノグラフ案は成分、用量、適応、表示などの項目から成る。ＦＤＡはこれを「レシピ・ブック」（処方書）とも呼ぶ。21 CFR 330の「一般に安全かつ有効と認められ、不正表示でないＯＴＣ薬」と題する規則によれば、長官は諮問審査パネルの結論と勧告を審議してから、次のことを含む暫定最終モノグラフを連邦公報に公示する。

①ＯＴＣ薬カテゴリーまたは特定ＯＴＣ薬が「一般に安全かつ有効と認められ、不正表示でない」という条件を定めるモノグラフ（カテゴリーⅠ）。

②「一般に安全かつ有効と認められない薬である」または「不正表示となる」という長官の決定に基づいて、モノグラフから除く条件の記述（カテゴリーⅡ）。

③上記①または②に分類するには利用できるデータが不十分であるという長官の決定に基づいて、モノグラフから除く条件の記述（カテゴリーⅢ）。

④パネルの全報告書

暫定最終モノグラフは、③に該当する条件の場合、継続される合理的な期間を明記しなければばならない。製品の販売は、ＦＤＡの評価に対してその根拠となる必要なデータを得る期間内で続けることができる。関係者はパネル会議の議事録要旨を請求により利用できる。関係者は暫定最終モノグラフの公示後90日以内にコメント（３部）を提出できる。

暫定最終モノグラフに対して規則は次のように規定する。

①パネル勧告を審議した後、すべてのコメント、返信コメント、それに新データや情報を検討し、ＯＴＣ薬カテゴリーⅠまたは特定ＯＴＣ薬が一般に安全かつ有効と認められ、不正表示でないとする条件を定める暫定最終モノグラフを連邦公報に公示しなければならない。関係者はコメントまたは異議を文書で90日以内に提出できる。

②一般に安全かつ有効と認められない、または不正表示となるという判断に基づいて、モノグラフから除くことを提案する活性成分の記述を含む別の暫定命令を公示できる。関係者はコメントまたは異議を文書で90日以内に提出できる。

③関係者は①に関するモノグラフ案の公示後、12ヵ月以内にモノグラフ案から除く条件の根拠となる新データや情報を提出できる。

④新データや情報の提出の最終日から60日以内にそれらに対するコメントを提出できる。

⑤最終モノグラフの設定前で、項目に明記される期間後に提出される新データと情報は、正当な理由があると判断される場合、モノグラフ改正に対する申請とみなされ、最終モ

ノグラフの連邦公報公示後に限り審議される。

暫定最終モノグラフに応じて異議の提出がある場合、ＦＤＡの審査によってそれが最終モノグラフを支える合理的な根拠と判断されれば、連邦公報に口頭ヒアリングを実施する旨の通告が行なわれる。

(9) 最終モノグラフ

ＦＤＡは異議やすべての新データと情報、それにコメントを含む全部の行政記録を審議し、口頭ヒアリングで行なわれる討議を検討し、ＯＴＣ薬カテゴリーまたは特定ＯＴＣ薬が一般に安全かつ有効と認められ、不正表示でないとする条件を定める最終モノグラフを連邦公報に公示しなければならない。

最終モノグラフは、暫定最終モノグラフに対して寄せられた一般コメントの審査後作成される。最終モノグラフは、医薬品評価部、法律顧問部、政策担当長官代理などの関係部門にも配布されてその承認を得る。意見が一致すれば、それは正式な最終モノグラフまたは最終改正モノグラフとして連邦公報に公示される。意見の一致に達しない場合、データは非処方せん薬部に返還され再検討される。

⑽ 行政記録

①本規則に従って検討されているすべてのデータと情報は、本規則に従ったデータと見解の請求に応じて、さらに、その他連邦公報に掲載された公示に応じて、提出されなければならない。あるいはそのデータと情報は本規則に従って、審議の間パネルに受理されるか、もしくはコメントおよび反論の部分として文書管理課に提出されなければならない。

②長官は行政記録に基づいてすべての決定を行ない、本手続きに従ってすべての命令を出さなければならない。行政記録の部分として含まれないデータまたは情報は対象とならない。

③行政記録は専ら次のような資料で構成されなければならない。

・本規則に従って連邦公報に発表されたすべての公示と命令、本規則に従って公表された要求に応じて提出されたすべてのデータと見解、その他連邦公報に発表された通告に従って提出されたすべてのデータと見解、または本規則に従って審議の間パネルに受け入れられているすべてのデータと見解。

・パネル会議の全議事録、パネル報告書、モノグラフ案に関して提出される全コメントと反論、それに本規則に従って提出されるすべての新データと情報。

・暫定最終モノグラフに関して提出されるすべての異議、それに本項に従って提出されるすべての新データと情報、そしてコメント。

・本手続きに従って実施される口頭ヒアリングの全記録。

・長官によって常に求められるその他すべてのコメント。

・長官が行政記録を再公開したすべてのデータと情報

・そのほか決定の根拠部分として長官が行政記録に含めるすべての資料。

⑾　提訴

ＦＤＡの最終的な措置は最終命令に含まれるモノグラフである。それ以後は裁判所への提訴となる。ＦＤＡはすべての提訴を１つの裁判所に統合することを求める。長官はその裁量で提訴と最終判決までモノグラフの一部または全部の有効日を延期することができる。

⑿　モノグラフの修正

①長官は本規則に従って設定されるモノグラフの修正または廃止に対して主導的に提案することができる。関係者はこのような提案を長官に要請することができる。

②ＯＴＣ薬モノグラフの修正に対して請願書を提出する代わりに、新薬申請書（ＮＤＡ）を提出することができる。ただし、それは次の場合に限られる。

・その医薬製品が一時的な根拠（たとえば、データが不十分で分類できないとする長官の判断に基づいてモノグラフから除かれた）で販売されなかった。

・新薬申請計画に従って全臨床試験が実施された。そして、

・承認を求めようとする製品はＮＤＡ承認前に販売されたことがない。

（注）この章で述べた規則は一般規定や行政手順のほかに、１９６６年から実施された「薬効研究」（ＤＥＳＩ）のもとで評価されたＯＴＣ薬の状態を記述している。それによれば、１９３８～１９６２年の間に承認手順によって市場に導入された新薬でＤＥＳＩの評価をうけたＯＴＣ薬は４２０種類あった。これらの薬は適切なＯＴＣ薬審査パネルによる審査とモノグラフが公示されるまで国民の健康に重要な危険を与えることなく継続して販売できると報告された。

日本のＯＴＣ薬

その6　一般用医薬品の承認基準

一般用医薬品は厚生労働大臣が承認するものと都道府県知事が承認するものとがある。都道府県知事が承認する一般用医薬品として、いまのところ、かぜ薬、解熱鎮痛薬、鎮咳去痰薬、胃腸薬、瀉下薬、鎮暈薬、眼科用薬、ビタミン主薬製剤、浣腸薬、駆虫薬、鼻炎用点鼻薬、鼻炎用内服薬、外用痔疾用薬、みずむし・たむし用薬の14のＯＴＣ薬分類が指定されている。それらの製造販売承認基準は、「薬事法施行令第80条第２項第５号の規定に基づき厚生労働大臣が指定する医薬品の種類等」（昭和45年厚生省告示第３６６号）の表題で告示されている。

承認基準は製剤の範囲の記述とともに、①有効成分（等）の種類、②有効成分（等）の配合割合、③有効成分（等）の分量、④効能および効果——の項目によって構成される。日本のこの基準はＦＤＡのＯＴＣ薬モノグラフに類似するが、両者の行政上の取り扱いは大きく異なる。最大の違いは、ＦＤＡが、モノグラフに適合するＯＴＣ薬について販売承認を不要としていることに対して、日本は、承認基準に適合するＯＴＣ薬であっても都道府県知事に承認申請書を提出し、知事承認を得なければならないということである。これでは意味がない。

ＦＤＡはＯＴＣ薬モノグラフの設定作業を現在も続け、多くのモノグラフ案が連邦公報による最終的公示に向かって進んでいる。これまで18種類のモノグラフが公示されたが、さらに多くのモノグラフ候補が続く。日本の場合、ＯＴＣ薬の承認期間は都道府県によって異なるようだが、一般に数ヵ月かかるといわれる。

結論をいえば、日本のＯＴＣ薬承認基準の役割の意味がよくわからない。これによって国と地方の総体的な仕事量が減るのであれば非常に有意義であるが、どうもそうではないようである。詳しい承認基準をつくる以上、地方自治体がわざわざ審査する必要があるのだろうか。

第4章　表示

～ドラッグ・ファクツ～

医薬品の表示は「表示」（Labeling）と題する規則21 CFR 201のもとで規制される。この規則は医薬品すべてに対して要求される「一般表示規定」（21 CFR 201.1～26）を含むとともに、処方せん薬とOTC薬それぞれの表示要件を定める。それに加えて、「用法の適用免除」、「薬効研究の表示」、「特定製品の特定表示要件」などに関する規定がある。

OTC薬の表示は「ドラッグ・ファクツ」（Drug Facts）に加えて、製造業者、小分け業者および流通業者が守らなければならない一般表示要件がある。この要件はすべての医薬製品に含めなければならない表示や情報の示し方に関するもので、次のような項目について定める。

・製造業者、小分け業者、または流通業者の名称と場所
・適切な用法
・有効期限
・管理番号（ロット番号）

・主要な表記区分
・確認の記述：医薬製品の確定名、一般薬理分類または意図する主な作用、太字、最も顕著な印刷サイズ
・正味内容量の明記
・妊娠／授乳警告
・開封明示表示（タンパー・エビデント）

なお、ＯＴＣ薬の表示の概略は、処方せん薬の表示を含めて拙著「ＦＤＡの承認審査プロセス　新薬の知識」（薬事日報社２０１０年刊行）で紹介しているが、ここではもう少し詳しく説明する。

1　表示の定義と表示要件

「連邦食品医薬品化粧品法」（ＦＤ＆Ｃ法）は表示（Labeling）とラベル（Label）を次のように定義する。

表示

「物品上またはその容器もしくは包装紙上の、またはそのような物品に添付するすべての

ラベルとその他の記載、印刷または図形を意味する。」

ラベル

「物品の直接の容器上に記載、印刷または図示したものを意味する。」

ＦＤＡはこの定義のもとに「表示」の範囲に入るものとして次のような事例を示す。

冊子、パンフレット、郵便物、説明物、ファイルカード、会報、カレンダー、カタログ、社内報、レター、映画フィルム、フィルムストリップ、スライド、録音物、展示品、文献、別刷りや類似の印刷物、視聴覚資材、医師・薬剤師・看護婦によって使われる公表の参考資料

ＯＴＣ薬の表示要件は「ＯＴＣ薬表示のフォーマットと内容」と題する規則21 CFR 201.66に定められる。ここでは、範囲、用語の定義、内容に対する要件、フォーマット（様式）要件、適用免除と猶予、相互交換できる用語と接続語などについて記述される。表示で使用される用語の規則の定義は次のとおりである。

・活性成分（Active Ingredient）：病気の診断、治癒、緩和、治療または予防において薬理学的作用や、その他の直接的な作用を与える成分。
・不活性成分（Inactive Ingredient）：活性成分以外の成分。
・題目（Title）：ＯＴＣ薬の表示の最上部に掲げる題。〔大見出し〕

・表題（Heading）：表示で記載が要求される次のような項目——活性成分、目的、使用、警告、用法、そのほかの情報、不活性成分、質問。〔中見出し〕

・副題（Subheading）：たとえば、「ライ症候群」とか「アレルギー反応」などの警告や「使用してはならない」、「使用前に医師に尋ねること」、「使用を中止し、医師に尋ねること」など、規則で定める必要な言葉。〔小見出し〕

・ドラッグ・ファクツ表示（Drug Facts Labeling）：規則で要求される題目（Title）、表題、副題および情報。

表示は小売包装の外部容器または包装に、外部容器または包装のない場合は直接の容器のラベルに行ない、規則で定める題目、表題、副題および情報を含めなければならない。表示の題目（大見出し）は「ドラッグ・ファクツ」とし、それは最上部に表記する。またその内容を2ヵ所以上の場所で表示する場合、2ヵ所目以降の場所の最上部に「ドラッグ・ファクツ（続く）」と表記する。続いて、活性成分、目的、使用、警告、用法、その他の情報、不活性成分、質問を各項目別に規則の要求に従って表示する。

2　ドラッグ・ファクツ

１９９９年3月17日、ＦＤＡはＯＴＣ薬の表示内容と構成を標準化するドラッグ・ファクツ（Drug Facts）に対する最終規則を公示した。ドラッグ・ファクツは、ＯＴＣ薬の表示を読みやすく、また理解しやすくして、消費者がＯＴＣ薬を安全かつ有効に使用できるようにする目的をもつ。

「ＯＴＣ薬表示に対するフォーマットと内容要件」と題する規則21CFR 201.66は、「ドラッグ・ファクツ表示規則」とも呼ばれ、すべてのＯＴＣ薬と医薬－化粧製品（Drug-OTC Product）の表示に対して適用される。医薬－化粧製品とは、化粧品と医薬品の両方の定義に適合する製品のことである。製品が２つの用途をもつ場合はこれに該当する。たとえば、シャンプーがそれである。それが洗髪を意図すると化粧品であり、ふけ治療を意図すれば医薬品である。このような例は、フッ化物を含む歯磨製品、制汗剤のデオドラント製品、日焼け防止効果をもつ保湿剤や化粧品などにも見られる。

規則201.66に掲載されるドラッグ・ファクツのフォーマットと内容の事例を図13、図14に示す。

ドラッグ・ファクツ（Drug Facts）

活性成分（1錠中）
(Active ingredients in each tablet)
マレイン酸クロルフェニラミン2mg
(Chlorpheniramine 2mg)

目的
(purpose)
抗ヒスタミン
(Antihistamine)

使用（uses） 花粉症または上気道アレルギーに起因するこれらの症状を一時的に緩和する：
■くしゃみ　■鼻水　■かゆい涙目　■喉のかゆみ

警告（Warning） 次の病気の場合、使用前に医師に尋ねること（Ask a doctor before use if you have）
■緑内障　■気腫または慢性気管支炎のような呼吸問題　■前立腺肥大に起因する排尿困難

トランキライザーまたは鎮静薬を服用している場合、使用前に医師または薬剤師に尋ねること（Ask a doctor or pharmacist before use if you are taking tranquilizer or sedatives）

この製品を使用するとき（When using this product）
■眠気を生じることがある　■アルコール飲料を避ける
■アルコール、鎮静薬、トランキライザーは眠気を増加する
■車の運転または機械の操作をするときは注意する
■特に子供は興奮することがある

妊娠または授乳の場合、使用前に保健専門家に尋ねること（If pregnant or breast-feeding, ask a health professional before use）。子供の手の届かないところに保管すること。過剰投与の場合、直ちに医療支援を得るか、中毒管理センターへ連絡すること（Keep out of reach of children. In case of overdose, get medical help or Contact a Poison Control Center right away.）

用法（Directions）

成人および12歳以上の子供	4～6時間ごとに2錠服用；24時間で12錠を超えないこと
6歳～12歳未満	4～6時間ごとに1錠服用；24時間で6錠を超えないこと
6歳未満の子供	医師に尋ねること

そのほかの情報（Other information） 20-25℃（68-77°F）で保存
■過剰の湿気から守ること

不活性成分（Inactive ingredients） D&C黄色10号、ラクトース、ステアリン酸マグネシウム、マイクロクリスタリン・セルロース、ゼラチン化前スターチ

図13　ドラッグ・ファクツの事例①

ドラッグ・ファクツ（Drug Facts）	
活性成分（1錠中） **（Active ingredients in each tablet）** ラニチジン150mg（塩酸ラニチジンとして178mg）	**目的** **（purpose）** 胃酸低下薬
使用（uses）　●酸摂取および胃酸過多に関連する胸やけの緩和 ●特定の食品や飲料によって起こる酸摂取および胃酸過多に関連する胸やけの予防	
警告（Warning）　アレルギー警告（Allergy alert）：ラニチジンまたはその他の胃酸低下薬に対するアレルギーの場合、使用しないこと	
次の場合、使用しないこと（Do not use） ●食べ物を嚥下することが苦しいか、または痛む、血と一緒に吐く、あるいは血便もしくは黒色便の場合、これらは重症の兆候かもしれない。 ●ほかの胃酸低下薬と ●医師の助言および監督のなしで腎疾患の場合	
次の場合、使用前に医師に尋ねること（Ask a doctor before use if you have） ●3ヵ月以上胸やけがある。これはもっと重症の状態の兆候であるかもしれない ●立ちくらみ、発汗またはめまいをともなう胸やけ ●息切れ、発汗、腕・背・肩まで拡がる痛み、または立ちくらみをともなう胸痛または肩痛 ●頻繁に起こる胸痛　●特に胸やけをともなう頻繁に起こる喘鳴 ●不明な体重減少　●嘔気および吐き気　●胃痛	
次の場合、使用を止め、医師に尋ねること（Stop use and ask a doctor if） ●胸やけが続くか、または悪化する ●14日以上本製品を服用する必要がある 妊娠または授乳の場合、使用前に保健専門家に尋ねること（If pregnant or breast-feeding, ask a health professional before use）。 子供の手の届かないところに保管すること。過剰投与の場合、直ちに医療支援を得るか、中毒管理センターへ連絡すること（Keep out of reach of children. In case of overdose, get medical help or Contact a Poison Control Center right away.）	
用法（Directions） ●成人および12歳以上の子供： ●症状の緩和に対して1錠を一杯の水とともに飲む ●症状の緩和に対して胸やけが起こる食べ物や飲料をとる30〜60分前に1錠を一杯の水とともに飲む ●1日2回用いることができる（24時間に2錠以上服用しないこと） ●12歳未満の子供：医師に尋ねること	

図14　ドラッグ・ファクツの事例②

そのほかの情報（Other information）
●ビンのキャップの下の印刷したフォイルが破れていたり、開いている場合は使用しないこと ●20-25℃（68-77°F）で保存 ●高温または高湿度を避けること ●この製品は蔗糖を含まない
不活性成分（Inactive ingredients）
ヒプロメロース、ステアリン酸マグネシウム、ミクロクリスタリンセルロース、合成赤色酸化鉄、二酸化チタン、トリアセチン
質問？（Questions?）
電話番号1-800-223-0182　平日　午前9時〜午後5時　東部標準時間

図14　ドラッグ・ファクツの事例②（続き）

次にドラッグ・ファクツについて、FDAの業界向けガイダンスをもとに説明を加える。

(1) **題目**：ドラッグ・ファクツ表示を1区画（パネル）以上または側面に表記する場合、続きの各区画の最上部にも「ドラッグ・ファクツ」と表記する。

(2) **活性成分**：規則201.66の定義で示される活性成分は医薬品の製造で化学変化する可能性のある組成や、特定の活性または作用を与えることを意図する剤形変更の医薬品の組成も含む。医薬品のタイプによって活性成分は次のいずれかで明記する。

・経口剤形　用法で記述する用量を用いる（たとえば、錠、5ミリリットルスプーン）。

・別々の製剤単位で販売される局所用剤形　グラムを用いる。応急用抗菌活性成分は製品の各グラム量を記述する。

医薬成分と化粧成分を含むOTC薬製品に対して、医薬成分は活性成分を、化粧成分は不活性成分を考える。

(3) **目的（Purpose）**：製品の各活性成分は、OTC薬モノグラフで特に適用除外されない限り、成分名に続けて目的を記載する。OTC薬モノグラフに記載される成分本質は、活性成分の目的として記述しなければならない。成分本質の記述のないときまたは適用可能なOTC薬モノグラフのないときは、活性成分の目的の記述に次の要素の1つを用いることを推奨する。

・一般薬理カテゴリー

・医薬品の意図する主要な作用

2つの活性成分が同じ目的をもつ場合（たとえば、2つの日焼け止め成分、2つの皮膚保護成分）、目的が両方の活性成分と明らかに関連する限り、1回だけの記述でよい。

(4) **使用（Use）**：製品に対する特定の適応（Indication）または用途である。医薬・化粧製品に関して、医薬関連の適応はこの使用項目に含まれる。

(5) **警告**：特定の警告を必要に応じて最初に表示しなければならない。ただし、ライ症候群の警告を除いてこれら特定の警告を順番に記載しなくてもよい。製造者は重要度または影響度の順に特定の警告を記述することを提案できる。

次のような情報を表示する場合、「警告」項目の副題のもとに記載しなければならない。

①使用しないこと（Do not use）

この副題のもとに記載される情報は、いま医師によって以前診断された状態でない限り使用すべきでない、または医師に診てもらうかどうかに関係なく、どんな事情のもとでもこの製品を使用すべきでないということに関係するものである。

《ドラッグ・ファクツの表示様式例》

・傷口に
・傷または発赤の部分に
・糖尿病の場合
・血行がよくない場合、
使用しないこと。

②使用する前に医師に尋ねること（Ask a doctor before use if you have）

この副題のもとに記載される情報は、特定の先在状態（妊娠を除く）の人に対するすべての警告や特定の症状にある人に対するすべての警告を含む。この警告は、消費者が医師に相談するまで製品を使用してはならない状態に限られる。たとえば、高血圧、心疾患、糖尿病など、それに喫煙や喘息のような慢性の咳や過剰の痰をともなう咳のような場合である。

《ドラッグ・ファクツの表示様式例》

・心疾患
・多くの痰が出る咳
・喫煙、喘息、慢性気管支炎または気腫で起こる慢性の咳
　の場合、使用前に医師に尋ねること。

③使用前に医師または薬剤師に尋ねること（Ask a doctor or Pharmacist before use if you are）

この副題のもとに記載される情報は、薬と薬、薬と食品のすべての相互作用の警告を含む。たとえば、抗ヒスタミン薬と鎮静薬またはトランキライザー、ＯＴＣ気管支拡張薬と処方せん喘息薬の相互作用に対する警告である。

④この製品を使用するとき（When using this product）

この副題のもとに記載される情報は、消費者が経験することのあるすべての副作用を含み、副作用を起こすことのある物質（たとえば、アルコール）、それに製品の使用中避けなければならないすべての活動（たとえば、機械の操作、車の運転）を含む。また、この副題にはガス噴射剤によって加圧される容器中の医薬品に対する警告も含める。

《ドラッグ・ファクツの表示様式例》

・眠気を生じることがある。

・アルコール、鎮静薬、それにトランキライザーは眠気を起こすことがある。

・穴をあけたり、焼却したりしないこと。内部に圧力がかかっている。

⑤使用を止め、医師に尋ねること（Stop use and ask a doctor）

この副題のもとに記載される情報は、製品の使用を直ちに止めることを患者に求める毒性やその他の反応兆候を含む。たとえば、「いらいらしたり、めまいがしたり、眠れなくなる」。

⑥その他の警告

該当のＯＴＣ薬モノグラフやＯＴＣ薬規則、または承認申請書において要求される警告を含む。

⑦妊娠と関連警告（Pregnancy and related warnings）

このタイプの警告は、適用するとき、「警告」の項目に入れる。次のような警告の1つまたはそれ以上を含めることができる。

・妊娠／授乳警告（規則201.63(a)）

・アスピリンまたはカルバスピリンを含む製品に対する第三期妊娠警告（規則

成人および12歳以上の子供	6時間ごとに2錠
6～12歳未満の子供	6時間ごとに1錠
6歳未満の子供	医師に尋ねること

201.63(b))

・ケトプロフェン、ナプロキセンナトリウムまたはイブプロフェンを含む製品に対する既承認申請書の第三期妊娠警告

⑧子供の手の届かないところに保管すること（Keep out of children）と予期しない過剰投与／摂取の警告〔規則330.1(g)〕

いくつかの特別な場合、この警告は省略できる。

(6) 用法（Directions）

製品によっては、用法を上の表のように示すことができる。たとえば、用量を3またはそれ以上の年齢グループもしくは集団に対して示すとき、表を用いる。

《ドラッグ・ファクツの表示様式例》

・よく振って

・各用量の液剤をグラス一杯（8オンス）飲む

・指示以上を使用しないこと

(7) そのほかの情報（Other information）

ほかの表題または副題に含まれないが、OTC薬モノグラフ、その他のOT

Ｃ薬規則または既承認の申請書のもとに要求される情報、または任意につくられる情報を含まなければならない。

《ドラッグ・ファクツの表示様式例》

・各錠剤は、カルシウム10mg、マグネシウム10mg、ナトリウム15mgを含む。

・フェニルケトン尿症：1錠中フェニルアラニン10mgを含む。

・保管情報

(8) 不活性成分（Inactive ingredients）

この項目は不活性成分のリストを含む。ＯＴＣ薬（化粧製品ではない）に対して、不活性成分は確定名でアルファベット順に記載する。医薬－化粧製品のＯＴＣ薬に対して、不活性成分は多い順に記載しなければならない。

(9) 質問？またはコメント（Questions? or comments）

この表題がドラッグ・ファクツに含まれる場合、製品に関する質問に答えるため電話番号または出所をこの項目に含めなければならない。質問に対応するため利用できる週日と時間の記載を推奨する。

3　フォーマットの要件

規則に記述される題目、表題、副題、その他情報の様式についてガイダンスは次のように説明する。

(1)太字表記と文字の大きさ

規則が特定の情報に対して太字表記を要求する場合、その隣接区域の他の情報は太字を使用しないことを推奨する。それはＦＤＡの太字情報の強調性を減少させるからである。文章はドラッグ・ファクツ枠に含まれるほかの文章に対して用いられると同一の明確で読みやすい活字スタイルと大きさでなければならない。文字の大きさは、6ポイントより小さくなってはならない。

(2)黒丸を付した記述

黒丸（中黒）はＯＴＣ薬または医薬・化粧製品のラベル情報の提示の助けとするためＦＤＡが採用した視覚的な記号である。黒丸は5ポイントの大きさの塗りつぶしの四角または丸で、同じ形と色をもつ。次にいろいろな黒丸記述の事例を示す。

①使用（Uses）

●次に起因する痛みや痒みを一時的に緩和する：

●虫刺され　●軽い皮膚刺激
●ツタウルシ、ウルシおよび毒ウルシによる発疹
●次のような分泌や滲出を乾燥する：
●ツタウルシ　●ウルシ　●毒ウルシ

②次の場合、使用前に医師に尋ねること（Ask a doctor before use if you have）：
●心疾患　●緑内障　●高血圧　●甲状腺疾患　●糖尿病
●前立腺肥大に起因する排尿困難
●気腫または慢性気管支炎のような呼吸問題

③次のような病気に対して処方せん薬を服用している場合、使用前に医師に尋ねること
（Ask a doctor before use if you have）：
●抗凝固薬　●痛風　●糖尿病　●関節炎

④用法（Directions）　●よく振る
●成人および2歳以上の子供：1日2～4回を超えないで患部に適用する
●2歳未満の子供：医師に尋ねること

(3) 活性成分と目的（Active ingredient and Purpose）

活性成分が1つ以上の場合、アルファベット順に記載する。また、1つ以上の活性成分

が同じ目的のとき、それらの目的を繰り返して書かなくてよい。

《事例》

活性成分（各錠剤中）		**目的**
アセトアミノフェン	５００mg……	痛み緩和／解熱
塩酸プソイドエフェドリン	30mg……	鼻充血除去
塩酸トリプロリジン	１・25mg……	抗ヒスタミン

活性成分		**目的**
ホモサラート	６％	……日焼け防止
オキシベンゾン	３％	
パディメート	０・２％	

(4) **不活性成分**：「これらの成分の１つまたはそれ以上を含む」表示（Inactive ingredients：“contains one or more of these ingredients” labeling）

ＯＴＣ薬製品を販売する製造業者、小分け業者、流通業者が顧客に対して製品を中断することなく供給するため複数の原料供給業者を使用するような場合、製品の特定不活性成分が原料供給者ごとに少し変わることがある。不活性成分によってはすべての原料供給業者から供給される製品に存在するものと、存在しないものとがある。全製品に対して、同一製品のラベルを1つにするため、FDAは個々の製品が含むことができる（または含むことができない）各不活性成分は次のようなやり方で表示することを推奨する。

①このタイプの不活性成分表示は、OTC薬製品に含まれる（または含まれない）成分に＊印を付して不活性成分リスト（たとえば、「アカシア＊」、「デキストロース＊」）に入れる方法である。製品に1つ以上含む（または含まない）場合、不活性成分に＊を付けるとともに「＊成分の1つまたはそれ以上を含む（含まない）」という注釈をつける。また、1つだけの成分を含む（または含まない）場合、「＊成分を含む（含まない）」という注釈をつけてドラッグ・ファクツ枠内の不活性成分の項目の最後に再記載すればよいと考える。

②規則201.66に示す標準の表示フォーマットを用いる製品にあっては、「＊の成分の1つまたはそれ以上含む」または「＊の成分を含むことができる」の記述を不活性成分の項目の終わりに左揃えで示すことを推奨する。

非常に多くの代替成分を記載すると、消費者に誤解を与えたり、消費者を混乱させたりすることがある。このような混乱を避けるため、製造業者や小分け業者、流通業者は製品に対して、2つ目のラベル使用を考えてもよいだろう（それは非常に長い、異なる不活性成分のリストとなる）。また、どんな不活性成分がその製品に含まれているかどうかを知る機会を消費者に与えるため、選択情報（表示の「質問？」のあとに問いあわせ電話番号等）を含めることを推奨する。

(5) その他

そのほか、ガイダンスは「表題、警告、用法、その他の情報、不活性成分、質問のライン」、「グラフィックイメージ／絵文字」、「縦線／細線」、「標準と修正表示フォーマット」など、活字の大きさを含めて細かい指針を示している。

表7は201.66(c)(1)～(c)(9)の規則で示される表示内容をまとめたものである。なお、「規則の項目」は21 CFR 201の各パラグラフ番号を意味する。

表7　OTC薬の表示内容

規則の項目	記述	注解
201.66(c)(1)	ドラッグ・ファクツ、ドラッグ・ファクツ（続き）	表題は「ドラッグ・ファクツ」、追加区域は「ドラッグ・ファクツ（続き）」を用いる
(c)(2)	活性成分（確定名、量）	医薬・化粧製品では、医薬成分は活性成分、化粧製品では不活性成分を考慮する
(c)(3)	目的	成分本質の記述または適用可能なOTC薬モノグラフがないとき、成分の目的はその一般薬理分類または製品の主要な作用である
(c)(4)	使用	特定の「適応」または既承認の「使用」。医薬・化粧製品の「ドラッグ・ファクツ」表示における使用は医薬成分に限る
(c)(5)	警告	警告情報は特定順に記載する。ほとんどの警告は(c)(5)～(5)(x)のように特定の副題が続く
(c)(5)(i)	外用／直腸／膣の使用に限る	太字で明記。場合によって「外用に限る」を省略できる
(c)(5)(ii)	適用できるすべての警告	太字の副題で記載する
(c)(5)(ii)(A)	ライ症候群警告	この警告が要求されるとき(c)(5)(ii)(A)～(G)の警告項目の最初に記載する
(c)(5)(ii)(B)	アレルギー反応警告	「アレルギー警告」の副題を用いる
(c)(5)(ii)(C)	可燃性警告（適切な警告の用語を用いる）	既承認のNDAまたはOTC薬モノグラフの可燃性警告の用語を用いる
(c)(5)(ii)(D)	水溶性ガム警告：窒息	「窒息」の副題を用いる
(c)(5)(ii)(E)	アルコール警告	「アルコール警告」の副題を用いる
(c)(5)(ii)(F)	咽頭炎警告	「咽頭炎警告」の副題を用いる
(c)(5)(ii)(G)	用量警告	リン酸ナトリウムを含む製品に対する警告である。「用量警告」はこの情報の導入に対して用いられる［201.307(b)(2)(i)または(b)(2)(ii)］
(c)(5)(iii)	使用しないこと（この後にすべての禁忌を記載）	すべての明白な禁忌に対して用いられる副題で、異なるタイプの状態と関連する

表7　OTC薬の表示内容（続き）

(c)(5)(iv)	……の場合、使用前に医師に尋ねること	前から存在する状態またはある症状の経験に対して用いられる副題である
(c)(5)(v)	……の場合、使用前に医師または薬剤師に尋ねること	すべての医薬品と医薬品や医薬品と食品の相互作用に対して用いられる副題である
(c)(5)(vi)	この製品を使用するとき	消費者が経験するかもしれないすべての副作用に対して用いられる副題。製品の使用中避けなければならない物質または活動を確認する
(c)(5)(vii)	……の場合、使用を中止し、医師に尋ねること	製品の使用を直ちに止める必要がある毒性や有害作用の兆候に対して用いられる副題である
(c)(5)(viii)	必要な警告	(c)(5)(i)～(5)(iii)、(5)(ix)、(5)(x)に入らない必要なほかの警告を含める箇所である
(c)(5)(ix)	妊娠／授乳警告	一般警告とほかの関連する警告である
(c)(5)(x)	子供の手の届かないところに保管すること	一般警告と予測しない過剰／ 摂取警告である
(c)(6)	用法	該当するOTC薬モノグラフまたは既承認の申請書に記載される用法である
(c)(7)	その他の情報と(c)(2)～(6)、(c)(8)、(c)(9)に含まれない追加情報（たとえば保管条件）	ほかの副題に含まれないが、OTC薬モノグラフやほかの規則、または既承認の申請書のもとで必要、または任意とされる追加情報に対して用いられる
(c)(7)(i)	一部の成分	ナトリウム、カルシウム、マグネシウム、カリウム
(c)(7)(ii)	フェニラミン	アスパルテームの組成
(c)(7)(iii)	追加情報	たとえば、保管条件、開封明示記述
(c)(8)	不活性成分	不活性成分の確定名のリスト
(c)(9)	質問？（もしくは質問またはコメント）	製品の質問に答える場所の電話番号を示すため用いる任意の表題である

4　広告規制

(1)　ＯＴＣ薬

医薬品広告に対する規制は、医師がその使用を監督しなければならない処方せん薬の広告に限られている。法律はＦＤＡ対して処方せん薬の広告を監視する権限を与える。ＯＴＣ薬（非処方せん薬）の広告に対する規制の権限は「連邦取引委員会」（Federal Trade Commission：FTC）がもつ。消費者製品は、１９１４年成立の「連邦取引委員会法」（Federal Trade Commission Act：FTCA）のもとで虚偽の広告が禁止される。この規制の対象となる消費者製品には、食品、医薬品、医療機器、サービスまたは化粧品が含まれる。法律はそれら製品の購入を直接または間接に勧誘する目的で虚偽の広告宣伝を行なってはならないと定める。

連邦取引委員会は医薬品を次のように定義する。

①ＵＳＰ（アメリカ薬局方）、アメリカホメオパシー薬局方、またはＮＦ（国民医薬品集）、ならびにそれらの追補、

②人または動物の病気の診断、治癒、緩和、治療または予防に対して使用を意図する物、

③人または動物の身体の構造または機能に影響を与えることを意図する食品以外の物、

④前記①、②または③に明記する物の組成として使用を意図する物。

また、ＦＤＡは連邦取引委員会と共管する「公正包装表示法」（Fair Packaging and Labeling Act：FPLA）のもとに、製品の包装と表示に対して、消費者がその内容量について正確な情報を得ることができるように、そして製品の価値を比較できるように、正確な情報の記載を求める。食品、医薬品、医療機器、化粧品に対してはＦＤＡが、それ以外の製品に対しては連邦取引委員会が担当する。

公正包装表示法の「不正および虚偽の包装と表示」の規定で、法律が適用されるのは、消費者製品の包装または表示に従事する人、商取引における流通に従事する人、包装または表示製品の商取引に従事する人である。

また、公正包装表示法が要求する表示は次の通りである。

①製品の確認と製造業者、小分け業者または流通業者の事業場所を明記したラベルの貼付。

②正味内容量の表示。

③正味内容量の表示を別の包装上にラベル表示するか、または貼付。

④包装に含まれる製品のサービング数に関する説明を記載する消費者製品の包装ラベルは、各サービングの正味量を示さなければならない。

ＦＤＡはＯＴＣ薬に添付する情報の改善を進めるため、処方せん薬に関わる消費者情報の提供を薬局に求める自主的な計画を実行する。この仕事を担当するのがＣＤＥＲ（医薬品評価研究センター）の中にある「マーケティング・広告・コミュニケーション部」（ＤＤＭＡＣ）である。ＤＤＭＡＣは情報の量と質とがその目標に合致するよう綿密に計画を監視する。

(2) 処方せん薬

ＦＤＡの説明によれば、製造業者や販売業者が消費者とコミュニケーションをとるため使用する処方せん薬の広告のタイプは3つある。製品主張広告（Product Claim Advertisement）、リマインダー広告（Remainder）、そして助けを求める広告（Help-seeking Advertisement）である。

☆製品主張広告

製品名を含み、その利益と危険性を説明するタイプの広告である。このような広告は虚偽、または誤解を招くものであってはならない。広告は危険と利益の「公平なバランス」が求められる。

広告は消費者が理解できる言葉を用い、媒体の如何を問わず、広告の主要部分に次のような特定の重要要素を含まなければならない。

①製品の名称（ブランド名とジェネリック名）

②医薬品のＦＤＡ承認の用途を少なくとも1つ

③医薬品の最も重大な危険

印刷物の製品主張広告は、ＦＤＡが認めた製品情報（ラベル表示や添付文書を含む。以下同じ）に記載されるその医薬品のすべての危険について、「簡潔な要旨」を含まなければならない。そして、２００７年の「ＦＤＡ改正法」のもとに、次のような記述を含めることが要求される。

「あなたにはＦＤＡに対して処方せん薬のマイナスの副作用報告をすることを勧めます。メドウオッチにアクセスするか、または1-800-EDA-1088に連絡してください」

放送の製品主張広告（テレビ、ラジオ、電話）は次のことを含まなければならない。

①医薬品の最も重大な危険（音声で伝える）

②ＦＤＡが認めた医薬製品情報に記載されるすべての危険、または視聴者がその情報をみつけることができるように各種の出典

これは製薬会社が放送広告で医薬品の危険情報のすべてを含めなくてもよいことを意味する。代わりに、広告は視聴者に対してＦＤＡが認めた医薬製品情報についてさらに多くの情報をみつけることができる場所を知らせるためのものである。放送広告が医薬品の処方情報をみ

つけるため、ＦＤＡは次のような出所の明示を提案する。

①医療提供者（医師など）
②無料電話番号
③印刷広告を含む最新号の雑誌
④ウェブサイト住所

☆リマインダー広告

リマインダー広告は、商品やサービスを思い出してもらうことを目的とする広告である。この広告は製品の名称を示すが、薬の用途を示さない。この広告は視聴者が薬の用途をすでに知っていることを前提とする。広告は薬の作用やその働きを記載しないので、薬に関する危険情報を含まなくてよい。

製品主張広告と違って、リマインダー広告は言葉や絵で薬の利益または危険に関して何も示唆することができない。たとえば、喘息治療薬に対するリマインダー広告は、一対の肺の図面を含んではならない。それが薬の作用を暗示するからである。

また、リマインダー広告は、重大な危険をもつ特定の処方せん薬には許されない。重大な危険をもつ薬はＦＤＡが認めた製品情報に特別な警告（枠囲み警告）が記載される。このような重大な危険は、薬の広告にすべて含める必要があるからである。

☆助けを求める広告

助けを求める広告は、病気または状態を記述するが、特定の薬物治療の助言や提示をしない。この広告で説明される病気や状態の例として、アレルギー、喘息、勃起不全、高コレステロール、骨粗鬆症などがある。広告はそのような症状の患者に対して、医師と相談することを推奨する。助けを求める広告は製薬会社の名前を含めることができ、また、さらに情報を取得することができるように電話番号を示すこともできる。

助けを求める広告は、医薬品のことには触れないし、また示唆しないので、医薬品広告とはみなされない。そのため、ＦＤＡは真実の助けを求める広告であればそれを規制しないが、連邦取引委員会は規制する。しかし、特定の薬の使用を推奨または提示する広告は製品主張広告とみなされるので、ＦＤＡ規則に従わなければならない。

日本のＯＴＣ薬

その7　表示の統一性

薬事法は直接の容器と添付文書に分けて医薬品の表示要件を定める。内容的にはＦＤＡの表示要件と大差ないようである。しかし実際の表示では異なる点がある。たとえば、ＦＤＡは「ドラッグ・ファクツ」という題目で統一した項目別に必要な記載を義務づけ、日本は必要最低の表示基準を決めて細かい記載は業者の自主的判断に任せる。この違いは、消費者の表示に対する理解に大きく影響していると考えられる。日本の場合、どうも表示の重要性に対する考え方が甘いような気がする。

薬事法は、要求する事項の記載を「他の文字、記事、図画又は図案に比較して見やすい場所にされていなければならず、かつ、これらの事項については、厚生労働省の定めるところにより、当該医薬品を一般に購入し、又は使用する者が読みやすく、理解しやすいような用語による正確な記載がなければならない」と規定する（第53条）。

実際にドラッグストアに入って、いくつかのＯＴＣ薬を手にとってみた。そして、日本のＯＴＣ薬の表示にはたとえば、次のような問題があることを知った。

①直接容器への表示は、下地の色と文字色のコントラストが悪く、しかも文字の間隔が狭く読みづらい。しかし、法律は読みやすい背景と文字のコントラストについては触れて

いない。

②効能・効果、用法・用量、成分などの表題の記載場所や文字の大きさが不統一で、しかも箱包装の場合、製品や会社によって記載がバラバラ、製品によっては「特徴」というようなわけのわからない情報欄がある、

③内容的に同じような製品で表題や情報の表現が会社によって異なる、

などなどである。ＦＤＡの「ドラッグ・ファクツ」に比べて、非常に見難い表示方法であるといわなければならない。業界の表示に対する取り組み方も、行政機関の関心の薄さを反映しているのかもしれない。

２０１０年８月14日、内閣府は「身近にある化学物質に関する世論調査」の結果を発表した。調査対象は３０００人で回収率は64・７%、たいした数の母集団ではないのでこの結果が消費者すべての考えを代表するものであるとはいい切れないが、ＯＴＣ薬と家庭用殺虫剤（医薬部外品）に対する現行の表示が、消費者にとって見づらくかつ難解であるようだ。表示を読むと答えた割合は医薬品で74・９%、殺虫剤で71・８%、読まない割合が医薬品で24・６%、殺虫剤で26・５%となっており、案外読む人が多かった。しかし、製品ラベルや説明書に書かれている情報がわかりやすいかどうかの質問に対して、「そう思わない」（「あまりそう思わない」を含む）と答えた割合は72%にも達した。要するに「読んでもわからない」という人が最も多

いということである。また、「字が小さい」とか「目立たない」という指摘が多くあった。

第５章　ＯＴＣ薬モノグラフ

～公示された20種類のモノグラフ～

現在、ＦＤＡがこれまで公示した治療目的別のＯＴＣ薬モノグラフは次の20種類である。

1　経口用アルコール含有製品
2　制酸薬
3　局所用抗菌薬
4　整腸薬
5　止瀉薬（下痢止め）
6　制吐薬
7　夜間睡眠薬
8　興奮薬
9　かぜ、せき、アレルギー、気管支拡張および抗喘息薬
10　内用鎮痛薬、解熱薬および抗リウマチ薬

11 局所耳用薬
12 肛門直腸薬
13 皮膚保護薬
14 外用鎮痛薬
15 眼用薬
16 制汗薬
17 日焼け止め
18 虫歯予防薬
19 各種内用薬
・駆虫薬
・胆汁排出促進薬
・内用脱臭薬
20 各種外用薬
・いぼとり薬
・陥入爪緩和薬
・うおのめ・たこ除去薬

・シラミ駆除薬
・ふけ、脂漏性皮膚炎・乾癬抑制薬

モノグラフの標準的なフォーマットは次の項目で構成される。

・範囲（General Provision）
・定義（Definition）
・活性成分（Active Ingredient）
・活性成分の配合（Conbination of Active Ingredients）
・試験法（Testing Procedure）
・表示（labeling）

範囲の項は、すべてのＯＴＣ薬製品の表示に対して、モノグラフの内容とフォーマットが適用されると定める。つまり、適用範囲には、最終ＯＴＣ薬モノグラフや承認を要するＮＤＡまたはＡＮＤＡのもとで販売される医薬製品、それに最終ＯＴＣ薬モノグラフでもなければ、承認した申請書のあるＯＴＣ薬製品でもないＯＴＣ薬製品が含まれる。

定義の項は、規則で適用する用語の定義である。

活性成分の項は、薬理作用やそのほか直接的な効果によって病気の診断、治癒、緩和、治療または予防を意図する成分、それに、身体の構造もしくは機能に影響を与えることを意図する成分を定める。この成分は、特定の作用または効果を与えることを意図し、医薬製品の製造で化学変化をうける成分や、剤形変更の医薬品に存在する成分も含む。

活性成分の配合の項は、意図する治療目的に対して2つまたはそれ以上の特定の活性成分の配合を定める。

試験法の項は、成分の分析法を定める。

表示の項は、「適応」、「警告」、「用法」、「薬物相互作用」、「使用指示」など、表示しなければならない必要な情報を要求する。

以下、これまでに最終規則として公示されたＯＴＣ薬の各モノグラフを紹介する。なお、これらのモノグラフの表示基準について、たとえば「軽度の切傷、擦傷および火傷における……を○○するための応急用」（局所用抗菌薬の適応の項）と、文章の中で「……」とか、「○○」という記号を用いたが、それは原文をそのまま日本語に訳して紹介すると非常にわかり難いと考えて著者の判断で改変した部分である。

1　経口用アルコール含有製品

Over-The-Counter Drug Products Intended For Oral Ingestion That Contain Alcohol（21 CFR 328）

A　一般規定

定義

(a)アルコールはエタノール、エチルアルコール、またはアルコールUSPを意味する。

(b)不活性成分は規則［21 CFR 210.3(b)(7)］で定義する活性成分以外の製品組成を意味する。

(注)　21 CFR 210.3：この規則はGMPに関連する用語の定義を定める。その中の(b)(7)の規定は活性成分を次のように定義する――「病気の診断、治癒、緩和、治療または予防において薬理作用またはその他直接的作用を与えることを意図するか、もしくは人またはその他動物の身体の構造または機能に影響を与えることを意図するすべての組成を意味する」。

B　成分

アルコール

(a)経口摂取を意図するＯＴＣ薬は本規則で定める量を超える濃度のアルコールを不活性成分として含んではならない。ただし、(e)および(f)の場合を除く。

(b)経口摂取を意図し、しかも、成人および12歳以上の子供による使用を表示するＯＴＣ薬では、製品中のアルコール量は10%を超えてはならない。

(c)経口摂取を意図し、しかも、6歳から12歳未満までの子供による使用を表示するＯＴＣ薬では、製品中のアルコール量は5%を超えてはならない。

(d)経口摂取を意図し、しかも、6歳未満の子供による使用を表示するＯＴＣ薬では、製品中のアルコール量は0・5%を超えてはならない。

(e)前記(b)、(c)および(d)の適用除外は本規則の規定のもとに適宜、申請によって認められる。特定の溶解度または製造問題などの理由は申請書に適切に記載されなければならない。

(f)吐根シロップは(d)項の適用をうけない。

(g)次の薬は暫定的に本規定の(b)、(c)および(d)項を適用されない。

①芳香カスカラ流エキス②カスカラサグラダ流エキス③経口用ホメオパシー（同種療法）

C　表示

経口摂取を意図するすべてのアルコールを含む有ＯＴＣ薬の主要表示パネル（Principal Display Panel）

(a)製品中のアルコール量は温度60度Ｆ（15・56度Ｃ）で無水アルコールの容量％で表記しなければならない。

(b)製品中に存在するアルコール量（％）の表記は主要表示パネル上に顕著かつ明確に示さなければならない。主要表示パネルが直接容器ラベル上にあって、別の小売用包装（たとえば、外箱）で販売されない製品では、製品に存在するアルコール％の表記は直接容器ラベルの主要表示パネル上に顕著かつ明確に示されなければならない。

(c)主要表示パネルが小売包装上にあって、小売包装が直接容器でない製品では、製品に存在するアルコール％の表記は直接容器ラベルにも示さなければならない。

(d)製品に存在するアルコール％の表記はそのパネルまたはラベル上に最も目立つ印刷物と関連して妥当な大きさでなければならない。包装の基盤と平行に記載されなければならない。

(e)表示に「アルコール・フリー」と記載する製品はアルコールを含んではならない（０％）。

(f)5％以上のアルコールを含み、成人および12歳以上の子供による使用を表示する経口用OTC薬は、表示の用法に「12歳未満の子供の使用に対しては医師に相談すること」と表記しなければならない。
(g)0・5％以上のアルコールを含み、6～12歳未満の子供による使用を表示する経口用OTC薬は、表示の用法に「6歳未満の子供の使用に対しては医師に相談すること」と表記しなければならない。
(h)(e)または(f)に定める用法がOTC薬モノグラフに含まれる年齢制限の用法と異なるときは、年齢制限の厳しい方の用法を表示しなければならない。

2　制酸薬

Antacid Products（21 CFR 331）

A　一般規定

範囲（331.1）

経口用として適切な剤形のＯＴＣ制酸薬は次の条件に適合する場合、一般に安全かつ有効と認められ、不当表示とみなさない。

B　活性成分

制酸活性成分（331.10）

(a)製品の活性成分は設定の最大１日用量の限度内で331.11の成分の１つまたはそれ以上から構成される。各成分は製品の総酸中和量の少なくとも25％に相当する量を含む。最終製品は米国薬局方（ＵＳＰ）／国民医薬品集（ＮＦ）に規定する方法によって酸中和量の少なくとも５ミリグラム当量（mEq）を含む。

(b)緩下または便秘作用を防止するため特に加える制酸成分に対しては適用されない。

特定活性成分リスト（331.11）

(a)**アルミニウム含有活性成分**

(1)塩基性炭酸アルミニウムゲル

(2)水酸化アルミニウム（または水酸化アルミニウム－ヘキシトールの安定化ポリマー、水酸化アルミニウム－炭酸マグネシウムの乾燥ゲル、水酸化アルミニウム－三ケイ酸マグネシウムの乾燥ゲル、水酸化アルミニウム－スクロースパウダーの水和物として）

(3)アミノ酢酸ジヒドロキシアルミニウム、リン酸アルミニウムゲル（制酸薬配合薬の部分として、少なくとも総酸中和量の25％を負担する場合で、最大１日用量８グラム）

(4)炭酸ナトリウムジヒドロキシルアルミニウム

(b)**重炭酸塩含有活性成分**：炭酸イオンの最大１日用量は60歳未満の人で２００ミリグラム当量、60歳以上の人で１００ミリグラム当量

(c)**ビスマス含有活性成分**

(1)アルミン酸ビスマス

(2)炭酸ビスマス

(3)重炭酸ビスマス

(4) 重没食子酸ビスマス

(5) 次硝酸ビスマス

(d) **カルシウム含有活性成分**：カルシウムは炭酸塩またはリン酸塩として、最大用量１６０ミリグラム当量（たとえば、炭酸カルシウムでは８グラム）

(e) **クエン酸含有活性成分**：クエン酸イオンはクエン酸または塩として最大１日用量は８グラム

(f) **グリシン（アミノ酢酸）**

(g) **マグネシウム含有活性成分**

(1) アルミン酸マグネシウム水和物の硫酸塩

(2) マガルドレート（注：水酸化アルミニウムと水酸化マグネシウムとの化合物）

(3) アルミノケイ酸マグネシウム

(4) 炭酸マグネシウム

(5) グリシン酸マグネシウム

(6) 水酸化マグネシウム

(7) 酸化マグネシウム

(8) 三ケイ酸マグネシウム

(h) 乾燥乳固形分

(i) リン酸塩含有活性成分

(1) リン酸アルミニウム：最大1日用量8グラム

(2) 一または二塩基カルシウム塩：最大1日用量2グラム

(3) リン酸三カルシウム：最大用量24グラム

(j) カリウム含有活性成分

(1) 重炭酸カリウム（または発泡剤の組成として用いる場合の炭酸カリウム）：最大1日用量は60歳未満の人で重炭酸イオン200ミリグラム当量、60歳以上の人で重炭酸イオン100ミリグラム当量

(2) 酒石酸カリウムナトリウム

(k) ナトリウム含有活性成分

(1) 重炭酸ナトリウム（または発泡剤の組成として用いる場合の炭酸ナトリウム）最大1日用量は60歳未満の人でナトリウム200ミリグラム当量、60歳以上の人でナトリウム100ミリグラム当量。重炭酸ナトリウム粉末だけを含む製品、それに、主として医薬品以外の使用を意図する製品は「子供の手の届かないところに保管する」の警告表示は要求されない。

(2)酒石酸カリウムナトリウム

(l)**ケイ酸塩**

(1)アルミノケイ酸マグネシウム

(2)三ケイ酸マグネシウム

(m)酒石酸塩含有活性成分：酒石酸またはその塩の最大1日用量限度は酒石酸塩２００ミリグラム当量（15グラム）

非制酸活性成分との配合（331.15）

(a)制酸薬は制酸によって起こる便秘を是正するため一般に安全かつ有効と認められる非制酸性の緩下成分を含むことができる。このような製品に対して緩下作用の表記をしなくてもよい。

(b)制酸薬は頭痛や酸摂取など関連して併発する症状に限り適応され、かつ液剤として服用を意図する剤形で販売する場合、一般に安全かつ有効として認められる鎮痛成分を含むことができる。

(c)制酸薬は胸やけ、胃酸過多または酸摂取と関連して併発するガス症状に限り摂取する場合、一般に安全かつ有効として認められる整腸成分を含むことができる。

C　試験法

活性成分の貢献率（%）の測定（331.20）

製品の単位用量中に存在する量と等しい制酸活性成分を秤量して２５０mLビーカーへ移す。湿りが望ましい場合はアルコール（pH３・５まで中和）５mL以下を加える。試料を混和し、十分に湿らせる。70mLの水を加えて磁気攪拌機で３００回転プラスマイナス30回転の速度で1分間混和する。次いで、ＵＳＰ／ＮＦに規定する方法に従って試料の酸中和量を分析する。総製品中の制酸活性成分の貢献率は次のように計算する。

貢献率（%）＝制酸活性成分の総mEq×100／制酸製品の総mEq

試験法の変更：製品の製剤化や投与方式によってはＵＳＰ／ＮＦの酸中和能試験の変更を求めることができる。それを支える変更案とデータは規則に従って申請書を提出しなければならない。

D　表示

制酸製品の表示（331.30）

(a) **確認**（Statement of Identity）：製品の表示は医薬品の確定名を含み、製品を「制酸薬」

として確認する。

(b) **適応** (Indications):「適応」の題目のもとに「(一部または全面的に)胸やけ、胃酸過多と(または)酸摂取(およびこれらの症状に関連する胃の不調)の緩和」を明記する。ただし、(　)内の記載は任意。そのほか、規則で定める適応に限って真実でかつ誤解を招かない記述を用いることができる。

(c) **警告** (Warnings):「警告」の項目のもとに次のような警告を含める。

(1)「24時間に(最大推奨1日用量:年齢によって適宜分ける。錠またはスプーンなどの単位で表現)よりも多くとらないこと、または、この製品の最大用量を医師の助言もしくは監督なしで2週間以上用いないこと」

(2) 最大推奨用量をとる人の5%またはそれ以上で便秘を起こす製品に対して、「便秘を起こすことがある」

(3) 最大推奨用量をとる患者の5%またはそれ以上で便通を起こす製品に対して、「緩下作用を示すことがある」

(4) 最大1日用量で5グラム/日以上のラクトースを含む製品に対して、「乳または乳製品に対するアレルギーがあれば、医師の助言または監督のもと以外で製品を使用ないこと」

(d)**薬物相互作用**（Drug Interaction Precaution）：表示には次のことを明記する――「処方せん薬を用いている場合、製品の使用前に医師または薬剤師に尋ねること。制酸薬は特定の処方せん薬と相互作用を起こすことがある」。

(e)**用法**（Directions for Use）：「用法」の題目のもとに、適宜分類した年齢群ごとに時間間隔（たとえば4時間ごと）または時間周期（たとえば1日4回）当たりの推奨用量を含める。その後に「または、医師の指示に従うこと」と記述する。

(f)**一般的な偶発的過剰投与警告の適用除外**：活性成分を含む制酸薬の表示は331.11で確認される活性成分、それに331.10で認められるこれら成分の配合薬は次の一般警告表示を免除される――「偶発的過剰投与の場合、直ちに専門家の助けを求めるか、または毒物管理センターに連絡すること」。また、331.11の重炭酸ナトリウム粉末はこの適用除外をうけるが、「子供の手の届かないところに保管すること」の一般警告を表示しなければならない。

専門表示（331.80）

(a)**専門**（Professional）**表示**：医療専門家に対して提供する製品の表示

(1)製品の最小時間間隔当たりの推奨用量、または表示が複数の用量を推奨する場合、最小時間間隔当たりの推奨最小用量で表現するUSP／NFの方法を用いて算出する中和能を表示しなければならない。

(2)消化性潰瘍、胃炎、消化性食道炎、胃酸過多症、裂孔ヘルニアの診断と関連する胃酸過多の症状緩和の適応を含むことができる。

(3)塩基性炭酸アルミニウムゲル含有製品――適応：高リン酸血症の治療、抑制または管理に対して、または血清および尿中のリン酸塩の減少によってリン酸性尿路結石の形成を防ぐため低リン酸食との併用に対して。

(4)アルミニウム含有製品――警告：(i)腎不全患者におけるアルミニウム含有制酸薬の長期使用は透析性骨軟化症を起こすか、またはそれを悪化させる。組織アルミニウム量の上昇は透析性脳疾患と骨軟化症症候群の発現に関係する。少量のアルミニウムは消化管から吸収される。腎不全ではアルミニウムの腎排泄が妨げられる。アルミニウムは透析膜を通過しないアルブミンやトランスフェリンと結合するため腎透析で十分除去できない。その結果、アルミニウムは骨に沈着する。大量のアルブミンが腎機能不全の患者によって経口摂取されると透析性骨軟化症になることがある。(ii)アルミニウムは消化管でリン酸塩と不溶性複合体をつくり、リン酸の吸収を低下させる。低正リン酸血症患者によるアルミニウム含有制酸薬の長期使用はリン酸摂取が適切でなければ、高リン酸血症になることがある。高リン酸血症はさらに重症になると、食欲不振、不快感、筋虚弱、それに骨軟化症につながることがある。

(b)制酸薬・整腸薬の配合剤に対する専門表示は制酸薬と整腸薬について医療専門家が認める情報を含むことができる。

3　局所用抗菌薬

Topical Antimicrobial Drug Products（21 CFR 333）

A　（保留）

B　応急用抗生剤（First Aid Antibiotic Drug Products）

範囲（333.101）

局所投与に対して適切なＯＴＣ応急用抗生剤は、一般に安全かつ有効と認められ、本項の各条件および330.1に定める一般条件に適合する場合、不当表示とみなさない。

定義（333.103）

「応急用抗生剤」：軽度の切傷、擦傷および火傷の感染症を予防するため、皮膚に対して局所適用する抗生物質含有の医薬製品である。

応急用抗生剤活性成分（333.110）

製品は定める特定の濃度内で、そして特定の剤形で、次の活性成分から成る。

(a) **バシトラシン軟膏**：適切な軟膏基材とともに各グラム当たりバシトラシン５００単位を含む。

(b) **バシトラシン亜鉛華軟膏**：適切な軟膏基材とともに各グラム当たり亜鉛バシトラシン５００単位を含む。

(c) **塩酸クロルテトラサイクリン軟膏**：適切な軟膏基材とともに各グラム当たり塩酸クロルテトラサイクリン30mgを含む。

(d) **硫酸ネオマイシン軟膏**：適切な水溶性または油性軟膏基材とともに各グラム当たりネオマイシン３・５mgを含む。

(e) **硫酸ネオマイシンクリーム**：適切なクリーム基材とともに各グラム当たりネオマイシン３・５mgを含む。

(f) **塩酸テトラサイクリン軟膏**：適切な軟膏基材とともに各グラム当たり塩酸テトラサイクリン30mgを含む。

活性成分の配合（333.120）

各活性成分が設定の濃度内で、そして特定の剤形で存在し、製品が333.160に従って表示されることを条件に、次のような配合が認められる。

(a) **抗生剤活性成分の配合**

(1)バシトラシン・硫酸ネオマイシン軟膏：適切な軟膏基材とともに各グラム当たりバシトラシン５００単位とネオマイシン３・５mgを含む。

(2)バシトラシン・硫酸ネオマイシン・硫酸ポリミキシンB軟膏：適切な軟膏基材とともに各グラム当たり、(i)バシトラシン５００単位、ネオマイシン３・５mg、ポリミキシンB５０００単位、または(ii)バシトラシン４００単位、ネオマイシン３・５mg、ポリミキシンB５０００単位を含む。

(3)バシトラシン・硫酸ポリミキシンB局所用エアゾール：適切な賦形剤とともに各グラム当たりバシトラシン５００単位、ポリミキシンB５０００単位を含み、適切な不活性ガスの圧力容器に詰める

(4)亜鉛バシトラシン・硫酸ネオマイシン軟膏：適切な軟膏基材とともに各グラム当たりバシトラシン５００単位およびネオマイシン３・５mgを含む。

(5)亜鉛バシトラシン・硫酸ネオマイシン・硫酸ポリミキシン軟膏：適切な軟膏基材とともに各グラム当たりそれぞれの活性成分を次のように含む――(i)バシトラシン４００単位、ネオマイシン３mg、ポリミキシンB８０００単位、または(ii)バシトラシン４００単位、ネオマイシン３・５mg、ポリミキシンB５０００単位、または(iii)バシトラシン５００単位、ネオマイシン３・５mg、ポリミキシンB５０００単位(iv)バシトラシン

５００単位、ネオマイシン３・５mg、ポリミキシンＢ１万単位。

(6) 亜鉛バシトラシン・硫酸ポリミキシンＢ軟膏：適切な軟膏基材とともに各グラム当たりバシトラシン５００単位およびポリミキシンＢ１万単位を含む。

(7) 亜鉛バシトラシン・硫酸ポリミキシンＢ局所用エアゾール：適切な賦形剤とともに各グラム当たりバシトラシン１２０単位およびポリミキシンＢ２３５０単位を不活性ガスの圧力容器に詰める。

(8) 亜鉛バシトラシン・硫酸ポリミキシンＢ局所用粉末：適切な基材とともに各グラム当たりバシトラシン５００単位およびポリミキシンＢ１万単位を含む。

(9) 硫酸ネオマイシン・硫酸ポリミキシンＢ軟膏：適切な水混和性基材とともに各グラム当たりネオマイシン３・５mgおよびポリミキシン５０００単位を含む。

(10) 硫酸ネオマイシン・硫酸ポリミキシンＢクリーム：適切な基材とともに各グラム当たりネオマイシン３・５mgおよびポリミキシンＢ１万単位を含む。

(11) 塩酸オキシテトラサイクリン・硫酸ポリミキシンＢ軟膏：適切な軟膏基材とともに各グラム当たりオキシテトラサイクリン30mgおよびポリミキシンＢ１万単位を含む。

(12) 塩酸オキシテトラサイクリン・硫酸ポリミキシンＢ局所用粉末：適切な増量剤とともに各グラム当たりオキシテトラサイクリン30mgおよびポリミキシンＢ１万単位を含む。

(b) **応急用抗生剤活性成分と局所用麻酔活性成分との配合**

(1) バシトラシン軟膏：適切な軟膏基材中に各グラム当たりバシトラシン５００単位と一般に安全かつ有効と認められる単独の「アミン」または「カイン」系の局所麻酔活性成分を含む。

(2) バシトラシン・硫酸ネオマイシン・硫酸ポリミキシンB軟膏：適切な軟膏基材中に各グラム当たり次の薬剤を含む――(i)バシトラシン５００単位、ネオマイシン３・５mg、ポリミキシン５０００単位および一般に安全かつ有効と認められる単独の「アミン」または「カイン」系の局所麻酔活性成分、または(ii)バシトラシン４００単位、ネオマイシン３・５mg、ポリミキシン５０００単位および一般に安全かつ有効と認められる単独の「アミン」または「カイン」系の局所麻酔活性成分。

(3) バシトラシン・硫酸ポリミキシンB局所用エアゾール：適切な賦形剤中に各グラム当たりバシトラシン５００単位およびポリミキシンB５０００単位および一般に安全かつ有効と認められる単独の「アミン」または「カイン」系の局所麻酔活性成分を含み、不活性ガスとともに圧力容器に詰める。

(4) 亜鉛バシトラシン・硫酸ポリミキシンB軟膏：適切な軟膏基材中に各グラム当たり次の薬剤を含む――(i)バシトラシン４００単位、ネオマシン３mg、ポリミキシンB

８０００単位および一般に安全かつ有効と認められる単独のアミンまたは「カイン」系の局所麻酔活性成分、または(ii)バシトラシン４００単位、ネオマイシン３・５mg、ポリミキシンＢ５０００単位および一般に安全かつ有効と認められる単独のアミンまたは「カイン」系の局所麻酔活性成分、または(iii)各グラム当たりバシトラシン５００単位、ネオマイシン３・５mg、ポリミキシンＢ１万単位および一般に安全かつ有効と認められる単独のアミンまたは「カイン」系の局所麻酔活性成分、または(iv)各グラム当たりバシトラシン５００単位、ネオマイシン３・５mg、ポリミキシンＢ５０００単位および一般に安全かつ有効と認められる単独のアミンまたは「カイン」系の局所麻酔活性成分。

(5)亜鉛バシトラシン・硫酸ポリミキシン軟膏：適切な軟膏基材中に各グラム当たり次の薬剤を含む。バシトラシン５００単位、ポリミキシンＢ１万単位および一般に安全かつ有効と認められる単独のアミンまたは「カイン」系の局所麻酔活性成分

(6)硫酸ネオマイシン・硫酸ポリミキシンＢクリーム：適切な賦形剤中に各グラム当たり次の薬剤を含む――ネオマイシン３・５mg、ポリミキシンＢ１万単位および一般に安全かつ有効と認められる単独のアミンまたは「カイン」系の局所麻酔活性成分。

応急用抗生剤の表示（333.150）

(a)確認：製品の表示は、あれば確定名を含み、「応急用抗生剤」として確認する。

(b) **適応**：「適応」の表題のもとに次のように明記する――「軽度の切傷、擦傷および火傷における……を○○するための応急用」。

「……」には「感染症」、「細菌汚染」または「皮膚感染症」のいずれか1つの表現を選択する。「○○」は「を予防するため」、「に対する防護のため」または「に対する保護のため」のいずれか1つを選択できる。この場合、「を予防するため」に代えて「の危険（または機会）を減らすため」としてもよい。規則に定める適応に限って真実なかつ誤解を招かないほかの記述を用いることができる。

(c) **警告**：「警告」の表題のもとに次の警告を含める。

(1)「外用に限る。眼または身体の広範な部分に使用しないこと。深い傷または刺し傷、動物の咬み傷、重症の火傷の場合、医師に相談すること」

(2) 塩酸クロルテトラサイクリンまたは塩酸テトラサイクリン含有製品に対して、「状態が持続するかまたは悪化する場合、使用を中止し、医師に相談すること」

(3) バシトラシン、亜鉛バシトラシン、ネオマイシン、硫酸ネオマイシン、ポリミキシンBと（または）硫酸ポリミキシンB含有製品に対して、「状態が持続するかまたは悪化する場合、あるいは発疹やその他のアレルギー反応が発現する場合、使用を中止し、医師に相談すること。成分のいずれかに対してアレルギーがあれば使用しないこと。医師の指示がない限り1週間以上使用しないこと」

(d)**使用法**：「使用法」の表題のもとに次の記述を含める。

(1)「軟膏およびクリーム製品：「患部を清潔にする。製品の少量（指の先の表面部分と等しい量）を毎日1～3回その部分に適用する。滅菌包帯で覆ったほうがよい」

(2)パウダー製品：「患部を清潔にする。毎日1～3回、その部分にパウダーを軽く振りかける。滅菌包帯で覆ったほうがよい」

(3)エアゾール製品：「患部を清潔にする。毎日1～3回、その部分に少量の製品を噴霧する。滅菌包帯で覆ったほうがよい」

活性成分配合薬の表示（333.160）

製品の各成分に適用する確認、適応、警告および用法は重複する言葉や文章を省き、情報が明確かつ理解できるように組み合わせなければならない。

(a)**確認**：確定名を有する配合製品では、その確定名を表示し、その後に各成分名を記述する。確定名のない配合製品では、各成分名を表示する。

(b)**適応**：別に記述されない限り、「適応」の表題のもとに該当するＯＴＣ薬モノグラフに従って適応を記述する。また、モノグラフに定める適応に限って真実で誤解されないほかの記述も用いることができる。

(1) 333.120(a)で確認される承認の配合薬に対して、333.150の「適応」を用いなければならない。

(2) 333.120(a)で確認される承認の配合薬に対して、333.150の「適応」に加えて、その「適応」の表題のもとに、次の適応を記述することができる――「軽度の切り傷、擦傷および火傷における……の一時的緩和に対する応急」。

「……」には「痛み」、「不快感」、「痛みまたは不快感」、もしくは「痛みおよび痒み」のいずれか1つの適応を選択する。

(c) **警告**：「警告」の表題のもとに、該当するモノグラフの警告の項の各成分に対して定める警告を記述する。

(d) **用法**：「用法」の表題のもとに、該当するモノグラフの用法の項の各成分に対して定める用法に合致する用法を記述する。個々の成分の投与に対する時間間隔または年齢制限が異なるとき、用法は該当するモノグラフの個々の成分に対して定める最大用量を超えてはならない。

C　局所用抗真菌薬（Topical Antifungal Drug Products）

範囲（333.201）

局所投与に対して適切な剤形のＯＴＣ抗真菌薬は本項の条件と330.1に定める一般条件に適合する場合、一般に安全かつ有効と認められ、不正表示とみなさない。

定義（333.203）

(a) **抗真菌薬**（Antifungal）：真菌細胞の成長と再生を阻害し、存在する真菌数を減少させる薬

(b) **水虫**（Athlete's foot）：特定の皮膚糸状菌によって起こる足の感染症

(c) **皮膚糸状菌**（Dermatophyte）：皮膚または髪や爪に侵入して活動する真菌

(d) **真菌**（Fungus）：単一の細胞構造とクロロフィルの欠如によって特徴づけられる皮膚糸状菌、酵母、かびを含む植物の大分類

(e) **頑癬（いんきんたむし）**(Jock itch)：特定の皮膚糸状菌によって起こる慢性および再発性の感染症で、大腿上部内側に感染、そしてときに鼠径部と恥部にまで拡がる。感染するのはほとんど男性であるが、女性も起こることがある。

(f) **白癬**（Ringworm）：特定の皮膚糸状菌によって起こる皮膚感染症

抗真菌薬活性成分（333.210）

製品は各成分に対して設定される特定の濃度内で、次のいずれか1つの活性成分から成る。

(a)クリオキノール　3％

(b)ハロプロジン　1％

(c)硝酸ミコナゾール　2％

(d)ポビドン－ヨード　10％

(e)トルナフテート　1％

(f)ウンデシレン酸、ウンデシレン酸カルシウム、ウンデシレン酸銅、ウンデシレン酸亜鉛：10～25％の総ウンデシレン酸塩濃度でそれぞれ単独または配合で使用することができる。

(g)クロトリマゾール　1％

抗真菌薬製品の表示（333.250）

(a)**確認**：あれば確定名を表示し、「抗真菌薬」として確認する。

(b)**適応**：表示は「適応」の表題のもとに本項の(b)(1)(i)に記載する表現を記述し、また、(b)(1)(ii)に記載する表現を追加することができる。また、(b)に定める適応に限って真実で誤解されないその他の記述も用いることができる。

(1)333.210の活性成分を含み、水虫、頑癬、白癬に対する治療を表示する製品。次のいずれか1つを選択する。

(i)「ほとんどの……を治療する」、「ほとんどの……の治療に対して」、「ほとんどの……の有効治療に対して」、「ほとんどの……を治癒する」、「ほとんどの……の治癒に対して」、「ほとんどの……を除く」、または「ほとんどの……治療で臨床的に効果が証明済」。

「……」には次の1つまたはそれ以上の分類から、それぞれ1つの状態を選択する――(A)「水虫」、「水虫（皮膚糸状菌症）」、「水虫（足白癬）」または「足白癬（水虫）」、(B)「いんきん・たむし」、「いんきん・たむし（頑癬）」または「頑癬（いんきん・たむし）」、(C)「白癬」、「白癬（腿部白癬）」または「腿部白癬（白癬）」。

(ii)前記の情報に加えて、次のような記述のいずれか1つを含めることができる――「ほとんどの……を緩和する」、「ほとんどの……の緩和に対して」、「ほとんどの……の効果的緩和に対して」、または「ほとんどの……を軽くする」。

「……」には次のような状態の1つまたはそれ以上を選択する。「痒み」、「落屑」、「皮膚割れ」、「灼熱感」、「発赤」、「痛み」、「炎症」、「不快感」「頑癬に関連する擦傷」、「足指間の痒いうろこ状の皮膚」または「痒い灼熱感の足」。

(2) .210(e)の活性成分を含み、水虫予防を表示する製品。

(i)「毎日使用して」の後に次の記述のいずれか1つを選択する――「ほとんどの……を予防することが臨床的に証明済み」、「ほとんどの……を予防する」、「ほとんどの……の予防で効果を証明済み」、「ほとんどの……を防護する」、「ほとんどの……の再発を予防する」。

「……」には、「水虫（皮膚糸状菌症）」、「水虫（足白癬）」または「足白癬（水虫）」のいずれかの言葉を用いる。

(ii)前記の情報に加えて、次のような記述を含めることができる――「ほとんどの水虫感染を清潔にし、毎日使用して再発を防ぐようにすること」。

(c)**警告**：「警告」の表題のもとに次の警告を含める。

(1)規則（330.210）の成分を含む製品：(i)「医師の指示がない限り、2歳未満の子供に使用しないこと」、(ii)「外用に限る」、(iii)「眼への接触を避けること」。

(2)水虫および白癬の治療に対して(b)(1)に定める表示をする製品：「炎症が起こる場合、または4週以内に改善がない場合、使用を中止し、医師に相談すること」。

(3)いんきんたむしの治療に対して(b)(1)に定める表示をする製品：「炎症が起こる場合、または2週以内に改善がない場合、使用を中止し、医師に相談すること」。

(4)水虫の予防に対して(b)(2)に定める表示をする製品：「炎症が起こる場合、使用を中止し、医師に相談すること」。

(5)333.210(a)の成分を含み、(b)(1)に定める表示をする製品：「警告」の表題のもとに(i)「2歳以下の子供に使用しないこと」、または(ii)「おむつかぶれに使用しないこと」。

(d)**用法**：「用法」の表題のもとに次の記述を含める。

(1)水虫、いんきん・たむし、白癬の治療に対して(b)(1)に従って表示する製品は次のように表現する――「患部を清潔に（または「洗浄」）し、十分に乾燥する。毎日2回（朝晩）、または医師の指示に従って患部上に製品を薄く塗布する（エアゾールの場合「噴霧」の表現でもよい）。子供が使用する際は監督すること。水虫に対して特に指先の間に注意を払い、よくフィットする換気のいい靴を履き、少なくとも毎日1回、靴と靴下を替える。製品は水虫と白癬に対しては4週間毎日、いんきん・たむしに対しては2週間毎日、使用する。もし状態が長引くようであれば、医師に相談すること。この製品は頭皮や爪には効果がない」。

(2)水虫の予防に対して(b)(2)に従って表示する製品は次のように表現する――「水虫の予防に対して足を清潔に（または「洗浄」）し、十分に乾燥する。毎日1回または2回（朝と／または晩）製品を薄く塗布する（エアゾールの場合「噴霧」の表現でもよい）。子供が使用する際は監督すること。指先の間に注意を払い、よくフィットする換気のいい靴を履き、少なくとも毎日1回靴と靴下を取り替える」。

専門表示（333.280）

医療専門家（一般の人ではなく）に対して与える表示は次のような適応を加えることができる――「ハロプロジンまたは硝酸ミコナゾール含有製品：「酵母菌（カンジダ・アルビカンス）によって起こる表皮感染症の治療に対して」。

D　局所用アクネ薬

範囲（333.301）

(a)局所適用に適切な剤形のOTCアクネ薬はこの項目の条件と330.1に設定される一般条件に適合する場合、一般に安全かつ有効と認められ、不正表示とみなさない。

定義（333.303）

(a)**アクネ**（Acne）：黒にきび、白にきび、にきび、それにしみが認められる皮膚の皮脂腺と毛嚢の病気

(b)**しみ**（Acne blemish）：アクネに由来する皮膚の欠陥

(c)**アクネ薬製品**（Acne drug product）：しみ、にきび、黒にきび、白にきびの数を減らすため使用する医薬製品

(d)にきび（Acne pimple）：アクネに由来する皮膚の小さな、目立つ炎症の隆起

(e)黒にきび（Blackhead）：アクネで起こる先端の黒い皮膚状態

(f)白にきび：アクネで起こる小さい、固い、白い隆起の皮膚状態

アクネ活性成分（333.310）

製品の活性成分は次のもので、333.350に従って表示する。

(a)レゾルシノール　２％：333.320(a)に従って配合する。

(b)一酢酸レゾルシノール　３％：333.320(b)に従って配合する。

(c)サリチル酸　０・５～２％

(d)硫黄　３～10％

(e)硫黄：333.20に従って配合する　３～８％

活性成分の配合（333.320）

(a)333.310(a)のレゾルシノールは333.310(e)に定める硫黄と配合する場合、333.350に従って表示する。

(b)333.310(b)のモノ酢酸レゾルシノールは333.310(e)に定めるに硫黄と配合する場合、333.350にしたがって表示する。

アクネ薬製品の表示（333.350）

(a)**確認**：あれば確定名を含める。製品は「アクネ薬」、「アクネ治療」、「アクネ薬○○」または「アクネ治療○○」として確認する。

「○○」には、クリーム、ゲル、ローション、軟膏のような剤形を挿入する。

(b)**適応**：「適応」の表題のもとに、次の記述を含める。

(1)「アクネの管理（または治療）に対して」

(2)また、次のような記述を含めることができる。

(i)「……を消す」、「……を消し去る」、「……をほとんど消し去る」、「……を乾燥させる」、「……を乾かす」、「……を乾燥させ除去する」、「……を除去する助けとする」、「……を消し去る助けとする」、「……の数を減らす」、または、「……の程度を減らす」。

「……」には「しみ」、「にきび」、「黒にきび」、または「白にきび」の1つまたはそれ以上の言葉を選択する。

(ii)「……のため毛穴にしみ込ませる」。

「……」には「○○をほとんど除く」、「○○を抑える」、「○○をほとんど消す」または「○○の数を減らす」の言葉を選択する。

「○○」には「しみ」、「にきび」、「黒にきび」、または「白にきび」の1つまたはそれ以上を選択する。

(iii)「新しい……の皮膚の除去に役立つ」。

「……」には「しみ」、「にきび」、「黒にきび」、または「白にきび」の1つまたはそれ以上を選択する。

(iv)「新しい……の生成を防ぐことに役立つ」。

「……」には「しみ」、「にきび」、「黒にきび」、または「白にきび」の1つまたはそれ以上を選択する。

(v)「新しい……の発現を防ぐことに役立つ」。

「……」には「しみ」、「にきび」、「黒にきび」、または「白にきび」の1つまたはそれ以上を選択する。

(c) **警告**：「警告」の表題のもとに、次のような警告を含める。

(1) 333.310の成分を含む製品：(i)「外用に限る」、または(ii)「この製品の使用と同時またはその直後にほかの局所用アクネを用いることは皮膚の乾燥や炎症を増すことがある。そのような場合、医師の指示がない限り、一つの薬剤だけを使用すべきである」。

(2) 333.310(d)および(e)の硫黄を含む製品：「眼に入れないこと。過剰の皮膚炎症が発現または増加する場合、使用を中止し、医師に相談すること」

(3) 333.320の配合を含む製品：「患部だけに適用すること。傷ついた皮膚に使用または身体の広い部分に適用しないこと」

(d) **用法**：「用法」の表題のもとに、次のような情報を含める。

(1)「薬を塗布する前に皮膚を十分清潔にすること。毎日1～3回、全患部に薄く塗布する。皮膚の過剰乾燥が起こることがあるので、医師が必要とするか、指示するような場合、1日1回の適用から始めて次第に1日3回まで増やす。厄介な乾燥や剥離が起こる場合、適用を1日1回または1日おきにまで減らすこと」。

(2) 前項(1)に記述される用法は塗布して、皮膚上に残る製品に対して意図するものである。石鹸やマスクのような他の製品は使って除去されることがあり、それらは適切な使い方をしなければならない。

(3) 任意の用法：製品は次のような表示を任意に含めることができる――「新しく使用する人に対する感受性検査：最初の3日間、1ヵ所または2ヵ所の患部に対して製品を慎重に塗布する。不快感がなければ、所定の用法に従う」。

4　整腸薬

Antiflatulent Drug Products（21 CFR 332）

A　一般規定

範囲（332.1）

経口投与に適する剤形のＯＴＣ整腸薬は、それが本項の各条件に適合し、また、330.1に定める各一般条件に適合する場合、一般に安全かつ有効と認められ、不正表示とみなさない。

定義（332.3）

アンチガス（Antigas）：整腸の言葉と互換的に用いることができる用語。いずれの用語も製品に含まれる活性成分の作用機序とみなしてはならない。

B　活性成分

整腸活性成分（332.10）

シメチコン：最大1日用量：５００mg。現時点で専門表示に対する用量の制限はない。

非整腸活性成分との配合（332.15）

整腸薬は、それが胸やけ、胃酸過多または酸摂取と関連するガスの同時症状に限り適応する場合、一般に安全かつ有効と認められる制酸成分を含むことができる。

C　表示

整腸薬製品の表示（332.30）

(a) **確認**：あれば確定名を含める。製品は「整腸薬」、「ガス防止」（アンチガス）または「整腸薬（ガス防止）」として確認する。

(b) **適応**：「適応」の表題のもとに、次の1つまたはそれ以上の表現を記述する。

(1)「ガスと関係する症状を……」。

「……」には「緩和する」または「軽減する」のいずれか1つを選択する。

(2)「一般にガスと呼ばれる○○を……」。

「○○」には「鼓脹を」、「圧迫を」、「膨満を」または「満腹感を」の1つまたはそれ以上の表現を選択する。

「……」には「緩和する」または「軽減する」のいずれか1つを選択する。

(c) **一般の偶発的過剰投与警告の適用除外**：シメチコン含有整腸薬（332.10）および制酸／整

腸配合薬（332.15）、それに333.11(a)，(b)，(d)～(m)に定める活性成分含有の整腸薬は330.1(g)の要件、すなわち「偶発的過剰投与の場合、直ちに医師の支援を求めるか、または中毒管理センターへ連絡すること」の表示要件を免除される。ただし、「子供の手に届かないところに保管すること」の一般要件の表示は要求される。

専門表示（332.31）

(a) 専門家向け表示は術後ガス痛または内視鏡検査の使用に対する追加的な適応を含めることができる。

(b) 整腸薬と制酸薬の配合薬に対する専門表示は専門家で認められる制酸薬と整腸薬の情報を含めることができる。

5　止瀉薬（下痢止め）

Antidiarrheal Drug Products（21 CFR 335）

A　一般規定

範囲（335.1）

経口投与に適する剤形のOTC止瀉薬製品は、それが本項の各条件に適合し、また、330.1に定める各一般条件に適合する場合、一般に安全かつ有効と認められ、不正表示とみなさない。

定義（335.3）

(a) **止瀉薬**（Antidiarrheal）：下痢の症状を治療または抑制する（止める）ことが客観的な尺度によって示される薬。

(b) **下痢**（Diarrhea）：一定の時間（24〜48時間）内に軟らかい、水様便の回数が増加する（1日3回以上）状態。通常、原因を確認できない。

(c) **旅行者下痢**（Traveler's diarrhea）：旅行者で起こる一部の下痢で、もっとも一般的には感染菌によって起こる。

B　活性成分

止瀉活性成分（335.10）

活性成分は次の成分で、335.50の各成分に定める用量限度内で使用する。

(a)次サリチル酸ビスマス

(b)カオリン

C　表示

止瀉薬製品の表示（335.50）

(a)**確認**：あれば確定名を含める。製品は「止瀉薬」として確認する。

(b)**適応**：「適応」の表題のもとに、次に掲げる1つまたはそれ以上の表現を適宜、記述する。また、本項目(b)に定める適応に限って真実で誤解されないほかの記述も用いることができる。

(1)次サリチル酸ビスマス含有製品：「……を抑える」または「……を軽減する」のいずれかを記述する。

「……」には「下痢」または「旅行者下痢」のいずれか、または両方を選択する。

(2)335.10(b)（カオリン）含有製品：「24～48時間内に便を硬くする」と記述する。

(3)追加適応：

(i)追加適応を用いるとき、「使用」の表題を用い、各使用は黒丸の後に記述しなければならない。

(ii)次サリチル酸ビスマス含有製品には、「●排便回数を減らす」または「●便を硬くする」の1つまたは両方を記述することができる。

(c)**警告**：「警告」の表題のもとに、次のような警告を含める。

(1)335.10の成分を含有する製品：

(i)「●血便または黒色便があれば、使用しないこと」。

(ii)「●発熱・粘液便があれば、使用前に医師に尋ねること」。

(2)次サリチル酸ビスマス含有製品：

(i)次のことを明記しなければならない。

(A)ライ症候群警告［規則201.314(h)］

(注)ライ症候群警告：アスピリンまたは非アスピリン系サリチル酸塩を含む経口または直腸用OTC薬に対して次のような警告表示が要求される――「ライ症候群：水痘またはインフルエンザ様症候群にかかるか、またはそれから回復している子供と10代はこの製品を使用

してはならない。この製品を使用して嘔気または嘔吐をともなう行動の変化が現れた場合、これらの症状はまれではあるが、重症のライ症候群の早期兆候の可能性があるので、医師に相談すること」。

(B)「アレルギー警告：サリチル酸塩を含む　●サリチル酸塩（アスピリンを含む）に対するアレルギーがあれば服用しないこと」

(ii)「●潰瘍●出血問題があれば用いないこと」。

(iii)「●抗凝固（血液を薄める）　●糖尿病　●痛風　●関節炎に対する薬を服用している場合、使用前に医師または薬剤師に尋ねること」。

(iv)「一時的にこの製品を用いると、障害はないが便や舌が黒くなることがある」。

(v)「●症状の悪化　●耳鳴りまたは聴力障害　●2日以上続く下痢がある場合、使用を止め、医師に尋ねること」。

(3)カオリン含有製品に対して：

(i)「他の薬を用いている場合、使用前に医師または薬剤師に尋ねること。ほかの薬をとる少なくとも3時間前または3時間後に使用すること」。

(ii)「●症状の悪化　●2週間以上続く下痢の場合、使用を止め、医師に相談すること」。

(d)

用法：製品の表示は「用法」の表題のもとに次の情報を含む。

(1)335.10の成分含有製品：「●下痢によって起こる脱水を防ぐため多量のきれいな水分を飲むこと」

(2)次サリチル酸塩含有製品：「●成人および12歳以上の子供：必要に応じて30分～1時間ごとに525mgまたは1時間ごとに1050mgを与えること、●24時間で4200mgを超えないこと、●下痢が止まるまで用いる。ただし2日以上使用しないこと、●12歳未満は医師に尋ねること」。

(3)カオリン含有製品：「●成人および12歳以上の子供：各軟便後26・2グラムを●便が硬くなるまで6時間ごと続ける。ただし、2日を超えないこと、●24時間に26・2グラムを超えないこと、●12歳未満の子供：医師に尋ねること」。

6　制吐薬

Antiemetic Drug Products（21 CFR 336）

A　一般規定

範囲（336.1）

経口投与に適する剤形の制吐薬製品は、それが本項の各条件および330.1に定める各一般条件に適合する場合、一般に安全かつ有効と認められ、不正表示とみなさない。

定義（336.3）

制吐薬（Antiemetic）：嘔気および嘔吐を予防または治療する薬剤である。

B　活性成分

制吐活性成分（336.10）

制吐薬の活性成分は次のもので、336.50(d)に定める各成分の用量以内で使用する。

塩酸シクリジン、ジメンヒドリナート、塩酸ジフェンヒドリナート、塩酸メクリジン。

C　表示

制吐薬の表示（336.50）

(a)**確認**：あれば確定名を含める。製品は「制吐薬」として確認する。

(b)**適応**：「適応」の表題のもとに、次のように記述する。

「運動病と関連する嘔気、嘔吐、またはめまいの予防および治療に対して」。また、(b)に定める適応に限って記載する真実で誤解されないその他の記述も用いることができる。

(c)**警告**：「警告」の表題のもとに、次の警告を含める。

(1)336.10の成分を含む製品：(i)成人に対して、また12歳未満の子供の使用に対して表示する場合、次のように記述する――「肺気腫または気管支炎のような呼吸問題があれば、また緑内障または前立腺肥大による排尿困難があれば、医師の指示がない限りこの製品をとらないこと」。(ii)12歳未満の子供に限って表示する製品――「最初医師に相談しないで慢性気管支炎などの呼吸問題や緑内障をもつ子供に対してこの製品を与えてはならない」

(2)336.10(b)の塩酸シクリジンを含む製品：「医師の指示がない限り2歳未満の子供に与えないこと」。

(3) 336.10(b)のジメンヒドリナートを含む製品：「医師の指示がない限り2歳未満の子供に与えないこと」。

(4) 336.10(c)の塩酸ジフェンヒドラジンを含む製品：「医師の指示がない限り6歳未満の子供に与えないこと」。

(5) 336.10(d)の塩酸メクリジンを含む製品：「医師の指示がない限り12歳未満の子供に与えないこと」。

(6) 336.10(a)の塩酸シクリジンまたは336.10(d)の塩酸メクリジンを含む製品：「眠気を起こすことがある。アルコール、鎮静薬、それにトランキライザーは眠気の作用を増大することがある。当製品をとっている間はアルコール飲料を避けること。鎮静薬またはトランキライザーを使用する場合、あらかじめ医師に相談しないで当製品をとらないこと。自動車を運転または機械を操作するときは注意すること」。

(7) 336.10(b)のジメンヒドリナートまたは336.10(c)の塩酸ジフェンヒドラジンを含む製品：「著しい眠気を起こすことがある。アルコール、鎮静薬、トランキライザーは眠気の作用を増大することがある。当製品をとっている間はアルコール飲料を避けること。鎮静薬またはトランキライザーを使用する場合、あらかじめ医師に相談しないで当製品をとらないこと。自動車を運転または機械を操作するときは注意すること」。

(8)336.10(c)の塩酸ジフェンヒドラジンを含む製品：「皮膚に用いるものを含めて他のジフェンヒドラジン含有製品と併用しないこと」。

(d)**用法**：「用法」の表題のもとに、次の情報を含める。

(1)336.10(a)の塩酸シクリジンを含む製品：「成人と12歳以上の子供：50mgを4～6時間ごとに服用、24時間で２００mgを超えないこと。または医師の指示に従うこと」、または「6歳から12歳未満の子供：25mgを6～8時間ごとに服用、24時間で75mgを超えないこと。または医師の指示に従うこと」。

(2)336.10(b)のジメンヒドリナートを含む製品：「成人と12歳以上の子供：50～１００mgを4～6時間ごとに服用、24時間で１５０mgを超えないこと。または医師の指示に従うこと」、または「6歳から12歳未満の子供：25～50mgを6～8時間ごとに服用、24時間で１５０mgを超えないこと。または医師の指示に従うこと」、または「2歳から6歳未満の子供：12・5～25mgを6～8時間ごとに服用、24時間で75mgを超えないこと。または医師の指示に従うこと」。

(3)336.10(c)の塩酸ジフェンヒドラジンを含む製品：「成人と12歳以上の子供：25～50mgを4～6時間ごとに服用、24時間で３００mgを超えないこと。または医師の指示に従うこと」、または「6歳から12歳未満の子供：12・5～25mgを4～6時間ごとに服用、24時間で150mgを超えないこと。または医師の指示に従うこと」。

(4) 336.10(d)の塩酸メクリジンを含む製品：「成人と12歳以上の子供：25～50mgを1日1回服用。または医師の指示に従うこと」。

専門表示（336.80）

専門家に示す表示は次のような追加的な情報を含めることができる。

(a) 塩酸シクリジン、ジメンヒドリナートおよび塩酸ジフェンヒドラミンを含む製品：「乗り物酔いのめまいの治療に対して」。

(b) 塩酸メクリジン含有製品：「めまいの治療に対して」。

7　夜間睡眠薬

Nighttime Sleep-Aid Drug Products（21 CFR 338）

A　一般規定

範囲（338.1）

経口投与に適する剤形のＯＴＣ夜間睡眠薬は、それが本項の各条件と330.1に定める各一般条件に適合する場合、一般に安全かつ有効と認められ、不正表示とみなさない。

定義（338.3）

夜間睡眠薬（Nighttime sleep-aid）：寝つきの悪い人のときどきの不眠の緩和に有用な薬剤

B　活性成分

夜間睡眠薬活性成分（338.10）

活性成分は次のもので、336.50(d)に定める各成分の用量以内で使用する。

塩酸ジフェンヒドラミン、クエン酸ジフェンヒドラミン。

C　表示

夜間睡眠薬製品の表示（338.50）

(a) **確認**：あれば確定名を含める。製品は「夜間睡眠薬」として確認する。

(b) **適応**：「適応」の表題のもとに、次に示す1つまたはそれ以上の表現を記述する。また、本項(b)に定める適応に限って真実で誤解されないほかの記述も用いることができる。

(1)「寝つきが困難な場合、眠りに入る時間を少なくする」。

(2)「ときどきの不眠の緩和に対して」。

(3)「寝つきの悪さを減らす」。

(c) **警告**：「警告」の表題のもとに、次の警告を含める。

(1)「12歳未満の子供に与えないこと」。

(2)「不眠が2週間以上続く場合、医師に相談すること。不眠症は潜在する重大な病気の兆候であるかもしれない」。

(3)「肺気腫または気管支炎のような呼吸問題があれば、または前立腺肥大に起因する排尿困難があれば、医師の指示がない限りこの製品をとらないこと」。

(4)「この製品をとる間はアルコール飲料を避けること。鎮静薬またはトランキライザーを用いていれば、最初医師に相談しないでこの製品をとらないこと」。

(5)「皮膚に用いるものを含めて他のジフェンヒドラジン含有製品と併用しないこと」。

(d) **用法**：「用法」の表題のもとに、次の情報を含める。

(1) 338.10(a)の塩酸ジフェンヒドラミンを含む製品：「成人および12歳以上の子供：必要な場合、就寝時に50 mgの経口投与、または医師の指示に従う」。

(2) 338.10(b)のクエン酸ジフェンヒドラミンを含む製品：「成人および12歳以上の子供：必要な場合、就寝時に76 mgの経口投与、または医師の指示に従う」。

8　興奮薬

Stimulant Drug Products（21 CFR 340）

A　一般規定

範囲（340.1）

経口投与に適する剤形のＯＴＣ興奮薬製品は、本項の各条件と330.1に定める各一般条件に適合する場合、一般に安全かつ有効と認められ、不正表示とみなさない。

定義（340.3）

興奮薬（Simulant）：精神的敏捷性または覚醒状態を回復する薬剤

B　活性成分

興奮薬活性成分（340.10）

製品の活性成分はカフェインで、336.50(d)に定める各成分の用量以内で使用する。

C　表示

興奮薬製品の表示（340.50）

(a) **確認**：確定名があればそれを含める。「興奮薬」として確認する。

(b) **適応**：「適応」の表題のもとに、次のように記述する――「疲労または眠気を感じるときに精神的敏捷性または覚醒状態を回復する」。また、(b)に定める適応に限って真実で誤解されないほかの記述も用いることができる。

(c) **警告**：「警告」の表題のもとに、次の警告を含める。

(1)「この製品の推奨用量はコーヒー１杯ほどの量のカフェインを含む。過剰のカフェインは神経過敏、興奮、不眠、ときに心拍の亢進を起こすので、この製品をとる間、カフェインを含む薬剤、食品または飲料の使用を制限すること」。

(2)「ときどきの使用に限る。睡眠の代替として使用しないこと。もし疲労や眠気が続いたり、再発が続いたりするようであれば、医師に相談すること」。

(3)「12歳未満の子供には与えないこと」。

(d) **用法**：「用法」の表題のもとに、次の情報を含める――「成人および12歳以上の子供：経口用量は１００～２００mgで、投与回数を３～４時間ごとより多くしないこと」。

9　かぜ、せき、アレルギー、気管支拡張および抗喘息薬

Cold, Cough, Allergy, Bronchodilator, and Antiasthmatic Drug Products（21 CFR 341）

A　一般規定

範囲（341.1）

経口、吸入、または局所投与に対して適切な剤形のかぜ、せき、アレルギー、気管支拡張または抗喘息ＯＴＣ薬は、それが本項の各条件と330.1に定める各一般条件に適合する場合、一般に安全かつ有効と認められ、不正表示とみなさない。

定義（341.3）

(a) **気管支拡張薬**（Bronchodilator drug）：喘息の喘鳴や息切れの対症療法として気管の狭窄を起こす痙攣を克服するため用いる薬剤。

(b) **経口鎮咳薬**（Oral antitussive drug）：せきを緩和するため、口から入れるか、またはトローチとして口中で溶けて全身的に作用する薬剤。

(c) **局所用鎮咳薬**（Topical antitussive drug）：軟膏またはスチーム吸入器の形で咽喉または

胸部へ局所的に適用して吸入するとき、またはトローチの形で口中で溶解するとき、せきを鎮める薬剤。

(d) **去痰薬**（Expectant drug）：気道から分泌物の除去を促進または容易にするため、経口的に用いる薬剤。

(e) **抗ヒスタミン薬**（Antihistamine drug）：花粉症や上気道アレルギー（アレルギー性鼻炎）の症状の緩和に用いる薬剤。

(f) **経口用鼻充血除去薬**（Oral nasal decongestant drug）：急性または慢性鼻炎によって起こる鼻の充血を軽減するため服用して全身的に作用する薬剤。

(g) **局所用鼻充血除去薬**（Topical nasal decongestant drug）：点鼻（ドロップ）、ジェリー、または噴霧（スプレー）の形で鼻の内部へ局所的に適用すると、または鼻腔内に吸入すると、急性または慢性鼻炎によって起こる鼻の充血を軽減する薬剤。

(h) **目盛付点滴器**（Calibrated dropper）：正常な使用状態のもとで液量の測定で生じる容量誤差が15%を超えない目盛付点滴器。

(i) **発泡剤**（Effervescent Dosage Form）：投与前に水に溶かすことを意図する製剤。それは活性成分に加えて、酸（クエン酸、酒石酸）の混合物と重炭酸ナトリウムを含み、水に溶けるとき二酸化炭素を放出する。

B　活性成分

抗ヒスタミン活性成分（341.12）

製品の活性成分は次のもので、各成分に対して定める用量限度内で用いられる。

(a) マレイン酸ブロムフェニラミン
(b) 塩酸クロルシクリジン
(c) マレイン酸クロルフェニラミン
(d) d-マレイン酸ブロムフェニラミン
(e) d-マレイン酸クロルフェニラミン
(f) クエン酸ジフェンヒドラミン
(g) 塩酸ジフェンヒドラミン
(h) コハク酸ドキシラミン
(i) 酒石酸フェニンダミン
(j) マレイン酸フェニラミン
(k) マレイン酸ピリラミン
(l) 塩酸トンジラミン

(m)塩酸トリプロリジン

鎮咳活性成分（341.14）

製品の活性成分は次のもので、341.74(d)に定める用量限度内と剤形で用いる。

(a)**経口鎮咳薬**

(1)塩酸クロフェジアノール

(2)コデイン成分：次の成分を290.2と1308.15(c)に従って配合に限り用いることができる——(i)コデイン、または(ii)リン酸コデイン、または(iii)硫酸コデイン。

（注）　21 CFR 290.2の規定は規制物質（麻薬などの依存性薬物）に対する処方要件の適用除外を定める。この規定により１００mLまたは２００グラム当たり２００mg以下のコデインを含む調合や混和が認められる。21 CFR 1308.15(c)の規定は、同様にスケジュールVの規制物質と非麻薬性薬剤成分との調合や混和を認める。この中にコデインも含まれる。

(3)デキストロメトルファン

(4)臭化水素酸デキストロメトルファン

(5)クエン酸ジフェンヒドラミン

(6)塩酸ジフェンヒドラミン

(b)**局所鎮咳薬**

(1)カンファー

(2)メントール

気管支拡張活性成分（341.16）

製品の活性成分は次のもので、各成分に対して定める用量限度内で使用する。

(a)エフェドリン

(b)塩酸エフェドリン

(c)硫酸エフェドリン

(d)エピネフィリン

(e)重酒石酸エピネフィリン

(f)塩酸ラセフェドリン

(g)塩酸レセピネフィリン

去痰活性成分（341.18）

グアイフェネシン――342.78(d)に定める用量限度内で使用する。

鼻充血除去活性成分（341.20）

製品の活性成分は次のもので、各成分に対して定める用量限度内と剤形で用いる。

(a)**経口鼻充血除去薬**

(1)塩酸フェニルエフリン
(2)塩酸プソイドエフェドリン
(3)硫酸プソイドエフェドリン
(4)重酒石酸フェニルエフェドリン（発泡剤）

(b)局所鼻充血除去薬

(1)レブメトアンフェタミン（l-デスオキシエフェドリン）
(2)エフェドリン
(3)塩酸エフェドリン
(4)硫酸エフェドリン
(5)（保留）
(6)塩酸ナファゾリン
(7)塩酸オキシメタゾリン
(8)塩酸フェニルエフェドリン
(9)プロピルヘキセドリン
(10)塩酸キシロメタゾリン

活性成分の配合（341.40）

各活性成分は341，343および356に定める用量限度内で与えられることを条件に次のような配合が認められる。

(a)製品が341.85に従って表示されることを条件に、341.12の単一の抗ヒスタミン活性成分は、安全かつ有効と一般に認められる単一の鎮痛解熱活性成分との組み合わせで、またはアセトアミノフェンとその他の鎮痛解熱活性成分との組み合わせで、あるいはアスピリンと制酸薬との組み合わせで、配合することができる。

(b)製品が341.85に従って表示されることを条件に、341.12の単一の抗ヒスタミン活性成分は141.20(a)の単一の鼻充血除去活性成分と配合することができる。

(c)製品が341.85に従って表示されることを条件に、341.12の単一の抗ヒスタミン活性成分は141.20(a)の単一の鼻充血除去活性成分と安全かつ有効と一般に認められる単一の鎮痛解熱活性成分とを配合することができ、またはアセトアミノフェンとその他の鎮痛解熱活性成分との組み合わせで、あるいはアスピリンと制酸薬との組み合わせで配合することができる。

(d)製品が341.85(c)(4)に従って表示されることを条件として、341.12(a)と(h)～(m)の単一の抗ヒスタミン活性成分は341.14(a)(1)～(a)(4)の単一の経口鎮咳活性成分と配合することができる。

製品が341.70(a)に従って表示されることを条件に、341.12(f)と341.14(a)(5)のクエン酸ジフェンヒドラミンまたは341.12(g)と341.14(a)(6)の塩酸ジフェンヒドラミンは抗ヒスタミン活性成分と去痰活性成分の両方である。

(e)製品が341.85(c)(4)に従って表示されることを条件に、41.12(a)と(h)～(m)の単一の抗ヒスタミン活性成分は341.14(a)(1)～(a)(4)の単一の経口鎮咳活性成分と321.20(a)の経口鼻充血除去活性成分を配合することができる。製品が341.70(a)に従って表示されることを条件に、341.12(f)と341.14(a)(5)のクエン酸ジフェンヒドラミンまたは341.12(g)と341.14(a)(6)の塩酸ジフェンヒドラミンは抗ヒスタミン活性成分と鎮咳活性成分の両方である。

(f)製品が341.85(c)(4)に従って表示されることを条件に、341.12(a)と(h)～(m)の単一の抗ヒスタミン活性成分は341.14(a)(1)～(a)(4)の単一の経口鎮咳活性成分と一般に安全かつ有効と認められる単一の鎮痛解熱活性成分と配合することができ、またはアセトアミノフェンとその他の鎮痛解熱活性成分との組み合わせで、あるいはアスピリンと制酸薬との組み合わせで配合することができる。

(g)製品が341.85(c)(4)に従って表示されることを条件に、341.12(a)と(h)～(m)の単一の抗ヒスタミン活性成分は341.14(a)(1)～(a)(4)の単一の経口鎮咳活性成分と341.20(a)の単一の経口鼻充血除去、それに一般に安全かつ有効と認められる単一の鎮痛解熱活性成分と配合することができ、またはアセトアミノフェンとその他の鎮痛解熱活性成分との組み合わせで、もしくはアスピリンと制酸薬との組み合わせで配合することができる。製品が341.70(a)に従って表示されることを条件に、341.12(f)と341.14(a)(5)のクエン酸ジフェンヒドラミン、または341.12(g)と341.14(a)(6)の塩酸ジフェンヒドラミンは抗ヒスタミン活性成分と鎮咳活性成分の両方である。

(h)製品が341.85に従って表示されることを条件に、341.14(a)(1)〜(a)(4)までの単一の経口鎮咳活性成分は341.18の単一の去痰活性成分と配合することができる。

(i)製品が341.85に従って表示されることを条件に、341.14(a)の単一の経口鎮咳薬活性成分は341.20(a)の単一の経口鼻充血除去活性成分と配合することができる。

(j)製品が341.85に従って表示されることを条件に、341.14(a)(1)〜(a)(4)までの単一の経口去痰活性成分は341.20(a)の単一の経口鼻充血除去活性成分と341.18の単一の去痰活性成分と配合することができる。

(k)製品が嚥下される液体または口内で溶けて嚥下される固形剤のいずれかで利用することができ、かつ341.85に従って表示されることを条件に、341.14(a)または(b)(2)の単一の経口鎮咳活性成分は一般に安全かつ有効と認められる単一の経口麻酔／鎮痛活性成分と配合することができ、または経口麻酔／鎮痛活性成分との組み合わせで配合することができる。配合薬が局所用鎮咳薬を含む場合、製品は口内で溶ける固形剤に製剤化しなければならない。341.14(b)(2)と356のメントールは341.70(b)に従って表示されることを条件に鎮咳と麻酔／鎮痛活性成分の両方である。

(l)製品が341.85に従って表示することを条件に、341.14(a)の単一の経口鎮咳活性成分は一般に安全かつ有効と認められる鎮痛解熱活性成分と配合することができ、またはアセトアミノフェンとほかの鎮痛解熱活性成分との組み合わせ、もしくはアスピリンとほかの鎮痛解熱活性成分との組み合わせで配合することができる。

(m)製品が341.85に従って表示されることを条件に、単一の経口鎮咳活性成分は341.20(a)の単一の経口鼻充血除去活性成分および341.18の単一去痰活性成分、それに一般に安全かつ有効と認められる単一の鎮痛解熱活性成分と配合することができ、またはアセトアミノフェンとほかの鎮痛解熱活性成分との組み合わせ、またはアスピリンとほかの鎮痛解熱活性成分との組み合わせで配合することができる。

(n)製品が341.85に従って表示されることを条件に、341.14(a)(1)～(a)(4)の単一の経口鎮咳活性成分は341.20(a)の単一の経口鼻充血除去活性成分や341.18の単一去痰活性成分および一般に安全かつ有効と認められる単一の鎮痛解熱活性成分と配合することができ、またはアセトアミノフェンとほかの鎮痛解熱活性成分、もしくはアスピリンとほかの鎮痛解熱活性成分との組み合わせで配合することができる。

(o)製品が341.85に従って表示されることを条件に、341.18の単一の去痰活性成分は一般に安全かつ有効と認められる単一の鎮痛解熱活性成分と配合することができ、またはほかの鎮痛解熱活性成分とアセトアミノフェン、あるいはアスピリンと制酸薬配合との組み合わせで配合することができる。

(p)製品が341.85に従って表示されることを条件に、341.18の単一の去痰活性成分は341.20(a)の単一の経口鼻充血除去活性成分と配合することができる。

(q)製品が341.85に従って表示されることを条件に、341.18の単一の去痰活性成分は341.20(a)の単一の経口鼻充血除去活性成分および一般に安全かつ有効と認められる単一の鎮痛解熱活性成分と配合することができ、またはセトアミノフェンとほかの鎮痛解熱活性成分、あるいはアスピリンとほかの鎮痛解熱活性成分との配合で組み合わせで配合することができる。

(r)製品が341.85に従って表示することを条件に、341.20(a)の単一の経口鼻充血除去活性成分は一般に安全かつ有効と認められる単一の鎮痛解熱活性成分と配合することができ、またはセトアミノフェンとほかの鎮痛解熱活性成分との組み合わせで、もしくはアスピリンとほかの鎮痛解熱活性成分との組み合わせで配合することができる。

(s)製品が嚥下される液体または口内で溶けて嚥下される固形剤のいずれかで利用することができ、かつ341.85に従って表示されることを条件に、341.20(a)の単一の経口鼻充血除去活性成分は一般に安全かつ有効と認められる単一の麻酔／鎮痛活性成分と配合することができ、または麻酔／鎮痛活性成分の組み合わせで配合することができる。

(t)製品が（嚥下される）液体または（口内で溶けて嚥下される）固形剤のいずれかで利用することができ、かつ341.85に従って表示されることを条件に、341.20(a)の単一の経口鼻充血除去活性成分は341.14(a)または(b)(2)の単一の鎮咳活性成分および一般に安全かつ有効と認められる単一の麻酔／鎮痛活性成分と配合することができ、または麻酔／鎮痛活性成分の組み合わせで配合することができる。局所鎮咳薬が配合される場合、製品は口内で溶ける固形剤に製剤化されなければならない。

(u)製品が適切な軟膏賦形剤のみで利用することができ、かつ341.85に従って表示されることを条件に、341.14(b)(1)のカンファーは341.14(b)(2)のメントールとユーカリ油（1・2～1・3％）を配合することができる。

(v)製品が適切な鼻用吸入剤としてのみ利用することができ、かつ341.85に従って表示されることを条件に、341.20(b)(1)のレブメトアンフェタミンは芳香剤（カンファー54㎎）、メントール（80㎎）、サリチル酸メチル（11㎎）、ラベンダー油（4㎎）と配合することができる。

(w)製品が（嚥下される）液体または（口内で溶けて嚥下される）固形剤のいずれかで利用することができ、かつ341.85に従って表示されることを条件に、341.14(a)または(b)(2)の単一の鎮咳活性成分は一般に安全かつ有効と認められる経口粘滑活性成分と配合することができる。

(x)製品が（嚥下される）液体または（口内で溶けて嚥下される）固形剤のいずれかで利用することができ、かつ341.85に従って表示されることを条件に、341.20(a)の単一の経口鼻充血除去活性成分は341.14(a)の単一の経口粘滑活性成分と配合することができる。

(y)製品が（嚥下される）液体または（口内で溶けて嚥下される）固形剤のいずれかで利用することができ、かつ341.85に従って表示されることを条件に、341.14(a)または(b)(2)の単一の経口鎮咳活性成分は341.20(a)の単一の経口鼻充血除去活性成分および一般に安全かつ有効と認められる単一の経口粘滑活性成分を配合することができる。局所鎮咳薬が配合される場合、製品は口内で溶ける固形剤に製剤化されなければならない。

(z)製品が（嚥下される）液体または（口内で溶けて嚥下される）固形剤のいずれかで利用することができ、かつ341.85に従って表示されることを条件に、41.14(a)または(b)(2)の単一の経口鎮咳活性成分は一般に安全かつ有効と認められる単一の経口麻酔／鎮痛活性成分と配合することができ、または麻酔／鎮痛活性成分および一般に安全かつ有効と認められる単一の経口粘滑活性成分を組み合わせて配合することができる。

(aa)製品が（嚥下される）液体または（口内で溶けて嚥下される）固形剤のいずれかで利用することができ、かつ341.85に従って表示されることを条件に、341.20(a)の単一の経口鼻充血除去活性成分は一般に安全かつ有効と認められる単一の経口麻酔／鎮痛活性成分と配合することができ、または経口麻酔／鎮痛活性成分および一般に安全かつ有効と認められる単一の経口粘滑活性成分を配合することができる。

(bb)製品が（嚥下される）液体または（口内で溶けて嚥下される）固形剤のいずれかで利用することができ、かつ341.85に従って表示されることを条件に、341.14(a)または(b)(2)の単一の鎮咳活性成分は341.20(a)の単一の経口鼻充血除去活性成分および一般に安全と認められる単一の経口麻酔／鎮痛活性成分を配合することができ、または経口麻酔／鎮痛活性成分および一般に安全かつ有効と認められる単一の経口粘滑活性成分を組み合わせて配合することができる。局所鎮咳活性成分を配合する場合、口内で溶ける固形剤に製剤化されなければならない。

C　表示

同時に発現する症状の治療に用いる成分を含むOTC薬製品の表示

　単一成分または配合薬（341.70）の表示：製品の各成分に対してそれぞれ適用できる確認、適応、警告、用法の記述は情報が明確で理解できるように重複する言葉や文章を除いて組み合わせることができる。

(a)クエン酸ジフェンヒドラミンおよび塩酸ジフェンヒドラミン含有製品［341.14(a)(5)，(a)(6)］：あれば確定名を含み、製品を「抗ヒスタミン／せき止め」または「抗ヒスタミン／鎮咳（せき止め）」として確認する。適応は341.72(b)および341.74(b)の表現を組み合わせて用いなければならない。警告は341.72(c)(1)，(c)(2)，(c)(4)，(c)(6)、それに341.74(c)(2)，(c)(3)，(c)(4)の表現を組み合わせて用いなければならない。その代替としては341.74(c)の警告のすべてを用いなければならない。用法は適宜、341.74(d)(1)(iv)または(d)(1)(v)に従わなければならない。専門表示は適宜、341.90(j)または(k)に従わなければならない。

(b)メントール含有製品［341.14(b)，356.12(f)］：製品は5～10 mgのメントールを含む。表示はあれば確定名を含み、「せき止め／経口麻酔薬」または「鎮咳薬（せき止め）／「経口麻酔薬」として確認する。適応は341.74(b)および356を組み合わせる。警告は341.74(c)(1)，(c)

(2)，(c)(3)および356を組み合わせる。用法は次の通りである――「成人および2歳以上の子供：トローチを口内でゆっくり溶かす。必要に応じ、または医師の指示に従って、2時間ごとにこれを繰り返す」、「2歳以下の子供：医師に尋ねること」。

抗ヒスタミン薬の表示（341.72）

(a) **確認**：表示はあれば確定名を含み、「抗ヒスタミン薬」として製品を確認する。

(b) **適応**：「適応」の表題のもとに次の項に掲げる表現を適宜記載する。また、この項目で定める適応に限ってほかの真実かつ誤解を与えない記述を用いることができる。

(1)「一時的に鼻水を○○し、また、くしゃみ、鼻または喉の痒み、それに花粉症またはその他の上気道アレルギーに起因するかゆみや涙目を……する」。

「○○」には、「緩和」、「軽減」、「減少」、「低下」または「乾燥」を挿入する。「……」には、「緩和」、「軽減」、「減少」または「低下」を挿入する。「またはその他の上気道アレルギー」に代わって「(アレルギー性鼻炎)」を入れるか、またはその両方を入れることができる。

(2)「鼻水、くしゃみ、鼻または喉のかゆみ、それに花粉症に起因するかゆみや涙目の一時的緩和に対して」。

「花粉症」の後に「またはその他の上気道アレルギー」または「(アレルギー性鼻炎)」

のいずれか、もしくはその両方を入れることができる。

(c) **警告**：「警告」の表題のもとに次のような警告を含める。

(1)「子供で特に興奮を起こすことがある」。

(2)「肺気腫または慢性気管支炎などの呼吸問題がある場合、あるいは緑内障または前立腺肥大により排尿が困難な場合、医師の指示がない限り、この製品を使用しないこと」。

(3)マレイン酸ブロムフェニラミン、塩酸クロルシクリジン、マレイン酸クロルフェニラミン、d-マレイン酸ブロムフェニラミン、酒石酸フェニンダミン、マレイン酸フェニラミン、マレイン酸ピリラミン、塩酸トンジラミンまたは塩酸トリプロリジン含有製品[341.12(a), (b), (c), (d), (e), (i), (j), (k), (l), (m)]：「眠気を起こすことがある。アルコール、鎮静薬、トランキライザーは眠気作用を増大することがある。この製品の使用中はアルコール飲料を避けること。鎮静薬またはトランキライザーを使用している場合、あらかじめ医師と相談しないでこの製品をとらないこと。自動車の運転または機械の操作のときは注意すること」。

(4)クエン酸ジフェンヒドラミン、塩酸ジフェンヒドラミンまたはコハク酸ドキシラミン含有製品[341.12(f), (g), (h)]：「著しい眠気を起こすことがある。アルコール、鎮静薬、トランキライザーは眠気作用を増大することがある。この製品の使用中はアルコール飲料を避けること。鎮静薬またはトランキライザーを使用している場合、あらかじめ医師と相談しないでこの製品をとらないこと。自動車の運転または機械の操作のときは注意すること」。

(5) 酒石酸フェニンダミン含有製品［341.12(i)］：「個人によっては神経過敏や不眠を起こすことがある」。

(6) 12歳未満の子供による使用に限ることを表示する製品：本項の(c)(1)および(c)(2)の警告と次の警告を含む。

(i)「肺気腫または慢性気管支炎などの呼吸問題がある子供に対して、あらかじめ医師と相談しないでこの製品を与えないこと」。

(ii) マレイン酸ブロムフェニラミン、マレイン酸クロルフェニラミン、d-マレイン酸ブロムフェニラミン、d-マレイン酸クロルフェニラミン、酒石酸フェニンダミン、マレイン酸フェニラミン、マレイン酸ピリラミン、塩酸トンジラミン、塩酸トリプロリジン含有製品［341.12(a), (c), (d), (e), (i), (j), (k), (l), (m)］：「眠気を起こすことがある。鎮静薬やトランキライザーは眠気を増大することがある。鎮静薬やトランキライザーを使用している子供に対して、あらかじめ医師と相談しないでこの製品を与えないこと」。

(iii)クエン酸ジフェンヒドラミン、塩酸ジフェンヒドラミン、コハク酸ドキシラミン含有製品［341.12(f)，(g)，(h)］：「著しい眠気を起こすことがある。鎮静薬やトランキライザーは眠気作用を増大することがある。鎮静薬やトランキライザーを使用している子供に対して、あらかじめ医師と相談しないでこの製品を与えないこと」。

(iv)クエン酸ジフェンヒドラミンまたは塩酸ジフェンヒドラミン含有製品［342.12(f)，(g)］：「皮膚に用いるものであってもジフェンヒドラミンを含むほかの製品とともに使用しないこと」。

(7)クエン酸ジフェンヒドラミンまたは塩酸ジフェンヒドラミン含有製品［342.12(f)，(g)］：「皮膚に用いるものであってもジフェンヒドラミンを含むほかの製品とともに使用しないこと」。

(d)**用法**：「用法」の表題のもとに次の情報を含める。

(1)マレイン酸ブロムフェニラミン含有製品［341.12(a)］：「成人および12歳以上の子供：4〜6時間ごとに4mgを経口投与、24時間で24mgを超えないこと。または医師の指示に従う」、「6〜12歳の子供：4〜6時間ごとに2mgを経口投与、24時間で12mgを超えないこと。または医師の指示に従う」、「6歳未満の子供：医師に相談すること」。

(2)塩酸クロルシクリジン含有製品［341.12(b)］：「成人および12歳以上の子供：6〜8時間

ごとに25 mgを経口投与、24時間で75 mgを超えないこと。または医師の指示に従う」、「12歳未満の子供：医師に相談すること」。

(3) マレイン酸クロルフェニラミン［341.12(c)］：「成人および12歳以上の子供：4～6時間ごとに4 mgを経口投与、24時間で24 mgを超えないこと。または医師の指示に従う」、「6～12歳の子供：4～6時間ごとに2 mgを経口投与、24時間で12 mgを超えないこと。または医師の指示に従う」、「6歳以下の子供：医師に相談すること」。

(4) d-マレイン酸ブロムフェニラミン含有製品［341.12(d)］：「成人および12歳以上の子供：4～6時間ごとに2 mgを経口投与、24時間で12 mgを超えないこと。または医師の指示に従う」、「6～12歳未満の子供：4～6時間ごとに1 mgを経口投与、24時間で6 mgを超えないこと。または医師の指示に従う」、「6歳未満の子供：医師に相談すること」。

(5) d-マレイン酸クロルフェニラミン含有製品［341.12(e)］：「成人および12歳以上の子供：4～6時間ごとに2 mgを経口投与、24時間で12 mgを超えないこと。または医師の指示に従う」、「6～12歳未満の子供：4～6時間ごとに1 mgを経口投与、24時間で6 mgを超えないこと。または医師の指示に従う」、「6歳未満の子供：医師に相談すること」。

(6) クエン酸ジフェンヒドラミン含有製品［341.12(f)］：「成人および12歳以上の子供：4～6時間ごとに38～76 mgを経口投与、24時間で456 mgを超えないこと。または医師の指示に従う」、「6～12歳未満の子供：4～6時間ごとに19～38mgを経口投与、24時間で２２８mgを超えないこと。または医師の指示に従う」、「6歳未満の子供：医師に相談すること」。

(7)塩酸ジフェンヒドラミン含有製品［341.12(g)］：「成人および12歳以上の子供：4～6時間ごとに25～50mgを経口投与、24時間で３００mgを超えないこと。または医師の指示に従う」、「6～12歳未満の子供：4～6時間ごとに12・5～25mgを経口投与、24時間で１５０mgを超えないこと。または医師の指示に従う」、「6歳未満の子供：医師に相談すること」。

(8)コハク酸ドキシラミン含有製品［341.12(h)］：「成人および12歳以上の子供：4～6時間ごとに7・5～12・5mgを経口投与、24時間で75mgを超えないこと。または医師の指示に従う」、「6～12歳未満の子供：4～6時間ごとに3・75～6・25mgを経口投与、24時間で37・5mgを超えないこと。または医師の指示に従う」、「6歳以下の子供：医師に相談すること」。

(9)酒石酸フェニンダミン含有製品［341.12(i)］：「成人および12歳以上の子供：4～6時間ごとに25mgを経口投与、24時間で１５０mgを超えないこと。または医師の指示に従う」、「6～12歳未満の子供：4～6時間ごとに12・5mgを経口投与、24時間で75mgを超えないこと。または医師の指示に従う」、「６歳未満の子供：医師に相談すること」。

⑽マレイン酸フェニラミン含有製品［341.12(j)］：「成人および12歳以上の子供：４～６時間ごとに12・５～25㎎を経口投与、24時間で１５０㎎を超えないこと。または医師の指示に従う」、「６～12歳未満の子供：４～６時間ごとに６・25～12・５㎎を経口投与、24時間で75㎎を超えないこと。または医師の指示に従う」、「６歳未満の子供：医師に相談すること」。

⑾マレイン酸ピリラミン含有製品［341.12(k)］：「成人および12歳以上の子供：６～８時間ごとに25～50㎎を経口投与、24時間で２００㎎を超えないこと。または医師の指示に従う」、「６～12歳未満の子供：６～８時間ごとに12・５～25㎎を経口投与、24時間で１００㎎を超えないこと。または医師の指示に従う」、「６歳以未満の子供：医師に相談すること」。

⑿塩酸トンジラミン含有製品［341.12(l)］：「成人および12歳以上の子供：４～６時間ごとに50～１００㎎を経口投与、24時間で６００㎎を超えないこと。または医師の指示に従う」、「６～12歳未満の子供：４～６時間ごとに25～50㎎を経口投与、24時間で３００㎎を超えないこと。または医師の指示に従う」、「６歳未満の子供：医師に相談すること」。

⒀塩酸トリプロリジン含有製品［341.12(m)］：「成人および12歳以上の子供：４～６時間ご

とに2・55mgを経口投与、24時間で10mgを超えないこと。または医師の指示に従う」、「6～12歳未満の子供：4～6時間ごとに1・25mgを経口投与、24時間で37・5mgを超えないこと。または医師の指示に従う」、「6歳以下の子供：医師に相談すること」。

鎮咳薬の表示（341.74）

(a) **確認**：表示は、あれば確定名を含み、「せき止め」または「鎮咳薬（せき止め）」として製品を確認する。

(b) **適応**：「適応」の表題のもとに次のような表現を適宜記述する。そのほかこの項目で定める適応に限って真実で誤解を与えない記述を用いることができる。

(1)「……または吸入した刺激物によって起こることがある（または「……と関連する」、「……によって起きている」のいずれかを選択できる）○○に起因するせきを一時的に××する」。

「……」は「かぜ」または「一般かぜ」のいずれかを選択する。「○○」は「軽い気管支の刺激」または「軽い喉と気管支の刺激」のいずれかを選択する。「××」は「緩和」、「鎮静化」、「制御」、「減少」、「穏やかに」、「軽減」または「抑制」のいずれか1つを選択する。

(2)「……によって起こることがある（または「……と関連する」、「……によって起きている」

のいずれかを選択できる）せきを一時的に××する」。「……」は「かぜ」、「一般かぜ」、または「吸入した刺激物」のいずれかを選択する。「××」は「緩和」、「鎮静化」、「制御」、「減少」、「穏やかに」、「軽減」または「抑制」のいずれか1つを選択する。

(3)前記(1)と(2)の表現に加えて、製品の表示は次の1つまたはそれ以上の記述を含むことができる。

(i)「せきへの衝動を一時的に……するせき止め」。
「……」には「緩和」、「制御」、「減少」、「低下」または「軽減」のいずれか1つを選択する。

(ii)「一時的にせきを減らす」。

(iii)「せきを起こすせき反射神経を一時的に……する」。
「……」には「緩和」、「制御」、「減少」、「低下」または「軽減」のいずれか1つを選択する。

(iv)「激しいせきを一時的に……する」。
「……」には「緩和」、「制御」、「減少」、「低下」、「軽減」または「抑制」のいずれか1つを選択する。

(v)「……ため、○○を一時的に××する」。

「……」には「眠りを得る」、「眠る」または「休息の」のいずれか1つを選択する。「○○」には「せき」、「せきへの衝動」または「あなたのせき」のいずれか1つを選択する。「××」には「緩和」、「制御」、「減少」、「低下」、「軽減」または「抑制」のいずれか1つを選択する。

(vi)塩酸クロフェジアノール、コデイン成分、デキストロメトルファンまたは塩酸デキストロメトルファン含有製品［341.14(a)(1)，(2)，(3)，(4)，(5)］：「せき制御中枢を鎮め、せきを緩和する」。

(vii)塩酸クロフェジアノール、デキストロメトルファン、臭化水素酸デキストロメトルファン、カンファーまたはメントール含有製品［341.14(a)(1)，(3)，(4)および(b)(1)、(2)］

(A)「せきの一時的な……に対する非麻薬性せき止め」。

「……」には「軽減」、「制御」、「減少」「低下」、「軽減」、「除去」または「抑制」のいずれか1つを選択する。

(B)「麻薬なしでせきの衝動を……する」。

「……」には「緩和」、「制御」、「減少」、「低下」、「軽減」または「抑制」のいずれか1つを選択する。

(c) **警告**：「警告」の表題のもとに次の警告を含める。

(1) 経口および局所用鎮咳薬：「継続するせきは重症の状態の兆候であるかもしれない。せきが1週間以上続くとか、再発する傾向があれば、あるいは発熱、発疹、持続性の頭痛をともなうようであれば、医師に相談すること」。

(2) 成人、または成人と12歳未満の子供に対して表示する経口および局所用鎮咳薬：「喫煙、喘息、または肺気腫によって起こるような継続性または慢性のせきに対して、あるいは過剰の痰をともなう場合、医師の指示がない限りこの製品を用いてはならない」。

(3) 12歳未満の子供に対してのみ表示する経口および局所用鎮咳薬：「喘息によって起こるような継続性または慢性のせきに対して、あるいは過剰の痰をともなう場合、医師の指示がない限り、この製品を用いてはならない」。

(4) コデイン成分含有製品［341.14(a)(2)］：

(i)「便秘を起こすか、または悪化することがある」。

(ii) 成人に対してのみ表示するコデイン成分含有製品［341.14(a)(2)］：「慢性肺疾患または息切れを有する場合、医師の指示なしでこの製品を用いないこと」。

(iii) 12歳未満の子供に対してのみ表示するコデイン成分含有製品［341.14(a)(2)］：「慢性肺疾患または息切れの子供、あるいはほかの薬剤をとる子供に対して医師の指示なしで、この製品を用いないこと」。

(iv)成人および12歳未満の子供の使用に対して表示するコデイン成分［341.14(a)(2)］：「慢性肺疾患または息切れの成人および子供、あるいはほかの薬剤をとる子供に対して、医師の指示なしでこの製品を用いてはならない」。

(v)成人および12歳未満の子供に対して表示するデキストロメトルファンまたは臭化水素酸デキストロメトルファン含有製品［341.14(a)(3)と(a)(4)］：「薬物相互作用：処方のモノアミンオキシダーゼ阻害薬（ＭＡＯＩ）（うつ状態、精神医学状態、または感情状態、もしくはパーキンソン病に対する特定薬剤）を使用中の場合、あるいはＭＡＯＩを中止してから2週間は、使用しないこと。使用している処方せん薬がＭＡＯＩを含むかどうかわからない場合、この製品を使用する前に医師または薬剤師に尋ねること」。

(vi)12歳未満の子供に対してのみ表示するデキストロメトルファンまたは臭化水素酸デキストロメトルファン含有製品［3421.14(a)(3)と(a)(4)］：「処方のモノアミンオキシダーゼ阻害薬（ＭＡＯＩ）（うつ状態、精神医学状態、または感情状態、もしくはパーキンソン病に対する特定薬剤）を使用中の場合、あるいはＭＡＯＩを中止してから2週間は、子供に使用しないこと。もし子供の処方せん薬がＭＡＯＩを含むかどうかわからない場合、この製品を与える前に医師または薬剤師に尋ねること」。

(vii) クエン酸ジフェンヒドラミンまたは塩酸ジフェンヒドラミン含有製品［3421.14(a)(5)，(a)(6)］：「特に子供で興奮を起こすことがある」。

(viii) 12歳以下の子供に対して表示するクエン酸ジフェンヒドラミンまたは塩酸ジフェンヒドラミン含有製品［3421.14(a)(5)と(a)(6)］

(A)「慢性気管支炎のような呼吸問題がある子供、または緑内障の子供に対して、あらかじめ医師に相談しないでこの製品を使用しないこと」。

(B)「眠気を起こすことがある。鎮静薬およびトランキライザーは眠気作用を増加することがある。鎮静薬またはトランキライザーを用いている子供に対してあらかじめ医師に相談しないでこの製品を与えないこと」。

(C)「皮膚用であっても、ジフェンヒドラミンを含むほかの製品とともに用いないこと」。

(ix) 成人および12歳未満の子供に対して表示するクエン酸ジフェンヒドラミンまたは塩酸ジフェンヒドラミン含有製品［3421.14(a)(5)と(a)(6)］

(A)「肺気腫または慢性気管支炎のような呼吸問題がある場合、または緑内障や前立腺肥大によって排尿が困難な場合、医師の指示がない限りこの製品を使用しないこと」。

(B)「眠気を起こすことがある。アルコール、鎮静剤およびトランキライザーは眠気作用を増加することがある。この製品の使用中はアルコール飲料を避けること。鎮静薬やトランキライザーを使用中の場合、あらかじめ医師と相談しないでこの製品を使用しないこと。自動車運転または機械操作の場合、注意する」。

(C)「皮膚用であっても、ジフェンヒドラミンを含むほかの製品とともに用いないこと」。

(5) 局所用鎮咳薬

(i) カンファーまたはメントール含有軟膏製品［341.14(b)(1)と(2)］：「外用に限る。口に入れたり、鼻孔に使用したりしないこと」。

(ii) カンファーまたはメントール含有スチーム吸入用製品［341.14(b)(1)と(2)］：「スチーム吸入用に限る。口に入れないこと」。

(iii) カンファーまたはメントール含有の軟膏またはスチーム吸入用であって、16 CFR 1500.(3)(b)(10)に記載する「極燃性」、「可燃性」などの警告用語の定義の1つに合致する製品：適切な可燃性の警告用語と「火または炎にから離すこと」の記述を表示する。

(iv) カンファーまたはメントール含有軟膏製品であって、16 CFR 1500.(3)(b)(10)に記載する可燃性の警告用語を含まない製品：「この製品を使用するとき、熱したり、電子レンジを用いたり、熱湯や熱湯容器に加えたりしないこと。飛び散って火傷することがある」。

（注）16 CFR 1500は「消費者製品安全委員会」（CPSC）が所管する「連邦有害物質法」に基づく規則である。1500(3)(b)(10)は、すべての物質、液体、固形物、または圧力容器の内容物に対して適用する「極燃性」、「高可燃性」、「可燃性」の用語を示す。

(v) カンファーまたはメントール含有軟膏製品であって、16 CFR 1500.(3)(b)(10)に記載する可燃性の警告用語を含む製品：「この製品を使用するとき、熱したり、電子レンジを用いたり、熱湯や熱湯容器に加えたりしないこと。飛び散って火傷することがある」。

(vi) カンファーまたはメントール含有のスチーム吸入用製品：「この製品を使用するとき、スチーム吸入器に冷水を加える以外は、熱したり、電子レンジを用いたり、炎の近くで使用したり、熱湯または熱湯容器に加えたりしないこと。飛び散って火傷することがある」。

(vii) 揮発性賦形剤で製剤化される製品：「その他の情報」の表題のもとに次のような記述を含める――「容器を熱から離して室温で厳重に密封して保管する」。

(d) **用法**：「用法」の表題のもとに次のような情報を含める。

(1) 経口鎮咳薬

(i) 塩酸クロフェジアノール含有製品［341.14(a)(1)］：「成人および12歳以上の子供：25 mgを6～8時間ごとに経口投与、24時間で100mgを超えないか、または医師の指示に従うこと」、「6～12歳未満の子供：12・5mgを6～8時間ごとに経口投与、24時間で50mgを超えないか、または医師の指示に従うこと」、「6歳未満の子供：医師に相談すること」。

(ii)コデイン成分含有製品［341.14(a)(2)］：「成人および12歳以上の子供：10mg～20mgを4～6時間ごとに経口投与、24時間で１２０mgを超えないか、または医師の指示に従うこと」、「6～12歳未満の子供：5～10mgを4～6時間ごとに経口投与、24時間で60mgをこえないか、または医師の指示に従うこと」、「6歳未満の子供：医師に相談すること」、「6歳未満の子供に対して正確な用量を与えるため特別な計量器を用いなければならない。医師の推奨よりも多い量を与えることは重大な副作用を起こすことがある」。

(iii)デキストロメトルファンまたは臭化水素酸デキストロメトルファン含有製品［3421.14(a)(3)および(a)(4)］：用量は臭化水素酸デキストロメトルファンに相当する。「成人および12歳以上の子供：10mg～20mgを4時間ごと、または6～8時間ごとに30mgを経口投与、24時間で１２０mgを超えないか、または医師の指示に従うこと」、「6～12歳未満の子供：5～10mgを4時間ごと、または15mgを6～8時間ごとに経口投与、24時間で60mgを超えないか、または医師の指示に従うこと」、「2～6歳の子供：2・5～5mg

を4時間ごとに、または7・5mgを6~8時間ごとに経口投与、24時間で30mgを超えないこと」、「2歳未満の子供：医師に相談すること」。

(iv)クエン酸ジフェンヒドラミン含有製品［341.14(a)(5)］：「成人および12歳以上の子供：38mgを4時間ごとに経口投与、24時間で228mgを超えないか、または医師の指示に従うこと」、「6~12歳の子供：19mgを4時間ごとに経口投与、24時間で114mgを超えないか、または医師の指示に従うこと」、「6歳未満の子供：医師に相談すること」。

(v)塩酸ジフェンヒドラミン含有製品［341.14(a)(6)］：「成人および12歳以上の子供：25mgを4時間ごとに経口投与、24時間で150mgを超えないか、または医師の指示に従うこと」、「6~12歳の子供：12・5mgを4時間ごとに経口投与、24時間で75mgを超えないか、または医師の指示に従うこと」、「6歳未満の子供：医師に相談すること」。

(2)局所用鎮咳薬

(i)カンファー含有軟膏製品［341.14(b)(1)］：製品は4・7~5・3%のカンファーを含む。「用法」の表題のもとに最初に「重要な警告〝この製品を使用するとき〟を参照すること」と明示し、次のことを記述する――「成人および2歳以上の子供：喉と胸に厚く擦り込む。必要なら暖かい乾いた布で覆う。布は蒸気が鼻や口に達するように喉や胸の周りを緩めること。1日3回まで使用または医師の指示に従う。2歳未満の子供：医師に尋ねること」。

(ii)メントール含有軟膏製品［341.14(b)(2)］：製品は2・6～2・8％のメントールを含む。「成人および2歳以上の子供：喉と胸に厚く擦り込む。必要なら暖かい乾いた布で覆う。布は蒸気が鼻や口に達するように喉や胸の周りを緩めること。1日3回まで使用または医師の指示に従うこと。2歳未満の子供：医師に尋ねること」。

(iii)メントール含有トローチ製品［341.14(b)(2)］：製品は5～10㎎のメントールを含む。「成人および2～12歳未満の子供：トローチを口中でゆっくり溶かす。必要に応じて1時間ごとに繰り返すことができ、または医師の指示に従うこと。2歳未満の子供：医師に相談すること」。

(iv)カンファー含有スチーム吸入用製品［314.14(b)(1)］：製品は6・2％のカンファーを含む。「用法」の表題のもとに最初に「重要な警告〝この製品を使用するとき〟を参照すること」と明示し、次のことを記述する。

「成人および2歳以上の子供」（次のいずれか1つを選択する。）

①「熱蒸気吸入器の内部の冷水に直接加えるように製剤化した製品：水1クオートについて溶液1匙の溶液を用いる、または水2分の11パイントについて溶液2分の1匙を用いる。熱蒸気吸入器の冷水に直接溶液を加える。使用は製造会社の指示に従

う」または

②「熱蒸気吸入器の投薬室に入れるように製剤化した製品：吸入器に水を入れ、その使用は製造会社の指示に従う。投薬室に溶液を入れ、投薬蒸気を吸い込む。1日3回まで使用または医師の指示に従う」。

「2歳未満の子供：医師に尋ねること」。

(v)メントール含有スチーム吸入用製品［341.14(b)(2)］：製品は3・2%のメントールを含む。「用法」の表題のもとに最初に「重要な警告〝この製品を使用するとき〟を参照すること」と明示し、次のことを記述する。

「成人および2歳以上の子供」（次のいずれか1つを選択する。）

①「熱蒸気吸入器の内部の冷水に直接加えるように製剤化した製品：水1クオートについて溶液1匙の溶液を用いる、または水2分の11パイントについて溶液2分の1匙を用いる。熱蒸気吸入器の冷水に直接溶液を加える。使用に対して製造会社の指示に従う」または

②「熱蒸気吸入器の投薬室に入れるように製剤化した製品：吸入器に水を入れ、その使用については製造会社の指示に従う。投薬室に溶液を入れ、投薬蒸気を吸い込む。1日3回まで使用または医師の指示に従う」。

「2歳未満の子供：医師に尋ねること」。

(f) 一般の偶発的な過剰投与警告の適用免除：鎮咳薬活性成分含有製品［341.74(d)(2)(iii)］の表示に対して、330.1(g)の一般警告で次の表記が免除される――「偶発的過剰投与の場合、専門家の援助を求めるか、または直接、中毒管理センターへ連絡すること」。ただし、次のような一般警告の最初の部分は記述しなければならない――「この製品やすべての薬は子供の手の届かないところに保管すること」。

気管支拡張薬の表示（341.76）

(a) **確認**：表示は、あれば確定名を含み、「気管支拡張薬」として製品を確認する。

(b) **適応**：「適応」の表題のもとに次に掲げる表現を適宜記載する。この項目で定める適応に限ってほかの真実かつ誤解を与えない記述も用いることができる。

(1)「気管支喘息に起因する息切れ、胸の圧迫感、それに喘鳴の一時的緩和」。

(2)前記の表示に加えて、次の1つまたはそれ以上の記述を含める。

(i)「気管支喘息の……に対して」。

「……」には「一時的軽減」または「症状の抑制」のいずれかを選択する。

(ii)「気管支筋の痙攣を減らすことによって喘息患者の息切れを和らげる」。

(c) **警告**：「警告」の表題のもとに次のような情報を含める。

(1)「医師による喘息の診断がない限り、この製品を用いないこと」。

(2)「心疾患、高血圧、甲状腺疾患、糖尿病、または前立腺肥大によよって排尿が困難な場合、医師の指示がない限りこの製品を用いないこと」。

(3)「喘息で入院したことがある場合または喘息に対して処方せん薬を使用中の場合、医師の指示がない限り、この製品を用いないこと」。

(4)薬物相互作用に対する注意：「処方せん薬のモノアミンオキシダーゼ阻害薬（ＭＡＯＩ）（うつ状態、精神状態、または感情状態、もしくはパーキンソン病に対する特定薬剤）を使用中の場合、またはＭＡＯＩを中止してから2週間は使用しないこと。処方せん薬がＭＡＯＩを含むかどうか不明な場合、この製品を用いる前に医師または薬剤師に尋ねること」。

(5)エフェドリン、塩酸エフェドリン、硫酸エフェドリンまたは塩酸ラセフェドリン［341.16(a), (b), (c)および(f)(1)］：(i)「症状が1時間以内に緩和しないか、または悪化する場合、この製品の使用を続けないで直ちに医学的援助を求めること」。(ii)「この製品の使用者によっては、神経過敏、震え、不眠、嘔気、それに食欲不振を経験することがある。これらの症状が続くか、または悪化する場合、医師に相談すること」。

(6)エピネフィリン、重酒石酸エピネフィリン、塩酸エピネフィリン、または塩酸ラセペニフェリン［341.16(d)，(e)，(g)］：(i)「医師の指示がない限り、推奨の回数または用量より多くこの製品を使用しないこと。過剰使用は神経過敏や心拍増加、それに心臓への有害作用を起こす可能性がある」。(ii)「症状が20分以内に緩和しないか、または悪化する場合、この製品の使用を続けないで直ちに医学的援助を求めること」。(iii)手持式ゴム球噴霧器の使用を意図する製品：「製品が褐色または濁っているとき使用しないこと」。

(d) **用法**：「用法」の表題のもとに次のような情報を含める。

(1) エフェドリン、塩酸エフェドリン、硫酸エフェドリンまたは塩酸ラセフェドリン［341.16(a)，(b)，(c)および(f)］：「成人および12歳以上の子供：12・5～25mgを4時間ごとに経口投与、24時間で１５０mgを超えないか、または医師の指示に従うこと。12歳未満の子供：医師に相談すること」。

(2) エピネフィリン、重酒石酸エピネフィリン、塩酸エピネフィリン、または塩酸ラセペニフェリン［341.16(d)，(e)，(g)］：「手持式ゴム球噴霧器の使用に対して：成分は1％エピネフィリンに相当する濃度の水溶液で使用する」、「成人、12歳以上の子供、それに4～12歳未満の子供：1～3回の吸入で3時間ごとよりも頻回に用いないこと。4歳未満の子供：医師に相談すること」。

去痰薬の表示（341.78）

(a) **確認**：表示は、あれば薬の確定名を含み、「去痰薬」として製品を確認する。

(b) **適応**：「適応」の表題のもとに次のように記述する――「……痰および希薄な分泌物を分離する」。

「……」には「気管支気道の厄介な粘液を取り除くため」、「気管支から排液するため」、「せきで多くの痰を出せるようにするため」の1つまたはいくつかを選択する。また、この項目で定める使用に対する適応に限って真実かつ誤解を与えないほかの記述も用いることができる。

(c) **警告**：「警告」の表題のもとに次のような情報を含める。

(1)「せきが続くことは重症の状態の兆候かもしれない。せきが1週間以上続いたり、再発しがちであったり、発熱、発疹をともなったり、あるいは頭痛が続いたりする場合、医師に相談すること」。

(2) 成人または成人および12歳未満の子供に対して表示する去痰薬：「喫煙、喘息、慢性気管支炎または肺気腫によって起こるような継続性または慢性のせきに対して、あるいは過剰の痰をともなうせきの場合、医師の指示がない限り、この製品を使用しないこと」。

(3) 12歳未満の子供に対してのみ表示する去痰薬：「喘息によって起こるような継続性また

は慢性のせきに対して、あるいは過剰の痰をともなうせきの場合、医師の指示がない限り製品を与えないこと」。

(d) **用法**：グアイフェネシン（341.18）含有製品に対する「用法」の表題のもとに次の情報を含める――「成人および12歳以上の子供：200～400mgを4時間ごとに経口投与、24時間で2400mgを超えないこと。6～12歳未満の子供：100～200mgを4時間ごとに経口投与、24時間で1200mgを超えないこと。2～6歳未満の子供：50～100mgを4時間ごとに経口投与、24時間で600mgを超えないこと」。

鼻充血除去薬の表示（341.80）

(a) **確認**：表示は、あれば確定名を含み、「鼻充血除去薬」として製品を確認する。

(b) **適応**：「適応」の表題のもとに次のような表現を適宜記述する。また、この項目で定める使用に対する適応に限って真実で誤解を与えないほかの記述も用いることができる。

(1)「……に起因する鼻充血の一時的緩和に対して」または「……に起因する鼻充血を一時的に緩和する」のいずれかの表現を選択する。

「……」には次のいずれかを選択する――(i)「一般かぜ」または「かぜ」。(ii)「花粉熱」、「花粉熱（アレルギー性鼻炎）」、「花粉熱またはほかの呼吸器アレルギー（アレルギー性鼻炎）」のいずれか1つ。

(2)前記の表現に加えて、次の記述の1つまたはいくつかを表示に含めることができる。

(i)「……の一時的緩和に対して」または「……を一時的に緩和する」のいずれか1つを選択する。

「……には、「鼻詰まり」、「詰まり鼻」または「閉鼻」のいずれかを選択する。

(ii)「鼻の通りの脹れを減らす：脹れた粘膜を収縮する」、「鼻の通りの充血を除去する：脹れた粘膜を収縮する」または「鼻の通りをきれいにする：脹れた粘膜を収縮する」のいずれか1つを選択する。

(iii)「鼻からの自由な呼吸を一時的に回復する」。

(iv)「副鼻腔や通路の充血を除去する：副鼻腔の充血や圧迫を一時的に緩和する」。

(v)「鼻と（または）副鼻腔の排液を促進する：副鼻腔の充血および排液を一時的に緩和する」。

(c)**警告**：警告：「警告」の表題のもとに次の情報を含める。

(1)経口鼻充血除去薬

(i)成人に対して表示する塩酸フェニルエフリン、塩酸プソイドエフェドリン、硫酸プソイドエフェドリン、重酒石酸フェニルエフェドリン含有製品［341.20(a)(1)～(a)(4)］

(A)「推奨用量を超えないこと。神経過敏、めまい、または不眠が起こる場合、使用を中止し、医師に相談すること」。

(B)「症状が7日以内に改善しないか、または発熱をともなう場合、医師に相談すること」。

(C)「心疾患、高血圧、甲状腺疾患、糖尿病または前立腺肥大によって排尿が困難な場合、医師の指示がない限り、この製品を使用しないこと」。

(D)薬物相互作用の注意「処方せん薬のモノアミンオキシダーゼ阻害薬（ＭＡＯＩ）（うつ状態、精神状態、または感情状態、もしくはパーキンソン病に対する特定薬剤）を使用中の場合、またはＭＡＯＩを中止してから2週間は使用しないこと。処方せん薬がＭＡＯＩを含むかどうかわからない場合、この製品を用いる前に医師または薬剤師に尋ねること」。

(ii)12歳未満の子供に対して表示する塩酸フェニルエフリン、塩酸プソイドエフェドリン、硫酸プソイドエフェドリン、重酒石酸フェニルエフェドリン含有製品［341.20(a)(1)～(a)(4)］

(A)「推奨用量を超えないこと。神経過敏、めまい、または不眠が起こる場合、使用を中止し、医師に相談すること」。

(B)「症状が7日以内に改善しないか、または発熱をともなう場合、医師に相談すること」。

(C)「心疾患、高血圧、甲状腺疾患、または糖尿病の子供の場合、医師の指示がない限りこの製品を与えないこと」。

(D)薬物相互作用の注意「処方せん薬のモノアミンオキシダーゼ阻害薬（ＭＡＯＩ）（うつ状態、精神状態、または感情状態、もしくはパーキンソン病に対する特定薬剤）を使用中の場合、またはＭＡＯＩを中止してから2週間は使用しないこと。処方せん薬がＭＡＯＩを含むかどうかわからない場合、この製品を用いる前に医師または薬剤師に尋ねること」。

(iii)成人および12歳未満の子供に対して表示する経口鼻充血除去薬：(c)(1)(i)の警告を表示に含める。

(2)局所用鼻充血除去薬

(i)成人に対して表示する局所用鼻充血除去薬含有製品［341.20(b)］

(A)「推奨用量を超えないこと」。

(B)「この製品は焼けるような感じ、刺すような痛み、くしゃみ、または鼻汁の増加のような不快感を一時的に起こすことがある」。

(C)「複数の人がこの容器を使用することは感染症を広げる可能性がある」。

(ii)成人に対して表示するレブメトアンフェタミン含有吸入製品［341.20(b)(1)］

「この製品を7日以上使用しないこと。頻回また長期間使用すると、鼻充血を再発または悪化することがある。症状が続く場合、医師に尋ねること」。

(iii)成人に対して表示するエフェドリン、塩酸エフェドリン、硫酸エフェドリン、塩酸ナファゾリン、塩酸オキシメタゾリン、塩酸フェニルエフリン、または塩酸キシロメタゾリン含有の鼻噴霧、点滴、またはジェリー製品［341.20(b)(2)，(b)(3)，(b)(4)，(b)(6)，(b)(7)，(b)(8)および(b)(10)］

(A)「この製品を3日以上使用しないこと。指示通り使用する。頻回また長期間使用すると、鼻充血を再発または悪化することがある。症状が続く場合、医師に尋ねること」。

(B)「心疾患、高血圧、甲状腺疾患、糖尿病または前立腺肥大によって排尿が困難な場合、医師の指示がない限りこの製品を使用しないこと」。

(iv)塩酸ナファゾリン0・5%含有製品［341.20(b)(6)］

「12歳未満の子供が嚥下した場合、鎮静状態になることがあるので、この製品を使用しないこと」。

(v)成人に対して表示するプロピルヘキセドリン含有吸入製品［341.20(b)(9)］

「この製品を3日以上使用しないこと。指示通り使用する。頻回に、また長期間使用することは鼻充血を再発または悪化することがある。症状が続く場合、医師に尋ねること」。

(vi) 12歳未満の子供に対して表示する局所用鼻充血除去薬含有吸入製品［341.20(b)］

製品表示は当項目の(c)(2)(1)の警告を含む。

(vii) 12歳未満の子供に対して表示するレブメトアンフェタミン含有吸入製品［341.20(b)(1)］

「この製品を7日以上使用しないこと。指示通り使用する。頻回に、また長期間使用すると鼻充血を再発または悪化することがある。症状が続く場合、医師に尋ねること」。

(viii) 12歳未満の子供に対して表示するエフェドリン、塩酸エフェドリン、硫酸エフェドリン、塩酸ナファゾリン、塩酸オキシメタゾリン、塩酸フェニルエフリン、または塩酸キシロメタゾリン含有の鼻噴霧、点滴、またはジェリー製品［341.20(b)(2)、(b)(3)、(b)(4)、(b)(6)、(b)(7)、(b)(8)および(b)(10)］

(A)「この製品を3日以上使用しないこと。指示通り使用する。頻回に、また長期間使用することは鼻充血を再発または悪化することがある。症状が続く場合、医師に尋ねること」。

(B)「医師の指示がない限り、心疾患、高血圧、甲状腺疾患、または糖尿病の子供にこの製品を使用しないこと」。

(ix) 12歳未満の子供に対して表示するプロピルヘキセドリン含有吸入製品［341.20(b)(9)］：「この製品を３日以上使用しないこと。指示通り使用する。頻回に、また長期間使用することは鼻充血を再発または悪化することがある。症状が続く場合、医師に尋ねること」。

(x) 成人および12歳未満の子供に対して表示する局所用鼻充血除去製品：製品表示は当項目の(c)(2)(i)、(c)(2)(ii)、(c)(2)(iii)および(c)(2)(v)の該当する警告を含める。

(d) **用法**：「用法」の表題のもとに次のような情報を含める。

(1) 経口鼻充血除去薬

(i) 塩酸フェニルエフリン含有製品［341.20(a)(1)］

「成人および12歳以上の子供：10mgを４時間ごとに経口投与、24時間で60mgを超えないこと。６～12歳未満の子供：５mgを４時間ごとに経口投与、24時間で30mgを超えないこと。２～６歳未満の子供：２・５mgを４時間ごとに経口投与、24時間で15mgを超えないこと。２歳未満の子供：医師に相談すること」。

(ii) 塩酸プソイドエフェドリンまたは硫酸プソイドエフェドリン含有製品［341.20(a)(2)お

年齢	用量
成人および12歳以上の子供	15.6mgを４時間ごとに投与、24時間で62.4mgを超えない。
６～12歳未満の子供	7.8mgを４時間ごとに投与、24時間で31.2mgを超えない。
６歳未満の子供	医師に尋ねること。

（注）「年齢」と「用量」の用語は製品表示で表現することを要求されない。

よび(a)(3)］

「成人および12歳以上の子供：60mgを４時間ごとに経口投与、24時間で２４０mgを超えないこと。６～12歳未満の子供：30mgを４～６時間ごとに経口投与、24時間で１２０mgを超えないこと。２～６歳未満の子供：15mgを４～６時間ごとに経口投与、24時間で60mgを超えないこと。２歳未満の子供：医師に相談すること」。

(iii)重酒石酸フェニルエフリン含有製品［341.20(a)(4)］：用量単位と投与前に用量を溶解する水の量に関して上の表の情報を含める。

(2)局所用鼻充血除去薬

(i)レブメトアンフェタミン含有吸入製品［341.20(b)(1)］：製品は気体８００mL当たりレブメトアンフェタミン０・04～０・１５０mgを送達する。

「成人：それぞれの鼻孔で吸入2回、頻度は2時間ごとより多くならないこと。６～12歳未満：成人の監督下で、それぞれの鼻孔で吸入1回、回数は2時間ごとより多くないこと。6歳未満：医師に尋ねること」。

(ii) エフェドリン、塩酸エフェドリンまたは硫酸エフェドリン含有製品〔341.20(b)(2)，(3)および(4)〕

(A) 鼻点滴または噴霧：0・5％の水溶液――「成人および12歳以上の子供：それぞれの鼻孔に2～3回、滴下または噴霧する。回数は4時間ごとより多くないこと。6～12歳未満：それぞれの鼻孔に1～2回、点滴または噴霧する。回数は4時間ごとより多くないこと。6歳未満の子供：医師に尋ねること」。

(B) 鼻用ジェリー：0・5％水性ジェリー――「成人および6～12歳未満の子供（成人の監督下で）：それぞれの鼻孔に少量を入れ、鼻道に十分吸い込む。回数は4時間ごとより多くないこと」。

(iii) 塩酸ナファゾリン含有製品〔341.20(b)(6)〕

(A) 鼻点滴または噴霧

① 0・05％水溶液――「成人および12歳以上の子供：それぞれの鼻孔に1～2回、滴下または噴霧する。回数は6時間ごとより多くないこと。12歳未満の子供には医師の指示がない限り与えないこと」。

②0・0025%水溶液――「6～12歳未満の子供（成人の監督下で）：それぞれの鼻孔に1～2回、滴下または噴霧する。回数は6時間ごとより多くないこと。6歳未満の子供は医師に相談すること」。

(B)鼻用ジェリー

①0・05%水性ジェリー――「6～12歳未満の子供（成人の監督下で）：それぞれの鼻孔に少量入れ、鼻道に十分吸い込む。回数は6時間ごとより多くないこと。12歳未満の子供には医師の指示がない限り与えないこと」。

②0・05%水性ジェリー――「成人および6～12歳以上の子供（成人の監督下で）：それぞれの鼻孔に少量入れ、鼻道に十分吸い込む。回数は6時間ごとより多くないこと。6歳未満の子供は医師と相談すること」。

(iv)塩酸オキシメタゾリン含有製品［341.20(b)(7)］

(A)鼻点滴または噴霧

①0・05%水溶液――「成人および6～12歳未満の子供（成人の監督下で）：それぞれの鼻孔に2または3回、滴下または噴霧する。回数は10～12時間ごとより多くないこと。12時間で2用量を超えないこと。6歳未満の子供は医師に相談すること」。

②3回の滴下または噴霧当たりオキシメタゾリン0・027mg以上を与えない目盛付点滴器または計測用量噴霧のいずれかをもつ容器入り0・25％水溶液――「2～6歳未満の子供（成人の監督下で）：それぞれの鼻孔に2または3回、滴下または噴霧する。回数は10～12時間ごとより多くないこと。使用は推奨量に限る。24時間で2用量を超えないこと。2歳未満の子供は医師に相談すること」。

(B)鼻用ジェリー：0・05％水性ジェリー――「成人および6～12歳未満の子供（成人の監督下で）：それぞれの鼻孔に少量入れ、鼻道に十分吸い込む。回数は10～12時間ごとより多くないこと。24時間で2用量を超えないこと。6歳未満の子供は医師に相談すること」。

(v)塩酸フェニルエフリン含有製品［341.20(b)(8)］

(A)鼻点滴または噴霧

①1％水溶液――「成人および12歳以上の子供：それぞれの鼻孔に2または3回、滴下または噴霧する。回数は4時間ごとより多くないこと。医師の指示がない限り12歳未満の子供には与えないこと」。

②0・5％水溶液――「成人および6～12歳以上の子供：それぞれの鼻孔に2または3回、滴下または噴霧する。回数は4時間ごとより多くないこと。医師の指示

がない限り12歳未満の子供には与えないこと」。

③0・25％水溶液――「成人および6～12歳未満の子供（成人の監督下で）：それぞれの鼻孔に2または3回、滴下または噴霧する。回数は4時間ごとより多くないこと。6歳未満の子供は医師に相談すること」。

④3回の滴下または噴霧当たりフェニルエフリン0・135mg以上を与えない目盛付点滴器または計測用量噴霧のいずれかをもつ容器入り0・125％水溶液――「2～6歳未満の子供（成人の監督下で）：それぞれの鼻孔に2または3回、滴下または噴霧する。回数は4時間ごとより多くないこと。使用は推奨量に限る。24時間で2用量を超えないこと。2歳未満の子供は医師に相談すること」。

(B)鼻用ジェリー

①1％水性ジェリー――「成人および12歳以上の子供：それぞれの鼻孔に少量を入れ、鼻道に吸い込む。4時間ごとより多い回数で用いないこと。医師の指示がない限り12歳未満の子供には与えないこと」。

②0・5％水性ジェリー――「それぞれの鼻孔に少量入れ、鼻道に吸い込む。4時間ごとより多い回数で用いないこと。医師の指示がない限り12歳未満の子供には与えないこと」。

③0・25％水性ジェリー――「それぞれの鼻孔に少量入れ、鼻道に吸い込む。4時間ごとより多い回数で用いないこと。6歳未満の子供は医師に相談すること」。

(vi)プロピルヘキセドリン含有製品［341.20(b)(9)］：製品は気体800mL当たりプロピルヘキセドリン0・40～0・50mgを送達する。「成人および6～12歳未満の子供（成人の監督で）：それぞれの鼻孔に2回吸入する、回数は2時間ごとより多くないこと。6歳未満の子供：医師に相談すること」。

(vii)塩酸キシロメタゾリン含有製品［341.20(b)(10)］

(A)鼻点滴または噴霧

①0・1％水溶液――「成人および12歳以上の子供：それぞれの鼻孔に2または3回の滴下または噴霧、回数は8～10時間ごとより多くないこと。医師の指示がない限り12歳未満の子供には与えないこと」。

②3回の滴下または噴霧当たりキシロメタゾリン0・054mg以上を送達しない目盛付点滴器または計測用量噴霧器のいずれかをもつ容器入り0・05％水溶液――「6～12歳未満の子供（成人の監督下で）：それぞれの鼻孔に2または3回、滴下または噴霧する。回数は8～10時間ごとより多く用いないこと。2～12歳未満の子供：それぞれの鼻孔に2または3回、滴下または噴霧する。回数は8～10

時間ごとより多くないこと。24時間で3用量を超えないこと。2歳未満の子供：医師に相談すること」。

(B)鼻用ジェリー

①0・1％水性ジェリー――「成人および12歳以上の子供：それぞれの鼻孔に少量入れ、鼻道に十分吸い込む。8～10時間ごとより多い回数で用いないこと。12歳未満の子供には医師の指示がない限り使用しないこと。

②0・05％水性ジェリー――「6～12歳未満の子供（成人の監督で）：それぞれの鼻孔に2または3回、滴下または噴霧する。回数は8～10時間ごとより多く用いないこと。6歳未満の子供：医師に相談すること」。

(viii)そのほか必要な記述：レブメトアンフェタミンまたはプロピルヘキセドリン含有吸入製品［341.20(b)(1)または(b)(9)］

(A)「この吸入薬は最初の使用から最低3ヵ月間有効である」。

(B)「蓋をしっかり閉めること」。

活性成分の配合表示（341.85）

製品の各成分にそれぞれ適用できる確認、適応、警告、用法は重複する言葉や語句を避けて情報が明瞭かつ理解できるように組み合わせて用いることができる。

(a) **確認**：確定名を有する配合薬では、表示に配合薬の確定名を記述し、そのあとに該当するOTC薬モノグラフの配合薬成分の確認を記述する。確定名がない場合の表示は特に規定されない限り、該当するOTC薬モノグラフの配合薬成分の確認を記述する。

(1) 鎮痛・解熱活性成分含有配合薬［341.40(a)，(c)，(f)，(g)，(l)，(m)，(n)，(o)，(q)および(r)］：製品の鎮痛・解熱成分は「痛み緩和薬」または「鎮痛薬」の表示で確認する。また、熱の緩和に対する表示の場合、「痛み緩和薬・熱軽減薬」または「鎮痛薬（痛み緩和薬）・解熱薬（熱軽減薬）」として確認する。

(2) 保留

(b) **適応**：「適応」の表題のもとに配合薬の各成分に対する適応を記述する。そのほか該当するOTC薬モノグラフとこの項で定める適応に限って真実で誤解を与えない記述を用いることができる。

(1) 一般のせき・かぜ症状および（または）一般かぜの緩和に対して表示する鎮痛・解熱活性成分含有配合薬［341.40(a)，(c)，(f)，(g)，(l)，(m)，(n)，(o)，(q)，(r)］

(i) 鎮痛・解熱成分に対して、「軽度の鈍痛と鋭痛、頭痛を一時的に緩和する。それに熱を一時的に下げる」。

(ii) せき・かぜ成分に対する表示は前記の表現の部分を別々に記述することができる。

(2)花粉症／アレルギー鼻炎および（または）鼻充血症状の緩和に対して表示する鎮痛・解熱活性成分含有配合薬［341.40(a)，(c)，(f)，(g)，(m)，(q)，(r)］

(i)「軽度の鈍痛と鋭痛、頭痛を一時的に緩和する」。

(ii)せき・かぜ成分に対する適応は適宜、抗ヒスタミン薬［341.72(b)(1)または(b)(2)］および（または）鼻充血除去薬［341.80(b)(1)(ii)］に対する表示、それにほかのせき・かぜ配合薬に対する表示で構成される。

(3)一般のせき・かぜ症状および（または）一般かぜの緩和、そして花粉症／アレルギー鼻炎および（または）鼻充血症状の緩和を表示する経口鎮痛・解熱活性成分含有配合薬［341.40(a)，(c)，(f)，(g)，(q)，(r)］：表示は(b)(1)および(b)(2)の両方の適応を記述する。

(4)麻酔薬・鎮痛薬活性成分含有配合薬［341.40(k)，(s)，(t)，(z)，(aa)，(bb)］：356の麻酔薬・鎮痛薬活性成分に対する表示を用いなければならない。

(5)カンファー、メントール、ユーカリ油含有配合薬［341.40(u)］：341.74(b)の鎮咳成分に対する表示を用いなければならない。

(6)芳香剤とレブメトアンフェタミンの含有配合薬［341.40(v)］：341.80(b)の鼻充血除去薬に対する表示を用いなければならない。

(7)そのほか容認される記述：当該規則で要求される情報に加えて、該当するＯＴＣ薬モノグラフの「そのほか容認される記述」を含むことができる。

(c) **警告**：「警告」の表題のもとに特にここで記述されない限り、該当のOTC薬モノグラフの警告で定める各成分に対する警告を記述する。

(1) 鎮咳薬と鎮痛・解熱薬含有配合薬［341.40(f)，(g)，(l)，(m)］：次の警告を記述する。

(i) 成人に対してのみ表示する製品：341.74(c)(1)と343の警告に代えて、次の警告を用いなければならない――「●痛みまたはせきが悪化するか、もしくは7日以上続く、●熱がひどくなるか、もしくは3日以上続く、●発赤または腫れがある、●新しい症状が出る、●せきがぶり返す、もしくは持続する発疹または頭痛をともなって起こる場合、使用を中止し、医師に尋ねること。これらは重い状態の兆候かもしれない」。

(ii) 12歳未満の子供に対してのみ表示する製品：341.74(c)(3)と343の警告に代えて、次の警告を用いなければならない――「●痛みまたはせきが悪化するか、もしくは5日以上続く、●熱がひどくなるか、もしくは3日以上続く、●発赤または腫れがある、●新しい症状が出る、●せきがぶり返す、もしくは持続する発疹または頭痛をともなって起こる場合、使用を中止し、医師に尋ねること。これらは重い状態の兆候かもしれない」。

(iii) 成人および12歳未満の子供の両方に対して表示する製品：341.74(c)(2)と343の警告に

代えて、次の警告を用いなければならない ――「●痛みまたはせきが悪化するか、もしくは5日（子供）または7日（成人）以上続く、●熱がひどくなるか、もしくは3日以上続く、●発赤または脹れがある、●新しい症状が出る、●せきがぶり返す、もしくは持続する発疹または頭痛をともなって起こる場合、使用を中止し、医師に尋ねること。これらは重い状態の兆候かもしれない」。

(2)去痰薬および鎮痛・解熱薬含有配合薬［341.40(c)］：次の警告を記述する。

(i)成人に対してのみ表示する製品：341.78(c)(3)と343の警告に代えて、(c)(1)(i)の警告を用いなければならない。

(ii)12歳未満の子供に対してのみ表示する製品：341.78(c)(3)と343の警告に代えて、(c)(1)(ii)の警告を用いなければならない。

(iii)成人および12歳未満の子供の両方に対して表示する製品：341.78(c)(3)と343の警告に代えて、(c)(1)(iii)の警告を用いなければならない。

(3)鼻充血除去薬と鎮痛・解熱薬含有配合薬［341.40(c)、(g)、(m)、(n)、(q)、(r)］：次の警告を記述する。

(i)成人に対してのみ表示する製品：341.80(c)(1)(i)(B)と343の警告に代えて、次の警告を用いなければならない ――「●痛みまたは鼻充血が悪化するか、または7日以上続く、

●熱がひどくなるまたは3日以上続く、●発赤または腫れがある、●新しい症状が出る、場合には使用を中止し、医師に尋ねること」。

(ii) 12歳未満の子供に対してのみ表示する製品：341.80(c)(1)(ii)(B)と343の警告に代えて、次の警告を用いなければならない――「●痛みまたは鼻充血が悪化するか、または5日以上続く、●熱がひどくなるまたは3日以上続く、●発赤または腫れがある、●新しい症状が出る、このような場合には使用を中止し、医師に尋ねること」。

(iii) 成人および12歳未満の子供の両方に対して表示する製品：341.80(c)(1)(iii)と343の警告に代えて、次のような警告を用いなければならない――「●痛みまたは鼻充血が悪化するか、または5日以上（子供）または7日以上（成人）続く、●熱がひどくなるかまたは3日以上続く、●発赤または腫れがある、●新しい症状が出る、このような場合には使用を中止し、医師に尋ねること」。

(4) 経口鎮咳薬・抗ヒスタミン薬含有配合薬：次の警告を記述する――「この製品を用いるとき、著しい眠気の起こることがある」。ただし、「著しい」という言葉は適切なデータによって、単独のそれぞれの活性成分試験と比較して配合薬が眠気の有意な増加を起こさないことを実証すれば、申請で削除することができる。

(5) カンファー、メントールおよびユーカリ油含有配合薬［341.40(u)］：341.74(c)の局所用鎮咳成分に対する警告を記述する。

(6)芳香剤とレブメトアンフェタミンの含有配合薬［341.40(v)］：341.80(c)(2)の鼻充血除去薬成分に対する警告を記述する。

(d)**用法**：表示は「用法」の表題のもとに、特に記述されない限り、適用のＯＴＣ薬モノグラフの各成分に対して定める用法に合致する用法を記述する。各成分の投与間隔または年齢制限が異なるとき、配合製品の用法はＯＴＣ薬モノグラフの個々の成分に対して定める最大用量を超えることはできない。

(1)麻酔薬／鎮痛薬含有配合薬および／または液剤鎮痛薬［341.40(k)，(s)，(t)，(w)，(x)，(y)，(z)，(aa)，(bb)］：次のように記述する――「うがいする、口内でぶくぶくする、または少なくとも1分間口中に保ち、それから嚥下する。吐き出さないこと」。

(2)カンファー、メントール、ユーカリ油含有配合薬［341.40(u)］：341.74(d)の局所用鎮咳薬成分の用法を記述する。

(3)芳香剤とレブメトアンフェタミンの含有配合薬［341.40(v)］：341.80(d)(2)(i)および(d)(2)(viii)の鼻充血除去薬成分の用法を記述する。

専門表示（341.90）

医療専門家に対する製品の表示は以下の活性成分を含む製品に次のような追加の投与情報を

含めることができる。

(a)エフェドリン、塩酸エフェドリン、硫酸エフェドリン、または塩酸ラセフェドリン含有製品［341.16(a), (b), (c), (f)］

「6～12歳未満の子供：6・25～12・5mg、4時間ごとに経口投与、24時間で75mgを超えないこと」、「2～6歳未満の子供：体重1kg当たり0・3～0・5mg、4時間ごとに経口投与、24時間で体重1kg当たり2mgを超えないこと」。

(b)塩酸クロフェジアノール含有製品［341.14(a)(1)］

「6～12歳未満の子供：12・5mg、6～8時間ごとに経口投与、24時間で50mgを超えないこと」。

(c)コデイン含有製品［34.14(a)(2)］

(1)「2～6歳未満の子供：体重1kg当たり1日1mgを4分包にして4時間ごとに経口投与する。各年齢に対する平均体重は用量を決めるため次のように用いることができる」、「2歳の子供（平均体重12kg）：3mgを4～6時間ごとに経口投与、24時間で12mgを超えないこと。3歳の子供（平均体重14kg）：3・5mgを4～6時間ごとに経口投与、24時間で14mgを超えないこと。4歳の子供（平均体重16kg）：4mgを4～6時間ごとに経口投与、24時間で16mgを超えないこと。5歳の子供（平均体重18kg）：4・5mgを4～6

時間ごとに経口投与、24時間で18mgを超えないこと」。

製造業者は年齢で用量を決定する場合、体重の低い子供に対して量を少なくする説明を記載しなければならない。

(2)子供への投与に対して目盛付計量器を使用すること、用量の測定に最新の注意を払うこと。そして推奨の1日量を超えないことを親に説明しなければならない。

(3)投薬機器（年齢や体重に対して調整する点滴器など）は、不適切な用量の測定による投与を防ぐため2～6歳未満の子供における使用を意図する場合、製品と一緒に提供しなければならない。

(4)コデインは2歳未満の子供の使用に対して推奨されない。2歳未満の子供は呼吸停止、昏睡、それに死亡などコデインの呼吸抑制作用をうけやすいことがある。

(d)グアニフェネジン含有製品［341.18］に対する表示には次の適応を用いることができる――「安定慢性気管支炎の患者で痰を緩め、気管支分泌物を薄める」。

(e)マレイン酸ブロムフェニラミン含有製品［341.12(a)］：「2～6歳未満の子供：1mgを4～6週間ごとに経口投与、24時間で6mgを超えないこと」。

(f)塩酸クロルサイクリジン含有製品［341.12(b)］：「6～12歳未満の子供：12・5mgを6～8時間ごとに経口投与、24時間で37・5mgを超えないこと。2～6歳未満の子供：6・25mg

を６～８時間ごとに経口投与、24時間で18・75mgを超えないこと」。

(g)マレイン酸クロルフェニラミン含有製品［341.12(c)］：「２～６歳未満の子供：１mgを４～６時間ごとに経口投与、24時間で６mgを超えないこと」。

(h)ｄ-マレイン酸ブロムフェニラミン含有製品［341.12(d)］：「２～６歳未満の子供：０・５mgを４～６時間ごとに経口投与、24時間で３mgを超えないこと」。

(i)ｄ-マレイン酸クロルフェニラミン含有製品［341.12(e)］：「２～６歳未満の子供：０・５mgを４～６時間ごとに経口投与、24時間で３mgを超えないこと」。

(j)クエン酸ジフェンヒドラミン含有製品［341.12(f)］：「２～６歳未満の子供：９・５mgを４～６時間ごとに経口投与、24時間で57mgを超えないこと」。

(k)塩酸ジフェンヒドラミン含有製品［341.12(g)］：「２～６歳未満の子供：６・25mgを４～６時間ごとに経口投与、24時間で37・５mgを超えないこと」。

(l)コハク酸ドキシラミン含有製品［341.12(h)］：「２～６歳未満の子供：１・９～３・１２５mgを４～６時間ごとに経口投与、24時間で18・75mgを超えないこと」。

(m)酒石酸フェニンダミン含有製品［341.12(f)］：「２～６歳未満の子供：６・25mgを４～６時間ごとに経口投与、24時間で37・５mgを超えないこと」。

(n)マレイン酸フェニラミン［341.12(j)］：「２～６歳未満の子供：３・１２５～６・25mgを４

～6時間ごとに経口投与、24時間で37・5mgを超えないこと」。

(o)マレイン酸ピリラミン含有製品［341.12(k)］：「2～6歳未満の子供：6・25～12・5mgを6～8時間ごとに経口投与、24時間で50mgを超えないこと」。

(p)塩酸トンジラミン含有製品［341.12(l)］：「2～6歳未満の子供：12・5～25mgを4～6時間ごとに経口投与、24時間で150mgを超えないこと」。

(q)塩酸トリプロリジン含有製品［341.12(m)］：「4～6歳未満の子供：0・938mgを4～6時間ごとに経口投与、24時間で3・744mgを超えないこと。2～4歳未満の子供：0・625mgを4～6時間ごとに経口投与、24時間で2・5mgを超えないこと。乳幼児（4ヵ月）～2歳未満の子供：0・313mgを4～6時間ごとに経口投与、24時間で1・252mgを超えないこと」。

(r)クエン酸ジフェンヒドラミン含有製品［341.14(a)(5)］：2～6歳未満の子供：9・5mgを4時間ごとに経口投与、24時間で57mgを超えないこと」。

(s)塩酸ジフェンヒドラミン含有製品［341.14(a)(6)］：「2～6歳未満の子供：6・25mgを4時間ごとに経口投与、24時間で37・5mgを超えないこと」。

10　内用鎮痛薬、解熱薬および抗リウマチ薬

Internal Analgesic, Antipyretic and Antirheumatic Drug Products（21 CFR 343）

A　一般規定

範囲（343.1）

経口投与に対して適切な剤形のＯＴＣ鎮痛・解熱薬は、330.1に定める各一般条件に加えて、本項の各条件に適合する場合、一般に安全かつ有効と認められ、不正表示とみなさない。

定義（343.3）

鎮痛・解熱薬（Analgesic-antipyretic drug）：痛みを緩和するため、そして熱を下げるため使用する薬剤。

心血管薬（Cardiavascular drug）：虚血事象を防ぐため使用する薬剤。

抗リウマチ薬（Rheumatorogic drug）：リウマチ疾患の治療に対して使用する薬剤。

B　活性成分

心血管活性成分（343.12）

(a) アスピリン

(b) 緩衝型アスピリン

制酸成分（331.11）によって緩衝化することができる。ただし、最終製品はＵＳＰ／ＮＦの方法で測定して、アスピリン３２５mg当たり少なくとも１・９ミリグラム当量の酸中和力を含まなければならない。

リウマチ活性成分（343.13）

(a) アスピリン

(b) 緩衝型アスピリン

制酸成分（331.11）によって緩衝化することができる。ただし、最終製品はＵＳＰ／ＮＦ法で測定して、アスピリン３２５mg当たり少なくとも１・９ミリグラム当量の酸中和力を含まなければならない。

心血管・リウマチに対する活性成分の配合薬（343.22）：アスピリンを含む配合薬は溶解基準（343.90）に適合しなければならない。アスピリンは制酸成分（343.90）または制酸配合薬［331.10(a)］と配合することができる。ただし、最終製品は331.10の要件に適合し、また溶液として摂取を意図する剤形で販売されることが条件である。

C　表示

専門表示（343.80）

医療専門家に対して（一般の人に対してではない）記述されるOTC薬の表示は次のものから成る。

(a) **アスピリン含有製品**（343.12および343.13）**または配合製品**（343.22）

(1) 表示は「包括的処方情報」の表題のもとに、次の副題で処方情報を記述しなければならない――「記述」、「臨床薬理」、「臨床研究」、「動物毒性」、「適応および用法」、「禁忌」、「警告」、「注意」、「有害反応」、「薬物乱用および依存性」、「過剰投与」、「用量および投与」、「供給方法」。その概要は次の通りである。

包括的処方情報

記述：ＯＴＣ薬の専有名と確定名、単位用量当たりの活性成分量、単位用量当たりの総ナトリウム含量、アレルギー性過敏反応を起こす可能性のある不活性成分、化学名、構造式

臨床薬理：作用機序を記載する。

薬物動態：吸収、分布、代謝、排泄、薬力学

臨床研究：

・虚血性脳卒中および一時的虚血性発作（ＴＩＡ）：フィブリン血小板塞栓または虚血性脳卒中によるＴＩＡ患者でその危険性が有意に減少した。

・疑似急性心筋梗塞（ＭＩ）：１万７１８７人のＭＩ患者におけるアスピリン、ストレプトキナーゼ、それとこれらの配合薬の臨床研究で、アスピリン治療によって血管性死亡の危険が23%低下した。また、血栓溶解薬投与の患者でも追加的な利益をもたらすことが示された。

・再発ＭＩおよび不安定狭心症の予防：６つのＭＩ後の大規模、無作為、プラセボ対照比較試験と１つの無作為、プラセボ対照比較試験によってこの効果が裏付けられた。

・慢性安定狭心症：慢性安定狭心症の患者のＭＩ予防に対するアスピリンの役割を評価する無作為、二重盲検による臨床試験で、アスピリンが非致命的ＭＩ、致命的ＭＩ、それに突然死を有意に減少した。

・血管再生術：冠状動脈法をうける患者のほとんどはアスピリンが適応される冠状動脈疾患の症状をすでにもっている。アスピリンが適応される状態が以前からあれば、血管再生術をうける患者に対してアスピリンの適応を推奨する。

・リウマチ疾患：関節リウマチ、若年性関節リウマチ、強直性脊椎炎および骨関節炎の患者に対する臨床試験によってアスピリンの有効性が示された。

・動物毒性：ラットの経口ＬＤ50は1kg当たり約1・5グラム、マウスのそれは同1・1グラムである。用量依存の胃粘膜障害はラットとヒトで起こる。哺乳類は胃腸症状と関連するアスピリン中毒、循環作用、それに中枢神経系の機能低下を起こす。

・適応：血管適応（虚血性脳卒中、ＴＩＡ、急性ＭＩ、再発ＭＩの予防、不安定狭心症、慢性安定狭心症）。血管再生術（冠状動脈バイパス移植（ＣＡＢＧ）、経皮経管的冠状動脈形成術、頸動脈内膜摘除術）。リウマチ疾患（関節リウマチ、若年関節リウマチ、脊椎関節症、骨関節炎、全身性紅斑性狼瘡（ＳＬＥ）の関節炎および胸膜炎）

禁忌

・アレルギー：アスピリンは非ステロイド系抗炎症薬に対してアレルギーの患者や、喘息、鼻炎および鼻ポリープの患者では禁忌である。また、アスピリンは重症の蕁麻疹、血管浮腫、または気管支痙攣（喘息）を起こすことがある。

・ライ症候群：アスピリンは発熱があってもなくても、特定のウイルス疾患でアスピリンを用いるとライ症候群の危険性があるため、ウイルス感染症の子供または10代に用いてはならない。

警告

・アルコール警告：毎日3杯またはそれ以上のアルコール飲料を飲む患者は出血の危険性について専門家の助言をうけなければならない。

・凝固異常：定量のアスピリンでも血小板機能を阻害する。血友病や先天性出血疾患（肝疾患またはビタミンK欠乏症）の患者に有害なことがある。

・副作用：胃腸副作用（胃痛、胸やけ、嘔気、嘔吐、大量の胃腸出血）。医師は胃腸副作用の兆候と症状について、またそれが起きた場合にとるべき手段について患者に説明しなければならない。

注意〈一般〉

・消化性潰瘍：活動性消化性潰瘍の病歴をもつ患者はアスピリンの使用を避けるべきである。

・腎不全：重症（糸球体ろ過率1分当たり10 mL以下）の患者ではアスピリンを避ける。

・肝不全：重症の肝不全患者ではアスピリンを避ける。

・ナトリウム制限食：うっ血性心不全や腎不全など、ナトリウム保持状態の患者はナトリウム含有緩衝型アスピリンを避けるべきである。

注意〈臨床検査〉

・アスピリンは肝酵素、血中尿素窒素および血清クレアチニンの上昇、高カリウム血症、蛋白尿および出血時間の延長と関連することがあった。

注意〈薬物相互作用〉

・アンジオテンシン転換酵素（ＡＣＥ）阻害薬：ＡＣＥ阻害薬の低ナトリウムおよび低血圧作用はレニン‐アンジオテンシン転換経路へ直接作用するアスピリンの同時投与によって減少することがある。

・アセタゾラミド：アスピリンとアセタゾラミドの同時使用はアセタゾラミドの血清濃度を高めて毒性につながることがある。

・抗凝固薬療法（ヘパリンおよびワーファリン）：抗凝固薬治療の患者は薬物相互作用と血小板への作用のため出血の危険が高まる。

・抗痙攣薬：サリチル酸塩は蛋白結合のフェニトインとバルプロン酸を転位させることがある。これによって、フェニトインの総濃度と血清バルプロン酸の血清濃度が低下する。

・β遮断薬：β遮断薬の血圧低下作用はアスピリンの同時投与によって腎プロスタグランジンが阻害され減少することがある。

・利尿薬：腎または心血管疾患の潜在患者における利尿薬の有効性はアスピリンの同時投与によって腎プロスタグランジンが阻害されて減少する。

・メトトレキサート：サリチル酸塩はメトトレキサートの腎排泄を阻害し、それが特に高齢者または腎障害者の骨髄毒性につながることがある。

・非ステロイド系抗炎症薬（ＮＳＡＩＤ）：アスピリンとＮＳＡＩＤの併用は出血の増加と腎機能の低下をもたらすことがあるので避けるべきである。

・経口血糖降下薬：中等量のアスピリンは経口血糖降下薬の効果を下げることがある。

・尿酸排泄薬（プロベンシドおよびスルフィンピラゾン）：サリチル酸塩は尿酸排泄薬の尿酸排泄作用に拮抗する。

・発癌性、突然変性、生殖障害：ラットに対してアスピリン0・5％含有飼料の68週間投与で癌はみられなかった。エームス・サルモネラ試験では、アスピリンの変異原性はみられなかったが、培養ヒト線維芽細胞で染色体異常を起こした。アスピリンはラットで排卵を阻害する。

・妊娠：妊婦は明らかに必要な場合に限ってアスピリンをとるべきである。

　胎児の心血管系に関するＮＳＡＩＤの作用（動脈管閉鎖）は明らかであるため、妊娠後期の使用は避けるべきである。サリチル酸塩も母体や胎児の止血メカニズムの変化、体重減少、周産期死亡と関連することがある。

・分娩：分娩前1週間と分娩中は出産で過剰の血液を失うのでアスピリンの使用を避けなければならない。プロスタグランチン阻害による長期在胎や陣痛延長が報告された。

・授乳：サリチル酸は母乳に排泄されるので、アスピリンの使用は避けるべきである。

・小児使用：若年性関節リウマチに対する小児投与勧告は対照比較臨床研究に基づくものである。開始時は体重１kg当たり１日90mg～１３０mgを分割して投与し、抗炎症効果に対し必要であれば増量する（目標の血漿サリチル酸量は１５０～３００μg／mL）。

有害反応

・アスピリンに起因する有害反応の多くは用量関連である。文献では次のような有害作用が報告されている。

全身：発熱、低体温、口渇。心血管：不整脈、低血圧、頻脈。

中枢神経系：興奮、脳浮腫、昏睡、錯乱、めまい、頭痛、くも膜下または頭蓋内出血、嗜眠、てんかん発作。

体液および電解質：脱水症、高カリウム血症、代謝性アシドーシス、呼吸性アルカローシス。

胃腸：消化不良、胃腸出血、潰瘍および穿孔、嘔気、嘔吐、肝酵素の一時的上昇、肝炎、ライ症候群、膵炎。

血液：プロントビン時間延長、播種性血管内凝固、凝血障害、血小板減少症。

過敏性：急性アナフィラキシー、血管性浮腫、喘息、気管支痙攣、咽喉水腫、蕁麻疹。

骨格：横紋筋融解症。

代謝：低血糖（子供）、高血糖。生殖：遷延妊娠および分娩、死産、低体重新生児、分娩前後出血。

呼吸：過呼吸、肺浮腫、多呼吸。

特殊感覚：難聴、耳鳴り（高周波難聴の患者は耳鳴りに気づき難いことがある。このような患者では、サリチル酸の臨床指標として耳鳴りを用いることはできない）。

泌尿生殖：間質性腎炎、乳頭壊死、蛋白尿、腎不全。

薬物乱用および依存

アスピリンは非麻薬であって、その使用に関連する依存性の可能性は知られていない。

過剰投与

サリチル酸塩の毒性は急性摂取（過剰投与）または慢性中毒によって起こることがある。耳鳴りを含めサリチル酸の過剰投与（サリチル酸中毒）の初期兆候は２００μg／mL近い血漿濃度で起こる。３００μg／mLを超えるアスピリン濃度の毒性は明らかである。重症の中毒作用は４００μg／mL以上の量と関連する。成人の1回致死量は正確にわからないが、30グラム以上で死亡が考えられる。

・兆候と症状：急性過剰投与で酸塩基平衡異常や電解質平衡異常が起こることがあり、体温低下や脱水症状が併発する。過呼吸があると、呼吸アルカドーシスが早期に起こり、その後迅速に代謝性アシドーシスを発現する。

・治療：治療は主として増加するサリチル酸の排除、酸塩基平衡異常の改善などの生命機能を支える処置である。胃を空にすることや洗浄をできるだけ早急に行うことが推奨される。摂取から3時間以内であれば、洗浄や嘔吐後、活性炭懸濁液が役立つ。

・アスピリン中毒の程度はサリチル酸の血中濃度を測定することによってわかる。酸塩基平衡状態は血中ガスと血清pHの連続測定で観察する。体液と電解質も維持しなければならない。

・重症の場合、体温低下と血液量減少が生命に直接脅威を与える。子供はぬるま湯で拭き、補充液を静脈注入し、アシドーシスを改善する。グルコースの注入は低血糖の抑制に必要なことがある。

・身体の薬物を減少させるため血液透析と腹膜透析を実施することができる。腎不全患者や生命に危険な中毒の場合、通常、透析が必要とされる。

用法・用量

アスピリンの各用量はコップ一杯の水とともにとるべきである。抗炎症と鎮痛用量は個人に合わせなければならない。アスピリンの高量を用いるとき、高周波難聴患者を除いて血漿サリチル酸量の上昇の臨床兆候として耳鳴りの発生を利用することができる。

・虚血性脳卒中とＴＩＡ：１日１回50～３２５mg。治療は期限なく継続する。

・疑わしい急性ＭＩ：ＭＩの疑があればの初期量１６０～１６２・５mgを直ちに投与する。１日１６０～１６２・５mgの維持量は梗塞後、30日間継続する。30日後、ＭＩの再発予防に対して用法・用量に基づく治療をさらに検討する。

・ＭＩの再発予防：１日１回75～３２５mg。治療は期限なく継続する。

・不安定狭心症：１日１回75～３２５mg。治療は期限なく継続する。

・慢性安定狭心症：１日１回75～３２５mg。治療は期限なく継続する。

・ＣＡＢＧ（冠状動脈バイパス手術）：手術６時間後、１日３２５mgの投与を始める。治療は術後１年間続ける。

・ＰＴＣＡ（径皮径管冠動脈形成手術）：手術２時間前に初期用量３２５mgを与える。維持用量は１日１６０～３２５mg。治療は期限なく継続する。

・頸動脈血管内膜切除術：手術前１日１回80mgから１日２回65mgの投与が推奨される。治療は期限なく継続する。

・関節リウマチ：初期は１日３グラムを分割して投与する。抗炎症効果に対して血漿サリチル酸量１５０～３００μg／mLを目標に必要に応じて増量する。高量（２００mg以上の血漿量）で毒性の発現が増加する。

・若年性関節リウマチ：初期は1日90～130mgを分割して投与する。高量（200mg以上の血漿量）で毒性の発現が増加する。

・脊椎関節症：1日4グラムまでを分割投与する。

・骨関節炎：1日3グラムまでを分割投与する。

・全身性エリテマトーシスの関節炎と胸膜炎：初期は1日3グラムを分割して投与する。抗炎症効果に対して血漿サリチル酸量150～300μg／mLを目標に必要に応じて増量する。高量（200mg以上の血漿量）で毒性の発現が増加する。

供給方法

剤形の力価、一般に利用できる剤形の単位、剤形の確認を容易にするために特定の情報を記述する。

C　試験法

溶解および薬物放出試験（343.90）

(a) 保留

(b) アスピリンカプセル：アスピリンカプセルはUSPのアスピリンカプセルに対する溶解基

準に適合しなければならない。

(c)アスピリン徐放カプセルおよび徐放錠：アスピリン徐放カプセルと徐放錠はＵＳＰのアスピリン徐放カプセルとアスピリン徐放錠に対する薬物放出基準に適合しなければならない。

(d)アスピリン錠：ＵＳＰの含まれるアスピリン錠に対する溶解基準に適合しなければならない。

(e)アスピリン、アルミナおよびマグネシア錠：アルミナとマグネシアを配合するアスピリン錠はＵＳＰのアスピリン、アルミナおよびマグナシアに対する溶解基準に適合しなければならない。

(f)アスピリン、アルミナおよび酸化マグネシウム錠：アルミナと酸化マグネシウムを配合するアスピリン錠はＵＳＰのアスピリン、アルミナおよび酸化マグネシウム錠に対する溶解基準に適合しなければならない。

(g)経口液用アスピリン発泡錠：経口液用のアスピリン発泡錠はＵＳＰの経口液用アスピリン発泡錠に対する溶解基準に適合しなければならない。

(h)緩衝化アスピリン錠：緩衝化アスピリンはＵＳＰの緩衝化アスピリンに対する基準に適合しなければならない。

11　局所耳用薬

Topical Otic Drug（21 CFR 344）

A　一般規定

範囲（341.1）

局所投与に対して適切な剤形のＯＴＣ局所耳用薬は、330.1に定める各一般条件に加えて、本項の各条件に適合する場合、一般に安全かつ有効と認められ、不正表示とみなさない。

定義（344.3）

(a) **無水グリセリン**（Anhydrius glycerin）：ＵＳＰグリセリンの水分を除くため摂氏１５０度Ｃで２時間加熱して調製する成分。

(b) **耳垢除去補助薬**（Earwax removal aid）：過剰の耳垢の除去に外耳道で使用する薬剤。

(c) **耳の水詰まり**（Wate-clogged ears）：不快感や詰まったような感覚または聴力障害を起こす外耳道の水分貯留。

(d) **耳乾燥補助薬**（War drying aid）：水詰まりの耳を乾燥するため外耳道で用いる薬剤。

B　活性成分

耳垢除去補充薬の活性成分（344.10）：無水グリセリン中に6・5％含まれる過酸化カルバミド。

耳垢乾燥補助薬（344.12）：5％無水グリセリン基剤に95％含まれるイソプロピルアルコール。

C　表示

耳垢除去補助薬の表示（344.50）

(a)**確認**：あれば製品の確定名を含み、「耳垢除去補助薬」として確認する。

(b)**適応**：製品の表示は「適応」の表題のもとに次のように記述する――「過剰の耳垢を（軟化し、緩め、そして）除くために補助として随時使用」。

(注)（　）内の表現は挿入しても、しなくてもよい。また、この項目に定める適応に限ってほかの真実で誤解を与えない記述を用いることができる。

(c)**警告**：製品の表示は「警告」の表題のもとに次の警告を含む。

(1)「耳漏、耳痛、炎症または耳の発疹、またはめまいのある場合、使用しないこと」。

(2)「鼓膜の障害または穿孔のある場合、または耳の手術後の場合、医師の指示がない限り使用しないこと」。

(3)「４日間を超えて使用しないこと。この製品の使用後過剰の耳垢が残る場合、医師に相談すること」。

(4)「耳に触れないこと」。

(d) **用法**：「用法」の表題のもとに次の記述を含める――「耳への使用に限る」、「成人および12歳以上の子供：頭を片方に傾け、耳の中に５～10滴入れる。容器の先端を外耳道に入れてはならない。頭を傾けたまま、または耳に綿を入れて数分間薬滴を耳の中に保つ。必要であれば、４日間まで毎日２回、または医師の指示にしたがって使用する。治療後残った耳垢は柔らかいゴム製の耳洗浄器で温水を耳に静かに流すことによって除去する」、「12歳未満の子供：医師に相談すること」。

耳乾燥補助薬の表示（344.52）

(a) **確認**：あれば製品の確定名を含み、「耳乾燥補助薬」として確認する。

(b) **適応**：「使用」の表題のもとに次のように記述する――「（●水泳●シャワー●入浴●洗髪）後、耳の水詰まりを緩和する」。

(注)（　）内の語はいずれか、またはすべてを選択することができる。また、この項目に定める適応に限ってそのほかの真実かつ誤解を与えない記述を用いることができる。

(c) **警告**：「警告」の表題のもとに次のような警告を記載する。

(1)「燃えやすい。火または炎から離すこと」。
(2)「眼に使用しないこと」。
(3)「次の場合、使用前に医師に尋ねること。●耳漏または耳だれ●耳の痛み、刺激または発疹●耳の手術●めまい」。
(4)「炎症（過剰の灼熱感）または痛みがある場合、使用を止め、医師に尋ねること」。
(d)**用法**：表示には、「用法」の表題のもとに次の記述を含める——「該当する耳に4～5滴を適用する」。

12 肛門直腸薬

Anorectal Drug Products（21 CFR 346）

A 一般規定

範囲（346.1）

(a)外用（局所用）または直腸内（直腸）投与に対して適切な剤形のＯＴＣ肛門直腸薬は、330.1に定める各一般条件に加えて、本項の各条件に適合する場合、一般に安全かつ有効と認められ、不正表示とみなさない。

定義（346.3）

(a)**鎮痛・麻酔薬**（Analgesic, anesthetic drug）：皮膚感覚受容体を抑制することによって痛みを緩和する局所用（外用）の薬剤。

(b)**肛門直腸薬**（Anorectal drug）：肛門管、肛門周囲、および（または）下部直腸部分の肛門直腸障害によって起こる症状を緩和するため使用する薬剤。

(c)**痒み止め**（Antipruritic drug）：皮膚感覚受容体を抑制することによって痒みを緩和する

局所用（外用）の薬剤。

(d) **収斂薬**（Astringent drug）：局所的で限られる蛋白凝固作用に対して皮膚または粘膜に対する局所用（外用）の薬剤

(e) **外用**（External use）：肛門周囲の皮膚および（または）肛門管の皮膚に対する肛門直腸薬の局所適用。

(f) **直腸内使用**（Intrarectal use）：直腸の粘膜に対する肛門直腸薬の局所適用。

(g) **角質溶解薬**（Keratorytic drug）：表皮の表面細胞の落屑（剥離）および創面切除または腐肉形成を起こす薬剤。

(h) **局所麻酔薬**（Local anesthetic drug）：適切な濃度で神経組織に適用すると、可逆的な神経伝導遮断によって痛み、熱感、痒み、刺激および（または）不快感の局所的消失をつくる薬剤。

(i) **保護薬**（Protectant drug）：皮膚または粘膜上で保護コーティングをつくり、物理的な障壁をつくる薬剤。

(j) **血管収縮薬**（Vasoconstrictor）：血管の一時的収縮を起こす薬剤。

B　活性成分

局所麻酔薬（346.10）

製品の活性成分は次の成分から成り、各成分に対して定める濃度または濃度範囲で用いる。

(a) ベンゾカイン　５〜20％
(b) ベンジルアルコール　１〜４％
(c) ジブカイン　０・25〜１％
(d) 塩酸ジブカイン　０・25〜１％
(e) 塩酸ジクロニン　０・５〜１％
(f) リドカイン　２〜５％
(g) 塩酸プロモキシン　１％
(h) テトラカイン　０・５〜１％
(i) 塩酸テトラカイン　５〜１％

血管収縮薬活性成分（346.12）

製品の活性成分は次のもので、各成分に対して定める濃度または濃度範囲で用いる。

(a) 硫酸エフェドリン　０・１〜１・25％

(b)エフェドリン　0・005～0・01％
(c)塩酸エフェドリン　0・005～0・01％
(d)塩酸フェニレフリン　0・25％

保護薬活性成分（346.14）

(a)製品には単独の保護薬活性成分として次の成分を用いることができる。成分は最終製品の50％（重量％）またはそれ以上を占める。さらに、次の活性成分は346.22(a), (b)または(n)にしたがって配合で使用する場合に限り、50％より少ない濃度で使用できる。

(1)水酸化アルミニウムゲル
(2)ココアバター
(3)グリセリン　20～45％（w／w）水溶液：最終製品は10％以上、45％未満（w／w）であること。グリセリンを含む配合薬は少なくともこの最低量のグリセリンを含まなければならない。
(4)硬化脂肪
(5)カオリン
(6)ラノリン
(7)ミネラルオイル

(8)ワセリン
(9)局所用スターチ
(10)白色ワセリン
(b)次の活性成分は単独保護成分としては使用できないが、346.22(a)、(b)、(n)および(o)に従って次のような制限で、ほかの1、2、または3種類の保護活性成分と配合して用いることができる。
(1)カラミン　用量当たり25％（w／w）を超えない（カラミンの酸化亜鉛含量で）。
(2)タラ肝油　24時間で用いる製品の量がビタミンAの1万ＵＳＰ単位とコレカルシフェロール４００ＵＳＰ単位を与える量を表示する。
(3)サメ肝油　24時間で用いる製品の量がビタミンAの1万ＵＳＰ単位とコレカルシフェロール４００ＵＳＰ単位を与える量を表示する。
(4)酸化亜鉛　用量当たり25％（w／w）を超えない。

鎮痛薬、麻酔薬および痒み止め活性成分（346.16）
製品の活性成分は次のもので、各成分に対して定める濃度範囲内で用いる。
(a)カンファー　０・１～３％
(b)ジュニパータール油（杜松油）　１～５％

(c)メントール　0・1～1％

収斂薬活性成分（346.18）

製品の活性成分は次のもので、各成分に対して定める濃度範囲内で用いる。

(a)カルミン　用量単位当たり5～25％（w／w）の濃度（カルミンの酸化亜鉛含量）。

(b)マンサク　10～50％

(c)酸化亜鉛　用量単位当たり5～25％（w／w）の濃度。

角質溶解薬（346.20）

製品の活性成分は次のもので、各成分に対して定める濃度範囲内で用いる。

(a)アルクロキサ　0・2～2％

（注）アルクロキサはアルミニウム・クロロヒドロキシル・アラントイネートである。

(b)レゾルシノール　1～3％

肛門直腸薬活性成分の配合薬（346.22）

(a)346.14(a)に示される2つ、3つ、または4つの保護薬は水酸化アルミニウムゲルとカオリンを除いて、364.14(a)(2)、(4)、(6)、(7)、(8)および(10)、それに(b)(2)および(3)の成分と配合することができる。ただし、配合薬におけるすべての保護薬の配合％（w／w）は少なくとも最終製品の50％（たとえば2グラムの単位用量で1グラム）であることを条件とする。

配合薬に含まれる保護薬成分は少なくとも12・5％（w／w）に相当する量（たとえば2グラムの単位用量で0・25グラム）でなければならない。ただし、タラ肝油とサメ肝油を除く。配合薬に346.14(b)の成分を含む場合、その項に示す濃度限度を超えてはならない。

(b)346.10、346.12、346.16、346.18、または346.20の単独の肛門直腸薬は(a)に従って4つまでの保護薬を配合できる。

(c)346.10の単一の局所麻酔薬は346.12の単一の血管収縮薬と配合できる。

(d)346.10の単一の局所麻酔薬は346.18の単一の収斂薬と配合できる。

(e)346.10の単一の局所麻酔薬は346.20の単一の角質溶解薬と配合できる。

(f)346.12の単一の血管収縮薬は346.18の単一の収斂薬と配合できる。

(g)346.16の単一の鎮痛薬、麻酔薬と痒み止めは346.18の単一の収斂薬と配合できる。

(h)346.16の単一の鎮痛薬、麻酔薬と痒み止めは346.20の単一の角質溶解薬と配合できる。

(i)346.18の単一の収斂薬は346.20の単一の角質溶解薬と配合できる。

(j)346.10の単一の局所麻酔薬は346.12の単一の血管収縮薬と346.18の単一の収斂薬と配合できる。

(k)346.10の単一の局所麻酔薬は346.18の単一の収斂薬と346.20の単一質溶解薬と配合できる。

(l)346.12の単一の血管収縮薬は346.16の単一の鎮痛薬、麻酔薬と痒み止め、それに346.18の単一の収斂薬と配合できる。

(m) 346.16の単一の鎮痛薬、麻酔薬と痒み止めは346.18の単一の収斂薬と角質溶解薬、それに346.20の単一の角質溶解薬と配合できる。

(n) 本項目の(c)～(m)に記載される成分の配合薬は(a)に従って４つまでの保護薬を配合できる。

(o) 保護薬として、そして（または）収斂薬として使用するカルミン含有製品、保護薬として、そして（または）収斂薬として使用する酸化亜鉛含有カルミン製品は単位用量当たり２５５（w／w）を超える酸化亜鉛を含んではならない。

C　表示

肛門直腸薬の表示（346.50）

表示は346.10，346.12，346.16，346.18，および346.20の肛門直腸薬、それに346.22の肛門直腸薬の配合薬に対する次の情報を含む。特別な記載がない限り、表示は外用および直腸内用の両方の肛門直腸薬に対して適用される。

(a) **確認**：あれば確定名を含み、「肛門直腸薬（痔薬）」、「痔薬」、「痔薬（肛門直腸薬）（たとえばクリーム、ローション、または軟膏の剤形を挿入）」として確認する。

(b) **適応**：「適応」の表題のもとに次のような表現を適宜、記述する。そのほか該当のＯＴＣ

薬モノグラフおよびこの項目で定める使用に対する適応に限って真実かつ誤解を与えない記述を用いることができる。

(1)「肛門周囲部における、または○○と関連する……の××の一時的緩和に対して（または一時的緩和を与える）」。

「○○」には「肛門周囲部」または「痔疾」、「肛門直腸障害」、「炎症性痔核組織」、「肛門直腸の炎症」、「痔核組織」または「パイル（痔）」のいずれか、またはそれより多くを選択する。

「……」には、「局所」または「肛門直腸」のいずれか、またはその両方を選択する。

「××」には、「不快感」、「痒み」または「痒みと不快感」のいずれか、またはそれより多くを選択する。

(2)適応の追加：製品の各活性成分に適用できる適応は明確かつ理解できるように重複する言葉や表現を除いて組み合わせることができる。加えて、外用または直腸内使用を意図する製品の表示は次の適応を含むことができる。

(i)346.10の成分だけを含有する外用製品：「○○の一時的緩和」。「○○」には、「痛み」、「ヒリヒリする痛み」または「灼熱感」のいずれか、またはそれより多くを選択する。

(ii)外用に限るエピネフィリンまたは塩酸エピネフィリン［346.12(b)および(c)］含有製品、

それに硫酸エピネフィリンまたは塩酸エピネフィリン［346.12(a)および(d)］含有製品

(A)「一時的に○○と関連する腫れを小さくする」。「○○」には、「ヒリヒリする痔組織やその他の障害」または「痔疾やその他の肛門直腸障害における刺激」のいずれかを選択する。

(B)「痔疾組織を一時的に縮小する」。

(iii) 346.14(a)(3)のグリセリンだけを含有する外用製品、それに346.14(a)，(4)，(6)～(10)と(b)(1)～(4)の保護薬を含む外用および（または）直腸内使用製品

(A)「組織の乾燥を防ぐため炎症組織の上に保護被膜を一時的につくる」。

(B)「刺激部分を一時的に保護する」。

(C)「灼熱感を一時的に緩和する」。

(D)「皮膚の刺激を一時的に緩和する」。

(E)「肛門直腸の不快感の緩和のため一時的な被膜を与える」。

(F)「○○、炎症性で刺激性の肛門直腸の表面を一時的に保護する」。

「○○」には、「排便の痛みを少なくするため」または「排便の間刺激と擦傷から」のいずれかを選択する。

(G)「炎症の肛門周辺皮膚を一時的に保護する」。

(H)「肛門周辺皮膚の刺激症状を一時的に緩和する」

(iv) 水酸化アルミニウムゲル［346.14(a)(1)］含有製品とカオリン［346.14(a)(5)］含有外用製品：「湿った肛門直腸状態と関連する痒みの一時的緩和」。

(v) 肛門直腸麻酔薬、痒み止め薬（346.16）のみを含有する外用製品

(A)「○○の一時的緩和」。

「○○」には、「痛み」または「灼熱感」のいずれかまたは両方を選択する。

(B)「痛みから気をそらすことができる」。

(C)「冷却感を与える」。

(vi) マンサク［346.18(b)］を含む外用に限る製品とカルミンまたは酸化亜鉛［346.18(a)および(c)］を含む外用および（または）直腸内使用製品

(A)「刺激性肛門直腸部分を保護する」。

(B)「○○の一時的緩和」。

「○○」には、「刺激」または「灼熱感」のいずれか、又は両方を選択する。

(vii) 346.20の成分を含む外用に限る製品：(b)(1)の適応を適用する。

(c) **警告**：製品の各成分に対して適用できる警告は重複する言葉や表現を省いて明確かつ読みやすいように組み合わせることができる。「警告」の表題のもとに次の警告を含める。

(1)「状態が悪化するか、または7日以内に改善しない場合、医師に相談すること」。

(2)「医師の指示がない限り、推奨1日用量を超えないこと」。

(3)「出血の場合、医師に相談すること」。

(4)外用に限る製品に対して、「この製品を指または機械装置や塗布器を用いて直腸中へ入れないこと」。

(5)痔用パイプまたはその他の機械装置など特別な塗布器で用いる外用製品に対して、「直腸中への塗布器の導入がさらに痛みを与える場合、この製品を塗布器で使用しないこと」。

(6)局所麻酔薬［346.10］、メントール［346.16(c)］またはレゾルシノール［346.20(b)］を含む外用に限る製品：「この製品の成分に対してアレルギー反応を示す人がいる。治療しても症状が治まらないとか、あるいは発赤、炎症、腫れ、痛みまたはその他の症状が現れるとか、またはそれが増加する場合、使用を中止して医師に相談すること」。

(7)血管収縮薬［346.12(i)］含有製品。

(i)「心疾患、高血圧、甲状腺疾患、糖尿病または前立腺肥大によって排尿が困難な場合、医師の指示がない限り、この製品を使用しないこと」。

(ii)「高血圧またはうつ病に対する処方せん薬を現在使用している場合、使用前に医師または薬剤師に尋ねること」。

(iii) 硫酸エフェドリン［346.12(a)］含有製品：「この製品の使用者は人によって神経過敏、震え、不眠、嘔気、食欲不振を経験することがある。症状が続いたり、悪化したりする場合、医師に相談すること」。

(8) 水酸化アルミニウム［346.14(a)(1)］含有製品およびカオリン［346.14(a)(5)］含有製品：「皮膚部分に適切に付着する製品の能力を妨げることのないよう使用前にワセリンや脂肪分の多い軟膏を除くこと」。

(9) 346.20(b)のレゾルシノール含有する外用に限る製品：「肛門近くの傷口に用いないこと」。

(d) **用法**：製品の各成分に対して適用できる用法は重複する言葉や表現を省いて明確かつ理解できるように組み合わせることができる。「用法」の表題のもとに次のような警告を含める。

(1)「成人：使用するとき、刺激の少ない石鹸と温水によって患部を清潔にして完全に洗い流す。この製品を適用する前にトイレット用ティッシュ・ペーパーまたは柔らかい布で軽くたたくか、または吸い取ることによって静かに乾かす。12歳未満の子供：医師に相談すること」。

このうち傍線部分の表現は、次のような表現にするか、または両方を選択してもよい――「適切に洗浄した布で軽くたたくか、または吸い取ることによって患部を清潔にする」。

(2)外用に限る製品に対しては、「患部に対して外部的に適用する」（この項の(6)、(7)、(8)または(9)の適切な投与間隔を挿入する)。

(3)肛門直腸薬を含むパッド外用製品：「軽くたたくことによって静かに患部に適用し、そして廃棄する」。

(4)包装した座薬の直腸用製品：「直腸へ挿入する前に包装を除く」。

(5)痔用パイプまたはその他の機械装置のような特別の塗布器で使用する直腸内用製品：「直腸内使用：塗布器をチューブにつける。塗布器を十分に滑りやすくして、それを静かに直腸へ挿入する」。

(6)局所麻酔薬（346.10）、鎮痛薬、麻酔薬と痒み止め（346.16）、またはアルクロキサまたはレゾルシノール（346.20）を含む外用製品：「1日6回まで患部に適用する」。

(i)ジブカインまたは塩酸ジブカイン［346.10(c)および(d)］を含む外用に限る製品：「1日3～4回まで患部に適用する」。

(ii)塩酸プラモキシン［346.10(g)］を含む外用に限る製品：「1日5回まで患部に適用する」。

(7)血管収縮薬（346.12）含有製品：「1日3～4回まで患部に適用する」。

(8)グリセリン［346.14(a)(3)］またはマンサク［346.18(b)］含有の外用に限る製品、ならびに保護薬［346.14(a)(1), (2), (4), (5), (6), (7), (9), および(b)(1), (2), (3), (4)］、または収斂薬［346.18(a)および(c)］を含有する外用および（または）直腸内使用製品：「１日６回まで、または便通後ごとに患部へ適用する」。

(9)ワセリンまたは白色ワセリン［346.14(a)(8)および(10)］含有製品：「必要に応じて患部へ自由に適用する」。

肛門直腸活性成分の配合薬の表示（346.52）

製品の各成分に適用できる適応、警告および用法は情報が明確かつ理解できるように重複する言葉や表現を省いて組み合わせることができる。

(a)**確認**：確定名のある配合薬製品に対して、表示は確定名を記述し、その後に346.50(a)に定める確認の記述を行う。確定名のない配合薬の表示は346.50(a)に定める確認の記述を行う。

(b)**適応**：「適応」の表題のもとに適応項目で定める各配合成分に対する適応を記述する。

(c)**警告**：「警告」の表題のもとに警告項目で定める各配合成分に対する警告を記述する。

(d)**用法**：「用法」の表題のもとに用法項目の各成分に対する用法と合致する用法を記述する。

それぞれの成分の投与に対する間隔または年齢制限が異なるとき、配合薬に対する用法は該当のＯＴＣ薬モノグラフの各成分に対して定める最大用量を超えてはならない。

13　皮膚保護薬

Skin Protectant Drug Product（21 CFR 347）

A　一般規定

範囲（347.1）

局所投与に対して適切な剤形のOTC皮膚保護薬は、それが330.1に定める各一般条件に加えて、本項の各条件に適合する場合、一般に安全かつ有効と認められ、不正表示とみなさない。

定義（347.3）

収斂薬（Astringent drug product）：局所的かつ限定的な蛋白凝固作用に対して皮膚または粘膜へ適用される。

リップ保護薬（Lip protectant drug product）：一時的に口唇の露出面の乾燥を予防し、荒れを緩和する、従来から「リップクリーム」と呼ばれる製品。

毒ツタ、オーク、ウルシ皮膚炎（Poison ivy, oak, sumac dermatitis）：強力な皮膚感作物質のウルシ油を含むウルシ属の植物への暴露によるアレルギー性接触皮膚炎。

皮膚保護薬（Skin protectant drug product）：傷のある、または露出する皮膚や粘膜面を有害または不快な刺激から一時的に保護する製品。

B　活性成分

皮膚保護薬活性成分（347.10）

製品の活性成分は次の通りで、各成分に対して定める濃度内で使用する。

(a)アラントイン　0・5～2％
(b)水酸化アルミニウムゲル　0・15～5％
(c)カラミン　1～25％
(d)ココアバター　50～100％
(e)タラ肝油　5～13・56％。24時間の使用量はビタミンA1万USP単位、コレカルシフェロール400USP単位を超えないことを表示する。
(f)コロイド状オートミール　最低0・007％、ミネラルオイルとの配合で最低0・003％
(g)ジメチコン　1～30％
(h)グリセリン　20～45％

(i) 硬化脂肪　50～100％
(j) カオリン　4～20％
(k) ラノリン　12・5～50％
(l) ミネラルオイル　50～100％、コロイド状オートミールとの配合で30～35％
(m) ワセリン　30～100％
(n) 保留
(o) 炭酸ナトリウム
(p) 保留
(q) 局所用デンプン　10～98％
(r) 白色ワセリン　30～100％
(s) 酢酸亜鉛　0・1～2％
(t) 炭酸亜鉛　0・2～2％
(u) 酸化亜鉛　1～25％

収斂薬活性成分（347.12）

次のような活性成分の1つから成り、各成分に対して定める濃度内で使用する。

(a) 酢酸アルミニウム　0・13～0・5％（販売製品の剤形と濃度によって製造業者は消費者

の使用する溶液で酢酸アルミニウム０・13～０・５％を含むように適切な指示を与えなければならない）。

(b)硫酸アルミニウム　46～63％（濃度は無水当量）

(c)マンサク

活性成分の配合（347.20）

(a)皮膚保護薬活性成分の配合

(1)配合が347.50(b)(1)に従って表示され、また配合の各成分が347.10に特定する濃度内であることを条件に、347.10(a)、(d)、(e)、(i)、(k)、(l)、(m)および(r)の成分の２つまたはそれ以上を配合することができる。

(2)配合が347.50(b)(2)に従って表示され、また配合の各成分が347.10に特定する濃度内であることを条件に、347.10(a)、(d)、(e)、(g)、(h)、(i)、(k)、(l)、(m)および(r)の成分の２つまたはそれ以上を配合することができる。

(3)配合が347.50(b)(3)に従って表示され、また配合の各成分が347.10に特定する濃度内であることを条件に、347.10(b)、(c)、(j)、(s)、(t)および(u)の成分の２つまたはそれ以上を配合することができる。

(4)配合が347.50(b)(7)に従って表示され、また配合の各成分が347.10に特定する濃度内であることを条件に347.10(f)および(l)の成分を配合することができる。

(b) 酢酸アルミニウム液の調製に対する成分の配合：硫酸アルミニウム40水和物は0・13～0・5％酢酸アルミニウム溶液をつくるため粉末または錠剤で酢酸カルシウム1水和物と配合することができる。粉末または錠剤は「用法」に記載する量の水に溶解する。

(c) 皮膚保護薬と外用鎮痛活性成分の配合：347.10(a), (d), (e), (i), (k), (l), (m)および(r)の活性成分の1つ（配合に必要なときは2つ）またはそれ以上は安全かつ有効として一般に認められる次の鎮痛薬活性成分と配合することができる。単独のアミンおよびカイン型局所麻酔薬、アルコール類およびケトン類、高ヒスタミン、そのほかこれら成分の承認配合。ただし、ヒドロコーチゾンは認められない。表示は347.60(b)(1)に従う。

(d) 皮膚保護薬と救急用殺菌薬活性成分の配合：47.10(a), (d), (e), (i), (k), (l), (m)および(r)の活性成分の1つ（配合を要求されるときは2つ）、またはそれ以上は安全かつ有効として一般に認められる単一の救急用殺菌薬活性成分と、もしくはこれら成分の承認配合薬と配合することができる。347.60(b)(1)に従って表示する。

(e) 皮膚保護薬と日焼け止め活性成分：347.10(a), (d), (e), (g), (h), (i), (k), (l), (m)および(r)の成分の1つ（配合を要求されるときは2つ）、またはそれ以上は安全かつ有効として一般に認められる単一の日焼け止め活性成分と、もしくはこれら成分の承認した配合薬と配合することができる。ただし、製品は352.20(b)の条件に適合し、347.60(b)(3)および352.60(b)に従って表示する。

C　表示

皮膚保護薬の表示（347.50）

皮膚保護薬は1つより多くの使用表示をもつことができ、また異なる使用に対して明確かつ理解できる限り、重複する言葉や表現を省いて組み合わせて表示することができる。製品の表示は1つより多くの使用を含む場合、確認、適応、警告、用法が適切に表示に記述されなければならない。

(a) **確認**：あれば確定名を含み、次の1つまたはそれ以上で製品を確認する。

(1)すべての製品：「皮膚保護薬」（たとえば、クリーム、ゲル、ローションまたは軟膏などの剤形を任意に加えることができる）。

(2)リップ保護薬製品：「皮膚保護薬」、「リップ保護薬」、「リップクリーム」（たとえば、クリーム、ゲル、ローションまたは軟膏などの剤形を任意に加えることができる）。

(3)347.10(b), (c), (j), (s), (t)および(u)の成分を含む製品：「毒ツタ、オーク、ウルシの乾燥」（たとえば、クリーム、ゲル、ローションまたは軟膏などの剤形を任意に加えることができる)。

(4)347.10(b), (c), (j), (s), (t)および(u)の成分を含む製品：「毒ツタ、オーク、ウルシの保護薬」。

(b)**適応**：「使用」の表題のもとに(b)に記載される表現の1つまたはそれ以上を記述する。

(1)347.10(a), (d), (e), (g), (h), (i), (k), (l), (m)および(r)の成分を含む製品：「経度の傷口、擦れ、火傷の一時的保護」。

(2)347.10(a), (d), (e), (g), (h), (i), (k), (l), (m)および(r)の成分を含む製品：

(i)「(擦りむけた、) 荒れた、またはひび割れた皮膚（および唇）を一時的に保護する」。（　）内の記述は任意。

この表示の後に次の表現を任意に記述できる――「風や寒い気候の乾燥から（防ぎ、そして）保護する」。（　）内の記述は任意。

(ii)リップ保護薬製品：「(擦りむけた、) 荒れた、またはひび割れた唇を一時的に保護する」。（　）内の記述は任意。

この表示の後に次の表現を任意に記述できる――「風や寒い気候の乾燥から（防ぎ、そして）保護する」。（　）内の記述は任意。

(3)347.10(b), (c), (j), (s), (t)および(u)の成分を含む製品：「毒ツタ、オーク、ウルシの分泌や滲出を乾燥する」。

(4) コロイド状オートミール［347.10(f)］を含む製品：「○○による軽度の皮膚刺激や痒みを一時的に保護し、緩和する」。

「○○」には、「発疹」、「湿疹」、「毒ツタ、オークまたはウルシ」、「虫刺され」の1つまたはそれ以上を選択する。

(5) 重炭酸ナトリウム［370.10(o)］を含む製品：「毒ツタ、オークまたはウルシによる軽度の皮膚刺激や痒みを一時的に保護し、緩和する」。

(6) 局所用デンプン［347.10(g)］を含む製品：「軽度の皮膚刺激を一時的に保護し、緩和する」。

(7) 347.20(a)の成分の配合製品：「○○による軽度の皮膚刺激や痒みを一時的に保護し、緩和する」。

「○○」には、「発疹」または「湿疹」のいずれか、または両方を選択する。

(c) **警告**：「警告」の表題のもとに次の警告を含める。

(1)「外用に限る」。この警告はミネラルオイルまたは重炭酸ナトリウムのみを含む製品に対して製品の経口使用の表示を示す場合、省略できる。

(2)「本製品を使用するとき、眼に入れないこと」。

(3)「●状態が悪化する、●症状が7日以上続くか、またはよくなってから数日内に再発する場合、使用を中止し、医師に尋ねること」。

(4)347.50(b)(1)または(b)(2)に従って表示する製品：「●深い傷または刺し傷●動物の咬み傷●重症の火傷には使用しないこと」。

(5)コロイド状オートミール［347.10(f)］を含む製品で、バスタブで溶液として用いることを表示する場合、「この製品を使用するとき、滑らないようタブまたはシャワーでマットを用いる」。

(6)カオリン［347.10(j)］または局所用デンプン［347.10(g)］を含む粉末製品

(i)「傷ついた皮膚に使用しないこと」。

(ii)「本製品を用いるとき、●それを吸い込まないように顔や口から離すこと」。

(7)コロイド状オートミール［347.10(f)］または重炭酸ナトリウム［370.10(o)］を含む製品で、浸すか、圧力をかけて、または湿布して使用することを表示する場合、「皮膚の状態によっては、過剰に長く浸すと乾き過ぎることがある」。

(d)**用法**：「用法」の表題のもとに適宜、次の記述を含める。

(1)347.50(b)(1), (b)(2), (b)(3), (b)(5), または(b)(6)に従って表示する製品には、「必要に応じて適用する」。

(2)コロイド状オートミール［347.10(f)］

(ⅰ)水で分散が必要な製品は次のように記述する――「●湯栓をいっぱいに回し、●その栓の下でタブまたは容器中に直接コロイド状オートミールの（用いる量）をゆっくりと振り混ぜ、●底にあるコロイド状オートミールを攪拌する」。

(A)浴用として使用する製品：製造業者は浴槽、腰湯または幼児湯に対して油状の剤形で最低０・００７％のコロイド状オートミールまたは０・００３％のコロイド状オートミールを、もしくは足湯に対して最低０・25％のコロイド状オートミールを含む液をつくるため適切な用法を示さなければならない。

「浴用として使用：●必要に応じて、15〜30分間患部を浸すか、または医師の指示に従う。●皮膚に薄く保持するため軽くたたいて水分をとる（擦ってはならない）」。

(B)湿布または圧迫包帯として使用する製品：製造業者は最低０・25％のロイド状オートミールを含む液をつくるため適切な用法を示さなければならない。

「湿布または圧迫包帯として使用：●混液に清潔な柔らかい布を浸し、●15〜30分間患部に布をゆるく当て、●必要に応じてまたは医師の指示に従ってそれを繰り返し、●各使用後に混液を廃棄する」。

(ⅱ)直接適用の局所用製品：「必要に応じて適用する」。

(3)重炭酸ナトリウム［347.10(o)］を含む製品：「●成人と2歳およびそれ以上の子供：」の後に次のように記述する。

(i)「ペーストとして使用：●重炭酸ナトリウムに十分な水を加えてペースト状にし、●必要に応じて皮膚の患部へ塗るか、または医師の指示に従う」。

(ii)「浴用として使用：●湯槽にカップ1～2杯を溶かし、●必要に応じて10～30分間浸かるか、または医師の指示に従い、●皮膚上の薄い層を維持するため軽く叩いて乾かす（擦らないこと）」。

(iii)「圧迫包帯または湿布として使用：●容器で重炭酸ナトリウムを水に溶かして混合液をつくる。●混合液に清潔な柔らかい布を浸し、●15～30分間患部に布をゆるく当て、●必要に応じてまたは医師の指示に従ってそれを繰り返し、●各使用後に混液を廃棄する」。

(iv)(d)(3)(i)、(d)(3)(ii)または(d)(3)(iii)の用法は、その後に次の記述を表示しなければならない——「2歳未満の子供：医師に尋ねること」。

(4)水酸化アルミニウム［347.10(b)］を含む製品：「6歳未満の子供：医師に尋ねること」。

(5)グリセリン［347.10(h)］を含む製品：「6歳未満の子供：医師に尋ねること」。

(6)酢酸亜鉛［347.10(s)］を含む有製品：「2歳未満の子供：医師に尋ねること」。

(e)リップ保護薬として製剤化され、表示され、そして201.66(d)(10)に定める基準に適合する製品：201.66(c)に定める題目、表題、副題、情報を次の仕様に従って印刷しなければならない。

(1)表示は201.66(c)の要件に適合しなければならない。ただし、201.66(c)(1)，(c)(3)，(c)(6)および(c)(7)に記述する題名、表題および情報は省略できる。そして、201.66(c)(2)，(c)(4)および(c)(5)は次のように示すことができる。

（注）201.66はOTC薬の表示に対するフォーマットと内容を定める規定である。

(i)活性成分はアルファベット順に記載されなければならない。

(ii)201.66(c)(4)で要求される表題と適応は次の記述に限ることができる――「使用は荒れた唇の（防止および）保護に役立つ」。（　）内は任意。

(iii)347.50(c)(1)および201.66(c)(5)(i)の警告「外用に限る」は省略できる。347.50(c)(2)，(c)(3)および(c)(4)の警告は要求されない。

(iv)201.66(c)(5)(iii)～(c)(5)(iv)の表題は省略できる。ただし、「警告」の後の情報は347.50(e)(1)(iii)の警告を含む。

(v)201.66(c)(5)(x)の警告は省略できる。

(2)表示は201.66(d)の要件にしたがって印刷しなければならない。ただし、201.66(c)(1)，(c)(3)，(c)(6)および(c)(7)に関する要件は省略できる。

(f)ココアバター、ワセリンまたは白色ワセリン［347.10(d)，(m)および(r)］のみを単独で、または相互配合でリップ保護薬以外のものとして販売する製品：

(1)201.66(c)の要件に適合しなければならない。ただし、201.66(c)(3)および(c)(7)に記述する表題と情報は省略できる。また、201.66(c)(2)，(c)(4)および(c)(5)に記述する表題、副題および情報は次のように記載することができる。

(i)活性成分［201.66(c)(2)］はアルファベット順に記載しなければならない。

(ii)201.66(c)(4)で要求する表題と適応は次のように限定することができる――「使用　軽い切り傷および火傷の保護」、または「使用　荒れた皮膚の保護」または「軽い切り傷および火傷、それに荒れた皮膚の保護」。

(iii)347.50(c)(3)の警告は次のように改訂することができる――「状態が7日以上続く場合、医師の診察をうけること」。

(iv)201.66(c)(5)(iv)～(c)(5)(vii)の副題は省略できる。ただし、「警告」の表題の後に201.66(c)(2)，(c)(4)および(f)(1)(iii)の警告を含む。

(2)表示は201.66(d)の要件に従って印刷しなければならない。ただし、201.66(c)(3)および(c)(7)に関する要件は省略できる。

収斂薬の表示（347.52）

(a) **確認**：あれば確定名を含み、「収斂薬」として製品を確認する。201.66(c)(3)の「目的」（Purpose）の表題のもとに347.20(b)の硫酸アルミニウム14水和物および酢酸カルシウム1水和物の配合製品に対して、各活性成分の表示は「収斂薬」と記述し、その後に次のように記述する――「水と配合するとき、これらの成分は活性成分の酢酸アルミニウムとなる。用法を参照のこと」。

(b) **適応**：製品の表示は「使用」の表題のもとに本項(b)に記載する表現を適宜記述する。(b)に定める使用に対する適応に限って記述する真実で誤解を与えないほかの記述も用いることができる。

(1) 酢酸アルミニウム［347.12(a)］または酢酸カルシウム1水和物［347.20(b)］の配合を含む製品：「○○、あるいは石鹸、洗剤、化粧品または宝石類によって起こる発疹に起因する軽い皮膚刺激の一時的緩和」。

「○○」には、「毒ツタ」、「毒オーク」、「ウルシ」、「虫刺され」、「水虫」の1つまたはそれ以上を選択する。

(2) 止血ペンシルとして使用する酢酸アルミニウム［347.12(a)］を含む製品：「ひげそり中に起こるような表面の軽い切傷や擦傷による出血を止める」。

(3)マンサク［347.12(c)］を含む製品：「○○による軽い皮膚刺激の緩和」。「○○」には、「虫刺され」、「軽い切り傷」、または「軽い擦りむき」の1つまたはそれ以上を選択する。

(c) **警告**：「警告」の表題のもとに次のような警告を含める。

(1)全製品に対して：(i)「外用に限る」、(ii)「本製品を使用するとき、●眼に触れることを避ける。触れた場合、水で十分に洗い流すこと」。

(2)酢酸アルミニウム［347.12(a)］およびマンサク［347.12(c)］を含む製品、または硫酸アルミニウム14水和物と酢酸カルシウム1水和物［347.20(b)］の配合を含む製品：「状態が悪化するか、または7日以上続く場合、使用を中止し、医師に尋ねること」。

(3)酢酸アルミニウム［347.12(a)］を含むか、または硫酸アルミニウム14水和物と酢酸カルシウム1水和物［347.20(b)］の配合を含み、圧迫包帯または湿布として使用を表示する製品：「本製品を使用するとき、●蒸発を防ぐためプラスティックの圧迫包帯または湿布で覆わないこと」。

(4)酢酸アルミニウム［347.12(a)］を含むか、または硫酸アルミニウム14水和物と酢酸カルシウム1水和物［347.20(b)］の配合を含み、浴用、圧迫包帯または湿布としての使用を表示する製品：「本製品を使用するとき●皮膚状態によっては、あまり長く浸すと乾き過ぎになることがある」。

(d)**用法**：「用法」の表題のもとに次のような情報を含める。

(1)酢酸アルミニウム［347.12(a)］を含むか、または硫酸アルミニウム14水和物と酢酸カルシウム1水和物［347.20(b)］との配合を含む製品：

(i)浴用として使用する製品：「浴用として使用：●必要に応じて患部を15～30分間浸すか、または医師の指示に従って、●1日3回または医師の指示で繰り返し、●各使用後液を廃棄する」。

(ii)圧迫包帯または湿布として使用する製品：「圧迫包帯または湿布として使用：●清潔な柔らかい布を液に浸し、●15～30分間患部に布をゆるく当て、●必要に応じてまたは医師の指示に従ってそれを繰り返し、●各使用後に混液を廃棄する」。

(2)止血ペンシルとして使用する硫酸アルミニウム［347.12(b)］を含む製品：「ペンシルの先を水で湿らせ患部に当てる。使用後ペンシルを乾かす」。

(3)マンサク［347.12(c)］を含む製品：「必要に応じて何回でも当てる」。

(4)硫酸アルミニウム14水和物と酢酸カルシウム1水和物［347.20(b)］との配合製品：

(i)粉末剤：「●冷水または温水○○に1～3包溶かし、●完全に溶けるまで攪拌する。ろ過しないこと。できた混液は……％（1包）、……％（2包）または……％（3包）

の酢酸アルミニウムを含む。すぐに使用できる」。

「○○」には量を、そして……には%の数値を挿入する。

(ii)錠剤：「●冷水または温水○○に1~3錠溶かし、●完全に溶けるまで攪拌する。ろ過しないこと。できた混液は……%（1錠）、……%（2錠）または……%（3錠）の酢酸アルミニウムを含む。すぐに使用できる」。

「○○」には量を、そして……には%の数値を挿入する。

(e)止血ペンシルとして製剤化され、表示され、そして201.66(d)(10)に定める基準に適合する製品201.66(c)：記述する題目、表題、副題、情報は次の仕様に従って印刷されなければならない。

(1)表示は201.66(c)の要件に適合しなければならない。ただし、201.66(c)(3)および(c)(7)に記述する表題と情報は省略できる。また、201.66(c)(4)および(c)(5)に記述する表題、副題および情報は次のように記載することができる。

(i)201.66(c)(4)によって要求される表題と適応は次に限定される――「使用：ひげそりによる軽い切り傷の止血」。

(ii)347.52(c)(1)および201.66(c)(5)(i)の警告「外用に限る」は省略できる。347.52(c)(1)の2番目の警告は次のように記述することができる――「眼に触れることを避けること」。

201.66(c)(5)(x)における警告は次に限定することができる――「子供の手の届かないところに保管すること」。201.66(c)(5)(iii)～(c)(5)(vii)の副題は省略できる。ただし、「警告」の表題の後は本項目の警告を含めることを条件とする。

(2) 表示は201.66(d)の要件に従って印刷されなければならない。ただし201.66(c)(3)および(c)(7)に関する要件は省略できる。

活性成分の配合（347.60）

製品の各成分にそれぞれ適用できる確認、適応、警告、用法の記述は情報が明確かつ理解できるように重複する言葉や表現を省いて組み合わせることができる。

(a) **確認**：確定名を有する配合薬では、表示に配合薬製品の確定名を記述し、その後、当該のOTC薬モノグラフの確認に定める通り各配合成分に対する確認を記述する。確定名をもたない配合薬に対して、表示は該当するOTC薬モノグラフの確認の記述に従って配合成分に対する確認を記述する。

(b) **適応**：「使用」の表題のもとにOTC薬モノグラフの適応に定める通り各配合成分に対する適応を記述する。また、該当するOTC薬モノグラフの適応に限って、または本項目の(b)に記載する適応に限って、真実で誤解を与えないほかの記述も使用することができる。

(1) 皮膚保護薬と外用鎮痛薬活性成分［347.20(b)］との配合：皮膚保護薬［347.50(b)(1)］の

適応のいずれかまたはすべてに加えて、外用鎮痛薬に対して許される適応のいずれかまたはすべてを同時発生の症状を表示すれば、使用することができる。

(2)皮膚保護薬と救急用消毒薬［347.20(c)］との配合：皮膚保護薬［347.50(b)(1)］の適応のいずれか、またはすべてに加えて、救急用消毒薬に対して要求される適応を使用しなければならない。

(3)皮膚保護薬と日焼け止め活性成分［347.20(d)］との配合：皮膚保護薬［347.50(b)(2)(i)］の適応のいずれか、またはすべてに加えて、日焼け止めに対して要求される適応を使用しなければならない。また、日焼け止めに対する追加的な適応はそのいずれか、またはすべてを使用することができる。

(c)**警告**：「警告」の表題のもとに該当のOTC薬モノグラフの警告で定めるように各配合成分に対する警告を記述する。

(1)皮膚保護薬と日焼け止め活性成分［347.20(d)および352.20(b)］を含む配合日焼け止め活性成分［352.60(c)］の警告を用いる。

(2)保留

(d)**用法**：「用法」の表題のもとに各成分に対して定める用法に合致する用法を記述する。それぞれの成分の投与に対する間隔または年齢制限が異なるとき、配合薬に対する用法は該当するＯＴＣ薬モノグラフの各成分に対して定める最大用量を超えてはならない。また、個々の成分に対して定める最も高い最少年齢よりも低い年齢層への使用に供してはならない。

(1)皮膚保護薬と日焼け止め活性成分〔347.20(d)および352.20(b)〕を含む配合薬に対する表示は352.60(d)の日焼け止めに対する用法を使用する。

(2)保留

14　外用鎮痛薬

External Analgesic Drug Products（21 CFR 348）

A　一般規定

範囲（348.1）

局所投与に対して適切な剤形のＯＴＣ外用鎮痛薬は、それが本項の各条件および330.1に定める各一般条件に適合する場合、一般に安全かつ有効と認められ、不正表示とみなさない。

定義（348.3）

男性器減感薬（Male genital desensitizing drug product）：射精の発現を一時的に遅らせるため陰茎に塗る製品。

B　活性成分

鎮痛、麻酔および痒み止め活性成分（348.10）：製品は次のような活性成分から成り、各成分に対して定める特定の濃度内で使用する。

(a)男性器減感薬：(1)ベンゾカイン　水溶性基剤の3～7・5%、(2)リドカイン　計測付スプレーで1スプレー当たり約10mg

(b)保留

C　表示

外用鎮痛薬の表示（348.50）

(a)確認：あれば確定名を含み、製品を次のように確認する。

(1)348.10(a)の成分を含む製品：「男性器減感薬」。

(b)適応：「適応」の表題のもとに本項(b)に記載する表現を記述する。(b)に定める使用に対する適応に限って真実で誤解を与えないほかの記述を用いることができる。

(1)348.10(a)の成分を含む製品

(i)「早漏の防止」。

(ii)「射精の発現を遅らせる一時的な男性器減感に対して」。

(iii)「射精の発現を一時的に○○する」、「○○には、「遅延する」、または「遅らせる」のいずれかを選択する。あるいは、「射精までの時間を一時的に延長する」と表現することもできる。

(iv)「性交前の男性の過敏性を減少させる」。

(2)保留

(c)**警告**：「警告」の表題のもとに次の警告を含める。

(1)348.10(a)の成分を含む製品

(i)「早漏は医学的管理を必要とする状態によって起こることがある。本製品を用法通り用いて軽減がみられない場合、使用を中止して医師に相談すること」。

(ii)「眼との接触を避けること」。

(iii)「使用者または相手が発疹あるいは火傷や痒みのような刺激を発現する場合、使用を中止する。症状が続けば医師に相談すること」。

(2)保留

(d)**用法**：「用法」の表題のもとに次の情報を含める。

(1)348.10(a)の成分を含む製品

(i)348.10(a)(1)のベンゾカインを含む製品：「性交前に陰茎の頭部と棒状部に少量を塗布するか、または医師の指示にしたがって使用する。性交後、製品を洗い落とす」。

(ii)348.10(a)(2)のリドカインを含む製品：「性交前に陰茎の頭部と棒状部に3回またはそれ以上（10回を超えない）スプレーするか、または医師の指示通りに使用する。性交後、製品を洗い落とすこと」。

15　眼用薬

Ophthalmoc Drug Products（21 CFR 349）

A　一般規定

範囲（349.1）

(a) 局所投与に対して適切な剤形のOTC眼用薬は、330.1に定める各一般条件に加えて、本項の各条件に適合する場合、一般に安全かつ有効と認められ、不正表示とみなさない。

定義（349.3）

(a) **眼用薬**：200.50に従って滅菌され、瞼に塗布されるか、または眼に注入される薬剤。

(b) **収斂薬**（Astringent）：蛋白質を沈着することによって、眼の外面から粘液を除く局所薬理作用薬。

(c) **緩衝剤**（Buffering agent）：酸または塩基の導入によって薬物、体液、涙などから生じる変化に対して溶液のpHを安定化する物質。

(d) **保護剤**（Demulcent）：粘膜面を保護し、滑らかにし、そして乾燥と刺激を緩和するため眼に対して局所的に適用する通常の水溶性ポリマーの薬剤。

(e) **皮膚軟化薬**（Emollient）：組織を保護または軟化し、また乾燥とひび割れを防ぐため瞼に対して局所的に適用する通常の油脂の薬剤。

(f) **洗眼液**（Eyewash）、アイローション（Eye lotion）、潅注液（irrigating solution）：眼の洗浄、温浴または水洗を意図する滅菌水溶液。

(g) **高浸透圧剤**（Hypertonicity agent）：水分を半透膜を通過して身体の組織や体液から引き出すような「身体の組織や体液よりも高い浸透勾配をもつ薬剤。高浸透圧剤は眼に局所適用すると、浸透勾配によって角膜から水分を引き出す。

(h) **等張性**（Isotonicity）：2つの液の浸透圧が等しい状態または性質。

(i) **血管収縮薬**（Vasoconstrictor）：局所的に眼の粘膜に適用すると、結膜血管の一時的収縮を起こす薬理作用薬。

B　活性成分

眼用収斂薬（349.10）

活性成分およびその製品中の濃度：硫酸亜鉛　0.25％

眼用粘滑薬（349.12）

製品の活性成分と各成分に対する濃度は次の通りである。

(a) セルロース誘導体
(1) カルボキシメチルセルロース・ナトリウム　0・2～2・5％
(2) ヒドロキシエチルセルロース　0・2～2・5％
(3) ヒプロメロース（ヒドロキシプロピルメチルセルロース）　0・2～2・5％
(4) メチルセルロース　0・2～2・5％
(b) デキストラン70　本項の別な高分子粘滑剤とともに使用するとき　0・1％
(c) ゼラチン　0・01％
(d) ポリオール　液状
(1) グリセリン　0・2～1％
(2) ポリエチレングリコール300　0・2～1％
(3) ポリエチレングリコール400　0・2～1％
(4) ポリソルベート80　0・2～1％
(5) ポリエチレングリコール　0・2～1％
(e) ポリビニルアルコール　0・1～4％

(f)ポビドン　0・1～2%

皮膚軟化薬（349.14）

製品の活性成分は次の通りである。

(a)ラノリン製剤

(1)無水ラノリン　1～10%：当該モノグラフに含まれる1つまたはそれ以上の油性粘滑剤と配合。

(2)ラノリン　1～10%：当該モノグラフに含まれる1つまたはそれ以上の油性粘滑剤と配合。

(b)油性成分

(1)軽油　50%以下：当該モノグラフに含まれる1つまたはそれ以上の油性粘滑剤と配合。

(2)鉱油　50%以下：当該モノグラフに含まれる1つまたはそれ以上の油性粘滑剤と配合。

(3)パラフイン　5%以下：当モノグラフに含まれる1つまたはそれ以上の油性粘滑剤と配合。

(4)ワセリン　100%以下。

(5)白色軟膏　100%以下。

(6)白色ワセリン　100%以下。

(7)白色ワックス　5%以下：当モノグラフに含まれる1つまたはそれ以上の油性粘滑剤と配合。

(8)黄色ワックス　5%以下：当モノグラフに含まれる1つまたはそれ以上の油性粘滑剤と配合。

眼用高浸透圧薬（349.16）

製品の活性成分およびその濃度：塩化ナトリウム　2～5%

眼用血管収縮薬（349.18）

製品の活性成分は次の成分1つとその濃度から成る。

(a)塩酸エフェドリン　0・123%
(b)塩酸ナファゾリン　0・01～0・03%
(c)塩酸フェニレフリン　0・08～0・2%
(d)塩酸テトラヒドロゾリン　0・01～0・05%

洗顔液（349.20）

製品の活性成分は精製水である。また製品は、涙と等張にするため適切な等張化剤、涙と同じpHにするためpHを確定し緩衝化する適切な物質、それに適切な保存剤を含む。

活性成分の配合（349.30）

次のような配合薬は各活性成分が定める濃度内にあること、そして349.79に従って製品が表示されることを条件として認められる。

(a)単一の眼用収斂薬活性成分（349.18）
(b)2または3種類の眼用粘滑剤活性成分（349.12）
(c)単一の眼用粘滑剤活性成分（349.12）または項目(b)の眼用粘滑配合剤は単一の血管収縮薬（349.18）と配合することができる。
(d)単一の眼用収斂薬活性成分（341.10）は単一の血管収縮薬活性成分（349.18）および単一の眼用収斂薬（349.12）または項目(b)の眼用粘滑配合剤と配合することができる。
(e)2またはそれ以上の種類の粘滑活性成分（349.14）は眼への適用に対して、製品に適切な一貫性を与えるため必要に応じて配合することができる。

C　表示

眼用薬の表示（349.50）

(a)略
(b)製品の各成分に適用できる適応は適宜、情報を明確かつ理解できるように重複する言葉や表現を省いて組み合わせることができる。
(c)製品の表示は「警告」の表題のもとに次の警告を含む。
(1)多数回使用の容器に入れる眼用薬：「汚染を避けるため、容器の先端を如何なる面にも触れないこと。使用後蓋をする」。

(2)単回使用の容器に入れる眼用薬：「汚染を避けるため、容器の先端を如何なる面にも触れないこと。再使用しない。一度開封すれば廃棄する」。

(3)保存剤として使用される水銀化合物を含む眼用薬：「この製品は保存剤として（水銀含有成分の名称と濃度）を含む。もし○○に対して過敏な場合、この製品を使用しないこと」。

「○○」には、「水銀」または「(水銀含有成分の名称を挿入する)」、もしくは「水銀を含むすべての成分」のいずれか1つを選択する。

眼用収斂薬の表示（349.55）

(a)**確認**：あれば製品の確定名を含む。「収斂薬（眼用）（たとえば点滴のような剤形を挿入）」として製品を確認する。

(b)**適応**：「適応」の表題のもとに次の表現を記述する――「軽い眼の刺激による不快感の一時的緩和」。

(c)**警告**：349.50の警告に加えて、349.10の成分を含む製品に対して次の警告を含める。

(1)「眼の痛み、視力の変化、持続性の眼の充血または刺激がある場合、あるいは状態が悪化するか、または72時間以上続く場合、使用を中止して医師に相談すること」。

(2)「液が変色するか、または濁りを生じる場合、使用しないこと」。

(d)**用法**：「用法」の表題のもとに次の情報を含める――「1日4回、患部の眼に1～2滴入れる」。

眼用粘滑薬の表示(349.60)

(a)**確認**：あれば、製品の確定名を含む。「滑剤」または「粘滑薬」(眼用)(点滴のような剤形を挿入)」として製品を確認する。

(b)**適応**：「適応」の表題のもとに次の表現の1つまたはそれ以上を記述する。

(1)「眼の乾燥による灼熱感や刺激の一時的緩和」。

(2)「眼の軽い刺激または風や日光への暴露による不快感の一時的緩和」。

(3)「一層の刺激に対する保護剤として、または眼の乾燥の緩和に対して使用」。

(4)「一層の刺激を防ぐため、または眼の乾燥を緩和するため滑剤として使用」。

(c)**警告**：349.50の警告に加えて、349.12の成分を含む製品に対して次の警告を含める。

(1)「眼の痛み、視力の変化、持続性の眼の充血または刺激がある場合、あるいは状態が悪化するか、または72時間以上続く場合、使用を中止して医師に相談すること」。

(2)「液が変色するか、または濁りを生じる場合、使用しないこと」。

(d)**用法**：「用法」の表題のもとに次のような情報を含める――「必要に応じて患部の眼に1

～2滴入れる」。

皮膚軟化薬（349.65）

(a) **確認**：あれば、製品の確定名を含む。「滑剤」または「皮膚軟化薬」（眼用）（たとえば、軟膏のような剤形を挿入）」として製品を確認する。

(b) **適応**：「適応」の表題のもとに次のような表現の1つまたはそれ以上を記述する。

(1)「眼の乾燥による灼熱感や刺激の一時的緩和」。

(2)「眼の軽い刺激または風や日光への暴露による不快感の一時的緩和」。

(3)「さらなる刺激に対する保護剤として、または眼の乾燥の緩和に対して使用」。

(4)「さらなる刺激を防ぐため、または眼の乾燥を緩和するため滑剤として使用」。

(c) **警告**：警告：349.50の警告に加えて、349.14の成分を含む製品に対して次の警告を含める――「眼の痛み、視力の変化、持続性の眼の充血または刺激がある場合、あるいは状態が悪化するか、または72時間以上続く場合、使用を中止して医師に相談すること」。

(d) **用法**：「用法」の表題のもとに次の情報を含める――「患部の眼の下まぶたを下げて、まぶたの内側へ少量（4分の1インチ）の軟膏を塗る」。

眼用高浸透圧薬（349.70）

(a) **確認**：あれば製品の確定名を含む。「高浸透圧薬（眼用）」（たとえば、点滴のような剤形を挿入)」として製品を確認する。

(b) **適応**：「適応」の表題のもとに次の表現を記述する――「角膜浮腫の一時的緩和」。

(c) **警告**：349.50の警告に加えて、349.16の成分を含む製品に対して次の警告を含める。

(1)「医師の助言や監督をうけないでこの製品を使用しないこと。眼の痛み、視力の変化、持続性の眼の充血または刺激がある場合、あるいは状態が悪化するか、または72時間以上続く場合、医師に相談すること」。

(2)「本製品は眼に入れると一時的に灼熱感や刺激を起こすことがある」。

(3)「液が変色するか、または濁りを生じる場合、使用しないこと」。

(d) **用法**：「用法」の表題のもとに次の情報を含める――「3～4時間ごとに患部の眼に1～2滴入れるか、または医師の指示に従うこと」。

眼用血管収縮薬（349.75）

(a) **確認**：あれば製品の確定名を含む。「充血除去薬」または「血管収縮薬（充血緩和薬）（眼用）（点滴のような剤形を挿入）」として製品を確認する。

(b) **適応**：「適応」の表題のもとに次のような表現を記述する――「軽い眼の刺激による眼の充血緩和」。

(c) **警告**：349.50の警告に加えて、349.18の成分を含む製品に対して次の警告を含める。

(1)「眼の痛み、視力の変化、持続性の眼の充血または刺激がある場合、あるいは状態が悪化するか、または72時間以上続く場合、使用を中止して医師に相談すること」。

(2)「狭隅角緑内障の場合、使用前に医師に尋ねること」。

(3)「本製品の過剰使用は眼の充血を増すことがある」。

(4)「液が変色するか、または濁りを生じる場合、使用しないこと」。

(5)「本製品を使用するとき、瞳孔が一時的に拡大することがある」。

(d)**用法**：「用法」の表題のもとに次の情報を含める――「1日4回を限度に患部の眼に1～2滴入れる」。

洗眼液（349.78）

(a)**製品の表示**は次の1つまたはそれ以上の用語によって確認する――「洗眼液」、「眼用灌注液」、または「眼用灌注液」。

(b)**適応**：「適応」の表題のもとに次の表現の1つを記述する。

(1)「××を除去するため眼の○○に対して」。

「××」には、「遊離異物」、「大気汚染物質（スモッグまたは花粉）」、または「塩素処理水」の1つまたはそれ以上を選択する。「○○」には、「洗い流し」、「灌注」、「洗浄」、「水洗い」または「浴用」のいずれかを選択する。

(2)「……を除去することによって××を緩和するため眼の○○に対して」。
「……」には、「遊離異物」、「大気汚染物質（スモッグまたは花粉）」、または「塩素処理水」の1つまたはそれ以上を選択する。「××」には、「刺激」、「不快感」、「灼熱感」、「刺痛」、「ヒリヒリする痛み」または「痒み」の1つまたはそれ以上を選択する。「○○」には、「洗い流し」、「灌注」、「洗浄」、「水洗い」または「浴用」のいずれかを選択する。

(c) **警告**：349.50の警告に加えて、すべての洗眼製品に対して次のような警告を含める。

(1)「眼の痛み、視力の変化、持続性の眼の充血または刺激がある場合、あるいは状態が悪化するか、持続する場合、医師に相談すること」。

(2)「眼またはその近くのすべての傷口に対しては直接の医学的治療をうけること」。

(3)「液が変色するか、または濁りを生じる場合、使用しないこと」。

(d) **用法**：「用法」の表題のもとに次の情報を含める。

(1) 洗眼カップを使用する洗眼製品：「使用直前に清浄水でカップを洗う。カップの縁や内側の汚染を避ける。カップに半分まで満たし、液の漏れを防ぐためしっかり押さえながら器を患部の眼に当て、頭を後ろに傾ける。洗眼液またはローションに浸かるようにまぶたを大きく開き、そして眼球を回す。使用ごとに清浄水でカップを洗う」。

(2) ノズル式洗眼器を使用する洗眼製品：「ビンへの圧迫によって液の流速を調節して、必要に応じて患部の眼を洗浄する」。

活性成分の配合（349.79）

製品の各成分に適用できる適応、警告、用法の記述は、重複する言葉や表現を除いて情報が明確かつ理解できるように組み合わせることができる。

(a) **確認**：確定名を有する配合薬では、表示に配合薬の確定名を記述し、その後に本項の確認で定める通り各配合成分の確認を記述する。確定名がない場合の表示は、本項の確認に定める通り各配合成分の確認を記述する。

(b) **適応**：「適応」の表題のもとに配合の各成分に対する適応を記述する。

(c) **警告**：「警告」の表題のもとに配合の各成分に対する警告を記述する。

(d) **用法**：「用法」の表題のもとに各成分に対して定める用法に合致する用法を記述する。各成分の投与に対する間隔または年齢が異なるとき、その配合薬の用法は該当するOTC薬モノグラフの個々の成分に定める最大用量を超えてはならない。

専門表示（349.80）

医療専門家に与える（一般の人には与えられない）OTC眼用保護薬の表示は専門的な眼検査（隅角鏡検査、網膜電図検査）におけるこれら製品の使用説明を含めることができる。

16　制汗薬

Antiperspirant Drug Products（21 CFR 350）

A　一般規定

範囲（350.3）

局所投与に対して適切な剤形のＯＴＣ制汗薬は、それが本項の各条件および330.1に定める各一般条件に適合する場合、一般に安全かつ有効と認められ、不正表示とみなさない。

定義（350.3）

制汗薬（Antiperspirant）：局所的に汗の生成（発汗）を少なくする薬剤。

B　活性成分

制汗薬活性成分（350.10）：活性成分は定める濃度と用量で次のような成分から成る。成分はＵＳＰ／ＮＦに記載される塩化物に対するアルミニウム、ジルコニウムに対するアルミニウム、そして塩化物に対するアルミニウムとジルコニウムの原子比率に適合しなければならない。(b)～(j)の成分濃度は化合物やエアゾールまたは非エアゾールの製剤中に存在する緩衝物質を計算から省いて無水物で計算する。(k)～(r)の成分濃度は化合物や非エアゾールの製剤中に存在する緩衝成分を計算から省いて無水物で計算する。活性成分の%の表記は水分、緩衝成分または噴出剤（プロペラント）を除く。

(a)塩化アルミニウム　15%以下（水溶液非エアゾール製剤で6水和物として計算）

(b)アルミニウム・クロロハイドレート　25%以下

(c)アルミニウム・クロロハイドレックス・ポリエチレングリコール　25%以下

(d)アルミニウム・クロロハイドレックス・プロピレングリコール　25%以下

(e)アルミニウム・ジクロロハイドレート　25%以下

(f)アルミニウム・ジクロロハイドレックス・ポリエチレングリコール　25%以下

(g)アルミニウム・ジクロロハイドレックス・プロピレングリコール　25%以下

(h)アルミニウム・セスキクロロハイドレート　25%以下

(i)アルミニウム・セスキクロロハイドレックス・ポリエチレングリコール　25%以下

(j)アルミニウム・セスキクロロハイドレックス・プロピレングリコール　25%以下

(k)アルミニウム・ジルコニウム・オクタクロロハイドレート　20%以下

(l)アルミニウム・ジルコニウム・オクタクロロハイドレックス　20%以下

(m)アルミニウム・ジルコニウム・ペンタクロロハイドレート　20％以下
(n)アルミニウム・ジルコニウム・ペンタクロロハイドレックス　20％以下
(o)アルミニウム・ジルコニウム・テトラクロロハイドレード　20％以下
(p)アルミニウム・ジルコニウム・テトラクロロハイドレックス　20％以下
(q)アルミニウム・ジルコニウム・トリクロロハイドレード　20％以下
(r)アルミニウム・ジルコニウム・トリクロロハイドレックス　20％以下

C　表示

制汗薬の表示（350.50）

(a)**確認**：あれば確定名を含め、「制汗薬」として製品を確認する。

(b)**適応**：製品の表示は「使用」の表題のもとに本項の(b)(1)に記載される表現を記述し、また、(b)(2)～(b)(5)に記載される追加的な表現を含めることができる。(b)に定める使用に対する適応に限って真実で誤解を与えないほかの記述を用いることができる。

(1)製品に対する表示は次のように記述する——「腋の下の○○を……する」。

「○○」には、「湿気」、「汗」、「発汗」または「湿り」のいずれかを選択する。「……」には、「低下」、「少なく」または「減少」のいずれかを選択する。

(2)表示は次のように記述することができる――「また、ストレスに起因する腋の下の○○も……する」。

「○○」には、「湿気」、「汗」、「発汗」または「湿り」のいずれかを選択する。「……」には、「低下」、「少なく」または「減少」のいずれかを選択する。

(3)24時間以上の標準効果（20％の発汗減少）を証明する製品に対して、表示は次の表現のいずれかを記述することができる――「1日中保護」、「1日中続く」「24時間続く」、または「24時間保護」。

(4)特別の効果（30％の発汗減少）を証明する製品に対して、表示は「特効」（extra effective）の表現を記述することができる。

(5)24時間以上持続する特別効果を証明する製品は本項の(b)(3)および(b)(4)の表現を別々に、または組み合わせて表記することができる。たとえば、次のような表現である――「24時間の特効保護」、「1日中の有効保護」、「特効保護は24時間持続」または「特効保護は1日中持続」。

(c)**警告**：「警告」の表題のもとに次のような記述を含める――(1)「傷ついた皮膚に使用しないこと」、(2)「発疹または刺激が起こる場合、使用を中止すること」、(3)「腎疾患のある場合、使用前に医師に尋ねること」、(4)エアゾール剤の製品：(i)「この製品を使用するとき、それを吸入しないように顔や口から遠ざけること」、(ii)ガス噴出剤で加圧される容器中の薬剤に対する警告（369.21）。

(d)用法：「用法」の表題のもとに次の記述を含める――「腋の下に限り適用」。

D　効果試験ガイドライン

制汗薬の効果に対するガイドライン（350.60）：最終製剤の制汗薬は製剤化における軽微の変化によって有効性がある程度変わることがある。制汗薬の有効性を保証するため、ＦＤＡは製造業者が有効性に対する試験に使用できるガイドラインを示している。これらのガイドラインはＦＤＡのウエブサイトから得ることができる。

17　日焼け止め

Sunscreen Drug Products

A　一般規定

範囲（352.1）

局所投与に対して適切な剤形のＯＴＣ日焼け止めは、それが本項の各条件および330.1に定める各一般条件に適合する場合、一般に安全かつ有効と認められ、不正表示とみなさない。

定義（352.3）

(a)**最小紅斑量**（Minimal erythema dose：MED）：境界が明確な最初の発赤反応をつくるために必要な紅斑効果エネルギーの量（1㎡当たりのジュールで表わす）。

(b)**製品分類表示**（Product category designation：PCD）：個人の肌色（色素沈着）に最適で、かつ紫外線（ＵＶ）に対して望ましい反応を示す製品のタイプを選択することに役立てるため日焼け止め薬に対する表示。

(1)最小日焼け防止製品（Minimal sun protection product）：日焼け防止指数（ＳＰＦ）値

が２～12未満の日焼け止め製品。

(2)中等度日焼け防止製品（Moderate sun protection product）：ＳＰＦ値が12～30未満の日焼け止め製品。

(3)高度日焼け防止製品（High sun Protection product）：ＳＰＦ値が30またはそれ以上の日焼け止め製品。

(c)**日焼け止め活性成分**（Sunscreen active ingredient）：波長２９０～４００ナノメーターのＵＶ範囲で吸収、反射または散乱する352.10の活性成分。

(d)**日焼け防止指数値**［Sun protection factor（ＳＰＦ）value］：皮膚の日焼け防止に関してＭＥＤを作るため必要なＵＶエネルギーを、日焼け防止しない皮膚でＭＥＤをつくるため必要なＵＶエネルギーで除した数値である。これは次のような比率で定義できる。

ＳＰＦ値＝ＭＥＤ（日焼け防止皮膚：ＰＳ）／ＭＥＤ（日焼け非防止皮膚：ＵＳ）

ＭＥＤ（ＰＳ）は日焼け止めの最終製剤を1平方センチメートル当たり2㎎塗布した後の日焼け防止皮膚に対する最小紅斑量である。ＭＥＤ（ＵＳ）は日焼け止めを塗布しない皮膚に対する最小紅斑量である。ＳＰＦ値は実際的にＵＶ照射フィルターと考えられる製品の有効透過率の逆数である。

B　活性成分

活性成分（352.19）

活性成分の配合（352.20）

C　表示

全日焼け止めの主要表示パネル（352.50）：製品の活性成分は特定する濃度内で次の各成分から成る。最終製品はD項で定める試験法によって測定して2以下の最小ＳＰＦを示す。

(a)アミノ安息香酸（ＰＡＢＡ）　15％以下
(b)アボベンゾン　3％以下
(c)シノキセート　3％以下　（パラメトキシ桂皮酸エトキシエチル）
(d)保留
(e)ジオキシベンゾン　3％以下
(f)エンスリゾール　4％以下
(g)ホモサレート　15％以下
(h)保留

(i) メラジメート　5％以下
(j) オクチノキセート　7・5％以下
(k) オクチサレート　5％以下
(l) オクトクリレン　10％以下
(m) オキシベンゾン　6％以下
(n) パジメートO　8％以下
(o) スリソベンゾン　10％以下　（ベンゾフェノン-4）
(p) 二酸化チタン　25％以下
(q) サリチル酸トロラミン　12％以下
(r) 酸化亜鉛　25％以下

配合製品のSPFはD項の試験法によって測定される。

(a) 日焼け止め活性成分の配合

(1) 352.10(a), (c), (e), (f), (g), (i)～(r)の活性成分の2つまたはそれ以上の活性成分は単一製品において、それぞれ定める濃度で相互に配合することができる。各活性成分濃度は最終製品に対して2より少なくない最低SPFを与えなければならない。最終製品は配合に用いる日焼け止め活性成分の数に2を乗じた値より少なくない最低ＳＰＦをもたなければならない。

(2) 352.10(b), (c), (e), (g), (j)〜(m), (o), (q)の活性成分の2つまたはそれ以上の活性成分は単一製品において、それぞれに対して定める濃度で相互に配合することができる。各活性成分の濃度は最終製品に対して2より少なくない最低ＳＰＦを与えなければならない。最終製品は配合に用いる日焼け止め活性成分の数値に2を乗じた値より少なくない最低ＳＰＦをもたなければならない。

(b) 日焼け止めと皮膚保護活性成分の配合：352.10の各成分に対して定める濃度で用いるとき、単一の日焼け止め活性成分またはそれらの配合は347.10(a), (d), (e), (g), (h), (i), (k), (l), (m), (r)の各成分に対して定める濃度で皮膚保護薬活性成分の1つまたはそれ以上と配合することができる。各日焼け止め活性成分の濃度は最終製品に対して2より少なくない最低ＳＰＦを与えなくてはならない。最終製品は配合に用いる日焼け止め活性成分の数に2を乗じた値より少なくない最低ＳＰＦをもたなければならない。また製品は352.60に従って表示されなければならない。

352.52で要求される「確認」の記述に加えて、次の表示は主要表示パネルに明確に記述しなければならない。

(a)耐水性または高耐水性の日焼け止め試験法（352.76）を満たさない製品：

(1)ＳＰＦ値30までの製品：「ＳＰＦ○○」○○には試験した製品の30までのＳＰＦ値を挿入する。

(2)ＳＰＦ値30以上の製品：「ＳＰＦ30（プラスまたは＋のいずれかを記載）」。30以上の特定のＳＰＦ値、または日焼け止めでないものよりも30倍以上長く日光の中にとどまることができることを示す類似の言葉を販売製品に添える記述は連邦法のもとで誤解を与える製品とみなされる。

(b)耐水性の日焼け止め試験法（352.76）を満たす製品：

(1)「耐水」、「耐水／耐発汗」、または「耐水／耐汗」のいずれかを選択する。

(2)「ＳＰＦ」（352.76の耐水日焼け止め試験法による試験後、(a)(1)または(a)(2)に記述されるように製品のＳＰＦ値を挿入する）

(c)高耐水性の日焼け止め試験法（352.76）を満たす製品：

(1)「高耐水」、「高耐水／高耐発汗」、または「高耐汗」のいずれかを選択する。

(2)「ＳＰＦ」（352.76の高耐水日焼け止め試験法による試験後、(a)(1)または(a)(2)に記述されるように製品のＳＰＦ値を挿入する）

日焼け止めの表示（352.52）

(a)**確認**：あれば確定名を含み、「日焼け止め」として製品を確認する。

(b)**適応**：製品の表示は「使用」の表題のもとに本項(b)(1)に記載される表現を記述し、また、(b)(2)～(b)(5)に記載される追加的な表現を含めることができる。また、本項(b)に定める使用に対する適応に限って真実かつ誤解を与えないほかの記述を用いることができる。

(1)352.10の成分を含む製品：

(i)「日焼けを防ぐ。日焼け保護はSPF値が高いと大きい」

(ii)耐水性の日焼け止め試験法（352.76）を満たす製品：「○○の40分後SPFを維持する」。

「○○」には、「水中の活動」、「発汗」または「汗」の1つまたはそれ以上を選択する。

(iii)高耐水性の日焼け止め薬試験法（352.76）を満たす製品：「○○の80分後SPFを維持する」。

「○○」には、「水中の活動」、「発汗」または「汗」の1つまたはそれ以上を選択する。

(2)追加適応：(b)(1)の適応に加えて、次の適応を製品に用いることができる。

(i) SPFが2～12未満の製品：「○○に対して（または最小限の日焼け皮膚に対して）、最低の保護を与える」または「○○に対する（または最小限の日焼け皮膚に対する）最低の保護」。

「○○」には、「日焼け」または「日焼けおよび肌焼け」のいずれかを選択する。

(ii) SPFが12～30未満の製品：「○○に対して（または軽い日焼け皮膚に対して）、最低の保護を与える」、または「○○に対する（または軽い日焼け皮膚に対する）最低の保護」。

「○○」には、「日焼け」または「日焼けおよび肌焼け」のいずれかを選択する。

(iii) SPFが30またはそれ以上のSPFの製品：「○○に対して（または日焼けに感受性の高い皮膚に対して）、最低の保護を与える」または「○○に対する（または日焼けに感受性の高い皮膚に対する）最低の保護」。

「○○」には、「日焼け」または「日焼けおよび肌焼け」のいずれかを選択する。

(c) **警告**：「警告」の表題のもとに次の警告を含める。

(1) 352.10の成分を含む製品

(i)「製品を使用するとき、眼から離すこと。水で洗い流して除去する」。

(ii)「発疹または刺激が起こり、それが続く場合、使用を止め、医師に尋ねること」。

(2)リップ保護薬または口紅として販売する352.10の成分を含む製品：201.66(c)(5)(i)の警告「外用に限る」と本項の(c)(1)(i)の警告は要求されない。

(d)**用法**：「用法」の表題のもとに適宜、次の記述を含める。また、特別な製剤（たとえば、クリーム、ゲル、ローション、オイル、スプレーなど）に適用できるさらに詳細な用法を含めることができる。

(1)352.10の成分を含む製品

(i)「●日光に曝される前、また必要に応じて、○○塗布する」。

「○○」には、適宜、「自由に」、「たっぷりと」、「滑らかに」または「均一に」の1つまたはそれ以上を選択する。待機時間が必要な場合、○○の後に適切な時間間隔を挿入する。

(ii)「6ヶ月未満の子供：医師に尋ねること」。

(2)352.52(d)(1)の用法に加えて、352.10の成分を含む製品に対して次の記述を用いる――「●必要に応じて、あるいはタオル乾燥、水泳、または発汗（または汗をかいた）後に再び塗布する」。

(3)352.52(d)(2)の追加の用法を用いる場合、352.52(d)(1)の「必要に応じて」は要求されない。

(4)リップ保護薬または口紅として販売される製品：(d)(1)および(d)(2)の用法は要求されない。

(e) **製品性能の記述**

(1) 352.10の成分を含む製品に対して、「ほかの情報」のもとに、あるいは「ドラッグ・ファクツ」枠または包の外側のどこかに次のようなＰＣＤ（製品分類指定）を表記することができる。

(i) 2～12未満のＳＰＦ値を与える活性成分を含む製品：「最低限（または最小）の日焼け保護製品」。

(ii) 12～30未満のＳＰＦ値を与える活性成分を含む製品：「中程度の日焼け保護製品」。

(iii) 30またはそれ以上のＳＰＦ値を与える活性成分を含む製品：「高度の日焼け保護製品」。

(2) 352.10の成分を含む製品に対して、「ほかの情報」のもとに、または「ドラッグ・ファクツ」枠または包装の外側のどこかに次のような表示記載を用いることができる――「日焼け警報：日光への暴露を限定し、保護衣類を身につけ、そして日焼け止めを用いることが皮膚の老化の危険、皮膚癌、その他日光の有害作用を減らすことができる」。

(f) 顔の特定の小部分（唇、鼻、耳、眼の周辺など）に限り使用する表示で、201.66(d)(10)の基準に適合する製品：201.66(c)に記述される題目、表題、副題および情報は次の仕様にしたがって印刷されなければならない。

(1) 表示は201.66(c)の要件に合致しなければならない。ただし、201.66(c)(1)、(c)(3)および(c)

(7)に記述される題目、表題および情報は省略でき、また、201, 66(c)(2), (c)(4), (c)(5), (c)(5)および(c)(6)に書かれる表題、副題および情報は次に従って示すことができる。

(i)活性成分はアルファベット順に記載しなければならない。

(ii)201.66(c)(4)で要求される表題と適応は「使用　日焼けに対する保護」に限定できる。リップ保護製品に対して、201.66(c)(4)で要求される表題と適応は「使用　日焼けおよび荒れた唇に対する保護」に限定できる。

(iii)201.66(c)(5)(i)の警告「外用に限る」は省略できる。

(iv)201.66(c)(5)(iii)～(c)(5)(vii)の副題は省略できる。ただし、表題「警告」の後の情報には「眼から離すこと」と「皮膚発疹が起これば使用を中止すること」を記述する。

(v)201.66(c)(5)(x)の警告は次のように限定することができる――「子供の手の届かないところに保管すること」。

(vi)リップ保護製品または口紅に対して、352.52(f)(1)(iv)の「眼に触れないところに保管すること」と352.52(f)(1)(v)の「子供の手の届かないところに保管すること」という警告は省略できる。

活性成分配合の表示（352.60）

それぞれの成分に適用できる確認、適応、警告、用法の記述は重複する言葉や表現を省いて情報が明確かつ理解できるように組み合わせることができる。

(a) **確認**：確定名を有する配合薬では、表示に配合薬の確定名を記述し、そのあとに該当するＯＴＣ薬モノグラフの確認に定める各成分の確認を記述する。確定名がない場合、表示は特に規定されない限り該当するＯＴＣ薬モノグラフの確認に定める各成分の確認を記述する。

(b) **適応**：「使用」の表題のもとに配合薬の各成分に対する適応を記述する。また、該当するＯＴＣ薬モノグラフとこの項目で定める適応に限って真実で誤解を与えないほかの記述を用いることができる。

(1) さらに、表示は該当するモノグラフで確認される「許容されるほかの記述」を含むことができる。

(2) 352.20(b)の日焼け止めを含む許可配合薬に対して、皮膚保護薬と35252(b)の日焼け止めの適応、それに347.50(b)(2)(i)の皮膚保護薬の適応を用いなければならない。リップ保護薬として販売される製品に対して、352.52(f)(1)(ii)の適応を用いなければならない。

(c) **警告**：製品の表示は「警告」の表題のもとに該当のＯＴＣ薬モノグラフの警告に従って各成分に対する警告を記述する。ただし、347.50(c)(3)の日焼け止めと皮膚保護薬に対する警告は352.20(b)の日焼け止めと皮膚保護薬を含む許可配合薬に対しては要求されない。リップ保護薬または口紅として販売される製品に対して、352.52(f)(1)(iii)、(f)(1)(iv)、それに(f)(1)(iv)を適用する。ただし、「眼に触れないところに保管すること」を省略できる。

(d)**用法**：製品の表示は「用法」の表題のもとに該当するＯＴＣ薬モノグラフの用法で各成分に対して定める用法に合致する用法を記述する。各成分の投与に対する間隔または年齢制限が異なる場合、配合製品の用法は該当するＯＴＣ薬モノグラフの各成分に定める用量を超えてはならない。そして、個々の成分に対して定める最も高い最少年齢限度よりも低い年齢グループの使用に供してはならない。352.20(b)の日焼け止めと皮膚保護薬を含む配合薬に対しては352.52(d)の日焼け止めに対する用法を使用しなければならない。リップ保護薬または口紅として販売される製品に対しては352.52(d)(4)を適用する。

D　試験法

標準日焼け止め（352.70）

(a)**バリデーション試験**：標準日焼け止めは、日焼け止め製品の一定の評価を保証するため、日焼け止めのＳＰＦ値を決める試験法で同時に使用しなければならない。標準日焼け止めは４・47（標準偏差＝１・２７９）の平均ＳＰＦ値をもつ８％ホモサレート製剤である。有効とみなされる試験製品のＳＰＦを測定するため、標準日焼け止め薬のＳＰＦは期待す

成分	重量%
製剤A	
ラノリン	5.00
ホモサレート	8.00
白色ワセリン	2.50
ステアリン酸	4.00
プロピルパラベン	0.05
製剤B	
メチルパラベン	0.10
エデト酸二ナトリウム	0.05
プロピレングリコール	5.00
トリエタノールアミン	1.00
精製水（USP）	74.30

るSPFの標準偏差範囲（4・47プラスマイナス1・279）に入らなければならない。そして、平均SPFに対する95%信頼区間は4の値を含まなければならない。

(b) **標準ホモサレート日焼け止めの調製**：

(1) 標準ホモサレート日焼け止めは上の表の組成をもつ2つの異なる製剤（製剤Aと製剤B）からつくられる。

(2) 製剤Aと製剤Bを77～82度Cでそれぞれの内容物が溶解するまで絶えず攪拌しながら別々に加熱する。攪拌しながら製剤Bに製剤Aを徐々に加える。生成した懸濁液が室温（15～30度C）に冷却するまで攪拌を続ける。十分に精製水を加えて標準日焼け止め製剤100グラムを得る。

(c) **標準ホモサレート日焼け止めの分析**：適切な

濃度を保証するため、次の方法によって標準ホモサレート日焼け止めを分析する。

(1) 分析用溶媒の調製：溶媒は１％（v／v）氷酢酸を含む変性エタノールである。変性エタノールは紫外線吸収変性剤を含んではならない。

(2) 標準ホモサレート日焼け止め製剤の１％溶液の調製：標準ホモサレート日焼け止め製剤１グラムを１００mL容量フラスコ中に正確に秤量する。分析用溶媒50mLを加える。スチームバス上で加熱し、十分に混和する。溶液を室温（15～30度C）まで冷却する。次いで１％溶液をつくるため分析用溶媒で溶液をその容積まで希釈し、十分に混和する。

(3) 試験溶液の調製（１％溶液の１：50希釈）：１号ろ紙で１％溶液の一部をろ過する。ろ液の最初の10～15mLを捨てる。次のろ液20mL（2回目）をとる。そのろ液１mLを50mLフラスコに入れる。この溶液を分析用溶液で容量まで希釈し。十分混和する。これが試験溶液である（１％溶液の１：50希釈）。

(4) 分光光度定量：試験溶液の吸光度は３０６ナノメートル（nm）近くの波長で適切な二光線分光光度計で測定する。

(5) ホモサレート濃度の計算：ホモサレートの濃度は、試験溶液サンプルの吸光度、１％溶液の希釈（１：50）、標準ホモサレート日焼け止めサンプルの重量（１グラム）、それに多数のホモサレート原料の平均吸光度で測定されるホモサレートの標準吸光度値に基づく次の式で決定される。

ホモサレートの濃度＝吸光度×50×１００×１７２＝濃度（重量％）

光源（太陽シミュレータ）（352.71）

日焼け止めのＳＰＦ測定に使用される太陽シミュレータは10度の天頂角で太陽からの海面での日光に類似する２９０～４００nmの連続的な発光スペクトルを与えるようにろ過されなければならない。それは２９０nmより短い非太陽波長を与えるその全エネルギー産出の５％以下である。さらに、太陽シミュレータは適切なウオームアップ（起動時間）後、放射線放出において著しい時間関連変動があってはならない。ビームは暴露計画で良好な適切性（10％以内）をもたなければならない。太陽シミュレータが適切なＵＶ照射スペクトルを与えることを保証するため、正確に較正した分光放射計または同等の機器によって定期的に測定しなければならない。

一般試験法（352.72）

(a)被験者の選択（男性と女性）

(1)次のようなガイドラインを用いてⅠ型、Ⅱ型およびⅢ型の白肌皮膚被験者だけを選択しなければならない。

白肌被験者の選択：

皮膚のタイプと日焼け歴（日光に曝されない冬季後、最初の30～45分間の日光暴露に基づく）

Ⅰ型　常に日焼けしやすい。日焼けしたことがない（過敏）

Ⅱ型　常に日焼けしやすい。少し日焼けする（過敏）

Ⅲ型　中等度の日焼け。徐々に日焼けする（淡褐色）（正常）

Ⅳ型　少しの日焼け。常に日焼けがある（中度の褐色）（正常）

Ⅴ型　まれに日焼け。過度に日焼けする（暗褐色）（無反応）

Ⅵ型　日焼けしたことがない。濃い色素沈着（無反応）

(2)病歴は皮膚への日光の作用に重点を置いてすべての被験者から得なければならない。個人の一般的健康、皮膚のタイプ（Ⅰ、ⅡまたはⅢ）、個人が異常な日光反応をつくることが知られる薬剤（局所的または全身的）を用いているかどうか、そして、個人が光毒性または光アレルギー反応のような日光に対する異常な反応をうけるかどうか、確かめる。

(b)試験部位の検査：身体の診察によって日焼け、瘢痕、活動性皮膚病変、それに背中部分のまだらな肌色の存在を判断しなければならない。真皮母斑、しみ、またはあざの存在はそれが研究結果を妨げないと医師が判断すれば、容認できる。背中の過剰な毛は、刈るか、または剃る場合に容認できる。

(c) インフォームドコンセント：合法的に有効な文書によるインフォームドコンセントがすべての個人から得られなければならない。

(d) 試験部位の描写

(1) 試験部位：試験部位は標準日焼け止めまたは検体の日焼け止め製品のいずれかを塗布後、被験者のＭＥＤを決めるための区域として、あるいは皮膚が保護されないとき（対照部位）の被験者のＭＥＤを決める区域として役割をもつ。試験区域は胴回りと肩甲骨との間、それに側面から正中線の間の背中でなければならない。製品または標準日焼け止めを塗布する各試験区域は最低50平方センチ（たとえば５×10cm）でなければならない。試験区域はインクで輪郭を描く。立位で試験すべきであれば、その線は直立する被験者の皮膚上に引かなければならない。被験者をうつぶせにして試験する場合、その印はうつぶせでつけなければならない。

(2) 試験サブサイト領域：各試験区域は少なくとも１平方センチメートルの３つ以上の試験サブサイトに分割する。通常、４～５のサブサイトが用いられる。試験区域内の各サブサイトはＭＥＤの決定に対して特定の量のＵＶ照射をうける。

(e) 検体の塗布：画一的な報告を保証し、また製品のＳＰＦ値を明らかにするため、製品の塗布は標準皮膜の単位面積当たりの重量で表現しなければならない。試験日焼け止め製品と標準日焼け止めはいずれも1平方センチメートル当たり2mgとする。オイルやほとんどのローションは、検体を容量測定シリンジで塗布できるような粘度のものである。クリーム、重ゲル、バターでは、容量計測して塗布できるように少し温める。加熱は特に製剤分離のように製品の物理的性質が変わらないよう注意しなければならない。ペーストと軟膏は秤量し、それから試験区域上に指サックを用いて広げながら塗布する。2つまたはそれ以上の日焼け止めを同時に評価する場合、試験製品と標準日焼け止めは352.70に従って、盲検、無作為方式で塗布しなければならない。日焼け止めを1つだけ試験する場合、試験区域は無作為でＵＶ照射量を変えて暴露しなければならない。

(f)待機時間：製品を塗布してから試験区域を暴露する前に少なくとも15分の待機時間が必要である。

(g)被験者数：試験パネルはあらかじめ研究者によって決められる25人を超えない被験者で構成されなければならない。このパネルの分析で少なくとも20人の被験者が有効なデータを示さなければならない。

(h)反応基準：ＭＥＤ反応量を評価する人が塗布する日焼け止め製剤や投与するＵＶ放射量を知ることのないように、試験部位に日焼け止めを塗布する人またはＵＶを照射する人が同じであってはならない。太陽シミュレータからのＵＶ照射の完了後、即時反応はすべて記録されなければならない。これらは次のようないくつかのタイプの典型的な反応を含む。

・即時の褐変または日焼け、典型的な灰色または紫色の肌、30～60分で退色、存在するメラニン顆粒の光酸化に起因する。

・即時の発赤、迅速な退色、熱放射、可視線および赤外線に対する毛細血管や小静脈の正常な反応とみなされる。

・即時の全身的熱反応、チクチク痛むような熱発疹、30～60分で退色、一般に皮膚面に刺激を与える熱と湿気によって明らかに起こる。

即時反応がみられると、各被験者は試験日の残りの期間にさらにＵＶ放射に曝されることのないよう照射区域を隠蔽する。ＭＥＤは照射22～24時間後に決定する。被験者の紅斑反応は次の条件のもとに評価する。

照明源は試験部位で４５０～５５０ルックスの範囲内の照明量を与えるタングステン電球または温白色蛍光電球のいずれかである。また、被験者は試験部位が照射されたときと同じ位置でなければならない。試験は各照射に対して22～24時間の暴露後で露出部位の境目に達する発赤をつくるエネルギーの最小用量によって決まる。ＭＥＤを決めるためにはやや強い紅斑もつくらなければならない。目標は完全に無作用の暴露を得ることであり、また、作用のあるこれら暴露では、最大照射が最小照射の全エネルギーの2倍以上であってはならない。

(i)試験データの否定：試験データは、処理または無保護の皮膚部位のいずれかでMED反応を引き出すことができないとか、または処理部位の反応が不規則に欠落するとか（製品が平等に拡がっていないことを示す）、あるいは被験者が非対応であるとか（たとえば、被験者が病気または仕事との関係で試験から撤退するとか、あるいはMEDを示されるまで被験者がさらなるUV照射から暴露試験部位を隠蔽しないなど）の場合、否定される。

SPF値の決定（352.73）

製品の耐水性または高耐水性の決定（352.76）

(a)太陽シミュレータの紅斑有効暴露量

(1)太陽シミュレータの紅斑有効暴露量を計算するため、次のような紅斑作用スペクトルが用いられる。

$V_i([\lambda]) = 1.0(250<[\lambda]<298nm)$

$V_i([\lambda]) = 1.00.094(298-1)(298<[\lambda]<328nm)$

$V_i([\lambda]) = 1.00.015(139-1)(328<[\lambda]<400nm)$

(2)この作用スペクトルに含まれるデータは次のように太陽シミュレータの紅斑有効暴露量

を計算するためスペクトル荷重係数として用いられる。

$$E = \sum_{250}^{400} V_i(\lambda) \times I(\lambda) \times t_{exp}$$

E＝紅斑有効暴露量（放射線量：ジュール／m^2）

V_i＝荷重係数（紅斑作用スペクトル）

I＝分光放射照度（ワット／m^2／nm）

t_{exp}＝暴露時間（秒）

(b) 無保護皮膚のＭＥＤの決定：ジュール／m^2として表現される一連のＵＶ照射量［352.73(a)に従って計算される紅斑作用スペクトルに対して調節される］は、各被験者のサブサイト区域に対して正確に較正した太陽シミュレータで投与される。５つの照射量が被験者固有のＭＥＤを測定するため無処置、無保護の皮膚に対して投与されなければならない。選択する照射量は「1・25ｎ」の等比級数である。そこで、各照射間隔は被験者が高低いずれのＭＥＤであっても、ＵＶ照射に対する被験者の感受性と無関係な同じ相対不確実性（定率として表現される）を保つため前回よりも25％大きくなる。通常、無保護のＭＥＤは製品の試験前日に測定する。このＭＥＤは続いて試験の保護部位に対して放射される一連のＵＶ照射の測定に使用されなければならない。ＭＥＤは標準および試験の日焼け止めとして同じ日に再度測定し、また、このＭＥＤはＳＰＦの計算に用いなければならない。

(c) 個々のＳＦＰ値の測定：ジュール／m²として表現される一連のＵＶ照射は各被験者のサブサイト領域に対して正確に較正した太陽シミュレータによって与えられる。保護皮膚のＭＥＤを測定するため7つの一連の照射量が保護試験部位に投与される。選択の量は等比級数の5つの照射線量より成る。その中央の照射線量は予期するＳＰＦに加えて中央照射線量の前後に対称的に位置するほかの2つの照射線量を得るために置かれる。保護皮膚に与えられる正確な照射線量は前回に確定したＭＥＤと試験日焼け止めの予期するＳＰＦによって決めなければならない。ＳＰＦが8以下と考えられる製品では、照射線量は0.64X, 0.80X, 0.90X, 1.00X, 1.10X, 1.25Xおよび1.56X倍のＭＥＤでなければならない。Xは試験製品の予期するＳＰＦと等しい。ＳＰＦが8～15と考えられる製品では、照射線量は0.69X, 0.83X, 0.91X, 1.00X, 1.09X, 1.20Xおよび1.44X倍のＭＥＤでなければならない。Xは試験製品の予期するＳＰＦと等しい。ＳＰＦが15以上と考えられる製品では、照射線量は0.76X, 0.87X, 0.93X, 1.00X, 1.07X, 1.15Xおよび1.32X倍のＭＥＤでなければならない。ＭＥＤは照射22～24時間後に明確な境界をもつと初めて認められる明らかな発赤をつくるために必要な紅斑有効エネルギー量である。

試験日焼け止めのＳＰＦ値は保護皮膚のＭＥＤをつくるために必要なＵＶ照射線量と無

保護皮膚（対照部位）のＭＥＤをつくるために必要なＵＶ照射線量とから次のように計算する。

SPF値＝無保護皮膚の紅斑有効露出量（ジュール／m^2）に対する保護皮膚の紅斑有効露出量（ジュール／m^2）の比率

(d)試験製品のＳＰＦ値とＰＣＤの決定：用いる被験者数を示すｎは少なくとも20人の被験者からのデータを使用する。１番目は、各被験者に対してＳＰＦを算定する。２番目はこれら被験者に対する平均ＳＰＦ値(x)、標準偏差(s)を計算する。３番目に自由度ｎ-１のｔ分布表から上側５％点を得る。この値をｔで表わす。４番目に$ts/\sqrt{n}$を計算する。この量をＡで表わす（$Ａ=ts/\sqrt{n}$）。５番目に次のように表示に用いられるＳＰＦ値を計算する。

・表示のＳＰＦはx－Ａよりも少ない最大の整数と等しい。

・６番目と最後は製品を次の通りＰＣＤに分類する。

・30＋Ａ＜x場合、ＰＣＤは高い。12＋Ａ＜x＜30＋Ａの場合、ＰＣＤは中等度である。2＋Ａ＜x＜12＋Ａの場合、ＰＣＤは最小である。x＜2の場合、製品は日焼け止めとして表示してはならない。また、ＳＰＦ値も示してはならない。

352.72の一般試験法は次の試験の一部として用いなければならない。23～32度Ｃに保たれる室内淡水プール、渦流プールおよび（または）ジャグジーをこの試験法で使用しなければならない。淡水は40 CFR 141に適合する清潔な飲用水である。プール温度と気温、それに相対湿度を記録する。

(a)日焼け止め製品の耐水性試験法：「耐水性」を表記する日焼け止め製品では、SPFラベルは耐水試験に対して次のような方法を用いて、水浸の40分後に測定したSPF値でなければならない。

(1)日焼け止め製品を塗布する（そして、製品の表示に示される日焼け止め製品の塗布後の待機時間を示す）。

(2)水中で20分の適度な動き。

(3)20分の休息（試験部位をタオルで拭かない）。

(4)水中で20分の適度な動き。

(5)水試験を終了する（試験部位にタオルを使わないで空気乾燥する）。

(6)352.73に記述する通り試験部位に対して太陽シミュレータ照射を始める。

(b)高耐水性日焼け止め製品の試験法：「高耐水性」を標榜する日焼け止め製品に対するSPF表示は高耐水試験に対して次のような方法を用いて、水浸80分後測定したSPF値でなければならない。

(1)日焼け止め製品を塗布する（日焼け止め製品の塗布後、製品の表示に示される時間待機する）。
(2)水中で20分の適度な動き。
(3)20分の休息（試験部位をタオルで拭かない）。
(4)水中で20分の適度な動き。
(5)20分の休息（試験部位をタオルで拭かない）。
(6)水中で20分の適度な動き。
(7)20分の休息（試験部位をタオルで拭かない）。
(8)水中で20分の適度な動き。
(9)水試験を終了する（試験部位にタオルを使わないで空気乾燥する）。
(10)352.73に記述する通り試験部位に対して太陽シミュレータ照射を始める。

試験変更（352.77）

特定の製剤または投与方式は本項目の試験法の変更を要求できる。さらに、本項で記述されると同じ基本的方法を用いる代替法（自動または体外法）を使用することができる。変更案または代替法は10.30に従って申請書として提出されなければならない。申請書は変更を支えるデータまたは代替法が同等に正確な結果を与えることを立証するデータを含まなければならない。

18　虫歯予防薬

Anticaries drug Product（21 CFR 355）

A　一般規定

範囲（355.1）

局所投与に対して適切な剤形のＯＴＣ虫歯予防薬は、それが本項の各条件および330.1に定める各一般条件に適合する場合、一般に安全かつ有効と認められ、不正表示とみなさない。

定義（355.3）

(a) **研磨剤**（Abrasive）：歯表面から歯垢、破片、汚れを機械的に除きやすくするため歯磨剤に加える固形物質。

(b) **無水グリセリン**（Anhydrous glycerin）：水分を追い出すため2時間、１５０度Ｃでグリセリン（ＵＳＰ）を加熱して調製する成分。

(c) **虫歯予防薬**（Anticaries drug）：歯腔（崩壊、虫歯）の防止と予防処置の補助薬。

(d) **虫歯**（Dental caries）：無機部分の脱塩と有機基質の破壊を特徴とする歯の組織の石灰化。

(e) **歯磨剤**（Dentifrice）：歯に対して虫歯予防薬を与える研磨剤を含む製剤（ゲル、ペースト、または粉末）。

(f) **フッ化物**（Fluoride）：ほかの元素と結合した化学元素フッ素の無機形態。

(g) **フッ化物イオン**（Fluoride ion）：化学元素フッ素の負電荷原子。

(h) **フッ化物サプリメント**（Fluoride supplement）：0～0・7 ppmのフッ化物イオンを含む水道水の区域で飲まれることを意図し、保健専門家に対して使用の普及をはかる特別の治療液剤。

(i) **予防治療ゲル**（Preventive treatment gel）：虫歯に対して予防薬を与える製剤。予防治療ゲルは粘度調整に対して適切な増粘剤とともに無水グリセリン基材で製剤化される。予防治療ゲルは研磨剤を含まない。

(j) **治療リンス**（Treatment rinse）：歯へ虫歯予防薬を送る液剤。

(k) **治療リンス用濃縮溶液**（Treatment rinse concentrated solution）：モノグラフに特記する適切なフッ化物をつくるため使用前、水と混和するフッ化物治療濃縮液剤。

(l) **治療リンス発泡錠**（Treatment rinse effervescent table）：モノグラフに特記する適切なフッ化物濃縮物をつくるため使用前、水へ発泡錠（濃縮固形製剤）を加えることによって調製するフッ化物治療液剤。

(m)**治療リンス用粉末**（Treatment rinse powder）：モノグラフに特記する適切なフッ化物濃縮物をつくるため使用前、水へ粉末（濃縮固形剤）を加えることによって調製するフッ化物治療液剤。

B　活性成分

虫歯予防薬活性成分（355.10）

製品の活性成分は次のもので、各成分に定める濃度と用量で使用される。

(a)フッ化ナトリウム

(1)ゲルまたはペースト製剤中、理論的総フッ素８５０～１１５０ppmを含む歯磨剤：６５０ppmの有効フッ化物イオン濃度をもつ０・１８８～０・２５４％のフッ化ナトリウム。

(2)粉末製剤中、理論的総フッ素量８５０～１１５０ppmを含む歯磨剤：発泡重炭酸ナトリウムを含む製品に対して８５０ppmの有効フッ化物イオン濃度と１mL当たり１・０～１・２グラムの流動密度をもつ０・１８８～０・２５４％のフッ化ナトリウム。

(3)治療リンス。

(i)一塩基リン酸ナトリウムとリン酸の混合物で０・1モルのリン酸塩イオン濃度とpH３・０～４・５まで酸性化して０・02％の有効フッ化物イオン濃度を生成するフッ化

ナトリウム由来の酸性リン酸フッ化物の水溶液。

(ii)二塩基リン酸ナトリウムとリン酸の混合物によってpH3・5まで酸性化して0・01%の有効フッ化物イオン濃度を生成するフッ化ナトリウム由来の酸性リン酸フッ化物の水溶液。

(iii)pHが約7の0・02%フッ化ナトリウム水溶液。

(iv)pHが約7の0・05%フッ化ナトリウム水溶。

(v)フッ化ナトリウム濃縮液：使用前に水と混合してpHが約7の0・02%または0・05%水溶液をつくる。

(b)モノフルオロリン酸ナトリウム

(1)ゲルまたはペースト中、理論的総フッ素850～1150ppmを含む歯磨剤：800ppmの有効フッ化物イオン濃度をもつ0・654～0・884%のモノフルオロリン酸ナトリウム。

(2)ゲルまたはペースト中、理論的総フッ素1500ppmを含む歯磨剤：1275ppmの有効フッ化物イオン濃度をもつ1・153%のモノフルオロリン酸ナトリウム。

(c)フッ化スズ

(1)ゲルまたはペースト中、理論的総フッ素850～1150ppmを含む歯磨剤：

(i)リン酸カルシウム以外の発泡剤を含む製品に対して700ppmの有効フッ化物イオン濃度をもつ0・351～0・474%のフッ化スズ。

(ii)発泡リン酸カルシウムを含む製品に対して290ppmの有効フッ化物イオン濃度をもつ0・351～0・474%のフッ化スズ。

(2)予防治療ゲル：フッ化スズ0・4%を含む無水グリセリンゲルで適切な増粘剤を加えて粘度を調整する。

(3)予防リンス剤：安定剤形で販売され、0・1%水溶液をつくるため使用直前に水と混和することに対して適切な指示を含むフッ化スズ濃縮液。

包装条件（355.20）

(a)包装サイズの制限：フッ化物活性成分と関連する毒性のため、次のような包装サイズの制限が虫歯予防薬に対して要求される。

(1)歯磨剤：歯磨剤（練り歯磨きと歯磨粉）の包装は総フッ素が包装当たり276mg以上あってはならない。

(2)予防治療ゲルと予防液剤：総フッ素が包装当たり120mg以上あってはならない。

(3)例外：包装サイズ制限は専門家使用に限って販売され、355.60に従って表示される虫歯予防薬に対しては適用されない。

(b)気密容器：水分汚染を少なくするため、すべてのフッ化物粉末歯磨剤は通常のまたは日常の取扱、出荷、保管、および流通の条件のもとで外部の液体、固形物または蒸気の汚染から、あるいは物の紛失から、また通風化、潮解、蒸発から、内容物が保護される、そして再度密封できる気密容器で包装されなければならない。

C　表示

虫歯予防薬（355.50）

(a)確認：表示は、あれば薬の確定名を含め、製品を次のように確認する――「虫歯予防」または「フッ化物」のいずれか、またはその両方の後に、次の言葉の1つを選択する。「歯磨剤」、「練り歯磨」、「歯磨」、「歯磨粉」（任意で「歯科用」）、「予防治療ゲル」（任意で「治療」または「歯科」）。「口内洗浄液」は製品が化粧用である場合、確認の記述を「リンス」の言葉に換えることができる（次の1つを選択する。「リンス」、「濃縮液」、「リンス粉末」、「リンス発泡錠」）。

(b)適応：「適応」の表題のもとに次のように記述する――「歯の〇〇の予防補助」。「〇〇」には、「空洞」、「崩壊」、「虫歯（崩壊）」のいずれかを選択する。該当ＯＴＣ薬モノグラフおよびこの項目で定める使用に対する適応に限って真実で誤解を与えない記述を用いることができる。

(c) **警告**：「警告」の表題のもとに次の警告を含める。

(1) すべての全フッ化物歯磨剤（ゲル、ペースト、粉末）：「6歳未満の子供の手の届かないところに保管すること。歯磨に用いる量よりも多くを誤って飲み込んだ場合、医療的助けを得るか、直ちに中毒管理センターへ連絡する」。

(2) すべてのフッ化物リンスおよび予防治療ゲル製品：「子供の手の届かないところに保管すること。歯磨（またはリンス）に用いる量より多くを誤って飲み込んだ場合、医療的助けを得るか、直ちに中毒管理センターへ連絡する」。

(d) **用法**：「用法」の表題のもとに次の記述を含める。

(1) 虫歯予防歯磨剤

(i) 理論的総フッ化物濃度850～1150ppmのゲルまたはペースト剤［355.10(a)(1)、(b)(1)、(c)(1)］：「成人および2歳以上の子供：できれば各食事の後または少なくとも1日2回、ブラシで十分に磨くか、あるいは歯科医または医師の指示に従うことが望ましい。6歳未満の子供にはブラシまたはリンスに対する適正な方法を指導する。必要に応じて監督なしで使用できるまで子供を指導する。2歳未満の子供：歯科医または医師に相談すること」。

(ii)理論的総フッ化物濃度１５００ppmのゲルまたはペースト剤［355.10(b)(2)］：「成人および2歳以上の子供：できれば各食事の後または1日2回、ブラシで十分に磨くことが望ましい。あるいは歯科医または医師の指示に従う。12歳未満の子供にはブラシで磨くことやリンスする習慣を教える。必要に応じて監督なしで使用できるまで子供を指導する。2歳未満の子供：歯科医または医師に相談すること」。

(iii)理論的総フッ化物濃度８５０～１１５０ppmの粉末剤［355.10(a)(2)］：「成人および6歳以上の子供：すべての毛を完全に覆うように水で濡らした歯ブラシに粉末をつける。少なくとも30秒間ブラシで磨く。再び前と同様に粉末をつけて磨く。口を注ぎ、十分に吐き出す。できれば各食事の後または少なくとも1日2回、ブラシで十分に磨くことが望ましい。あるいは歯科医または医師の指示に従う。12歳未満の子供には、ブラシで磨くことやリンスする習慣を教える。必要に応じて監督なしで使用できるまで子供を指導する。6歳未満の子供：歯科医または医師の指示のない限り使用しないこと」。

(2)虫歯予防リンス製品

(i)０・02%フッ化物イオン、０・05%フッ化ナトリウム、フッ化ナトリウム濃縮液、フッ化スズ濃縮物を含む酸性フッ化ナトリウム液［355.10(a)(3)(i)，(a)(3)(iv)，(a)(3)(v)， (c)(3)：「成人および6歳以上の子供：練り歯磨をつけて歯を磨いた後、1日1回使用する。歯の間を10 mLのリンスで1分間激しく口の中でグチュグチュ洗い（含み洗い）、それから吐き出す。リンスを飲み込んではならない。リンス後30分間、食べたり、飲んだりしてはならない。12歳未満の子供には、リンスする習慣を教える。必要に応じて監督なしで使用できるまで子供を指導する。6歳未満の子供：歯科医または医師に相談すること」。

(3)フッ化スズ治療リンス製品

(i)「リンス調整後、直ちに使用すること」

(ii)治療リンスの調製に対して使用される粉末または発泡錠：「○○が完全に溶解するまでリンスとして使用しないこと」。

「○○」には、「粉末」または「錠剤」のいずれかを選択する。

(4)虫歯予防治療ゲル製品：「成人および6歳以上の子供：練り歯磨をつけて歯を磨いた後、1日1回使用する。歯にゲルを塗布し、十分にブラシで磨く。ゲルを1分間歯に保持してから吐き出す。ゲルを飲み込んではならない。歯をブラシで磨いた後、30分間、食べたり、飲んだりしてはならない。12歳未満の子供には、リンスする習慣を教える。必要に応じて監督なしで使用できるまで子供を指導する。6歳未満の子供：歯科医または医師に相談すること」。

(5)全濃縮治療リンス液、粉末および発泡錠：用法の下の最初に次のことを記述しなければならない――「水と混和する前に使用してはならない」。

(e) **虫歯予防薬に対する補足表示**：次のような記述は警告の下に示さなくてもよいが、適宜、虫歯予防薬のラベルに示すことが要求される。

(1)すべての予防治療ゲル：「これは○○の予防治療ゲルであって、練り歯磨ではない。使用前に用法を注意して読むこと」。

「○○」には、「虫歯」または「フッ化物」のいずれかを選択する。

(2)全フッ化スズ治療リンス、予防治療ゲル、歯磨製品：「本製品は歯の表面に染みをつくることがある。適当な歯ブラシで磨くことによってこのような無害または不変の染みを防ぐことができる」。

(f) **任意表示**

(1)フッ化物治療リンスおよび予防治療ゲル：「承認使用」(Approved Uses)に指定した必要な枠囲内に次のような表示を記述することができる――「フッ化物予防治療○○およびフッ化物練り歯磨の毎日の組み合わせ使用は虫歯の発生を減らすことに役立つ」。

「○○」には、「リンス」または「ゲル」のいずれかを選択する。

(2)理論的総フッ素１５００ppmを含む歯磨製品：「成人および６歳以上の子供は、非フッ素化地域に居住するか、または虫歯の発生傾向が高い場合、この特別なフッ化物歯磨の使用を望むことができる」。

専門表示（355.60）

(a)飲み込むことができるように特別に製剤化（フッ化物サプリメント）され、専門家に対して提供されるフッ化物虫歯治療リンス［355.10(a)(3)および(c)(3)］に対する表示は次の追加製剤情報を含まなければならない――「３～14歳未満の子供：水道水がフッ素化されていない（０・３ppm以下）地域では補足として、練り歯磨で歯をきれいにし、毎日、０・02％フッ化物イオンリンス５mLまたは０・01％フッ化物イオンリンス10mLで口をそそぎ、それから飲み込む。水道水が０・３～０・７ppmのフッ化物イオンを含む場合は、毎日のフッ化物イオンリンスの用量を０・02％で２・５mL、または０・01％で５mLに減らす」。

(b)355.20に特記するよりも大きい包装サイズで専門家に販売する製品の表示は、次の記述を含まなければならない――「専門家の使用に限る」、「本製品は家庭用または監督のない消費者の使用を意図するものでない」。

フッ化物歯磨に対する試験法（355.70）

(a)フッ化物歯磨は動物の虫歯減少に対する生物学的試験要件と次の試験の１つに適合しなけ

ればならない――エナメル質溶解度減少またはフッ化物エナメル質取り込み。これらの生物学的試験方法は「フッ化物歯磨剤に対する標識生物学的試験法」（ＦＤＡ発行：Docket No. 80N-0042 : Labeled Biological Testing Procedures for Fluoride Dentifrices）の題目で、ＦＤＡの「文書管理課」（ＤＤＭ）へ請求することによって入手できる。

(b)ＵＳＰフッ化物歯磨剤参照基準は生物学的試験で要求される参照基準安定性プロファイル（総フッ化物、有効フッ化物イオン、pH、比重）とともに米国薬局方協会から手に入れることができる。

(c)代替試験法を用いることができる。提案する変更または代替の試験法は10.30に従って申請書として提出されなければならない。申請書は、変更を支えるデータまたは代替法が同等の正確な結果を与えるという証明データを含まなければならない。

19　各種内用薬

Micellaneous Internal Drug Products（21 CFR 357）

A　保留

B　駆虫薬（Anthelmintic Drug Products）

範囲（357.101）

経口投与に対して適切な剤形のＯＴＣ駆虫薬は本項の項目の各条件および330.1に設定される各一般条件に適合する場合、一般に安全かつ有効と認められ、不正表示とみなさない。

定義（357.103）

駆虫薬（Anthelmintic）：寄生虫を破壊する薬剤。

駆虫薬活性成分（357.110）

パモ酸ピランテル：357.150(d)(1)に定める用量限度内で使用する。

駆虫薬の表示（357.150）

(a) **確認**：製品の表示は、あれば確定名を含め、製品を「蟯虫治療薬」として確認する。

(b) **適応**：「適応」の表題のもとに次のように表示する――「蟯虫の治療に対して」。本項(b)で定める適応に限って、真実で誤解を与えないほかの記述も用いることができる。

(c) **警告**：「警告」の表題のもとに次のような警告を含める。

(1)「この薬を服用すると、ときに腹部痙攣、嘔気、嘔吐、下痢、頭痛、またはめまいが起こるときがある。このような状態が続く場合、医師に相談すること」。

(2)「妊娠しているか、または肝疾患のある場合、医師の指示がない限り、本製品を服用しないこと」。

(d) **用法**：「用法」の表題のもとに次のような情報を含める。

(1)「成人、12歳以上の子供および２～12歳未満の子供：経口量は体重１ポンド当たりピランテルとして５mg、または１kg当たり11mgの単回投与で、１グラムを超えないこと」。投与情報は次ページの表で示す投与計画を用い、消費者に対して理解しやすい用法に変換しなければならない。

(2)「この薬剤を服用する前に添付文書をよく読むこと。用法に従って服用し、医師の指示がない限り推奨量を超えてはならない。薬剤は単回量として定刻に限って服用しなければ

駆虫薬の投与計画

体重（ポンド）	投与量（単回投与）(mg)*
25ポンド以下または2歳未満	医師の指示がない限り使用しないこと
25～37	125
38～62	250
63～87	375
88～112	500
113～137	625
138～162	750
163～187	875
188以上	1000

（注）　*製品によっては、いろいろな体重に対して用いられるように液計量（たとえば、ティースプーン）として、または製剤単位（たとえば、錠）として、薬量を表示しなければならない。（適宜、体重で徐々に変わる計量カップや液量計が製品に添付されるべきである）。製造業者はその製品に対して適宜、この情報を提供し、必要に応じてこの表のフォーマットを変えることができる。

ばならない。医師の指示がない限り、治療を繰り返さないこと。一家の誰かが蟯虫をもっていれば、全家族は特に助言されない限り、治療しなければならない。治療の前または後で蟯虫以外のほかの寄生虫が存在する場合、医師に相談すること。治療後もまだ症状または蟯虫が存在する場合、医師に相談すること」。

(3)「本製品は食事と一緒に、あるいは食事なしで1日中いつでもとることができる。また単独またはミルクや果汁と一緒にとることもできる。投薬の前、間または後での緩下剤の使用は必要ない」。

駆虫薬の添付文書（357.152）

製品の表示には次の情報を含めた消費者向け添付文書が含まれる。

(a)この薬剤をとる前に蟯虫を肉眼的に確認しなければならない記述を含めて、蟯虫の侵入を示唆する症状の考察。

(b)蟯虫の発見と確認の方法について詳細な記述。

(c)蟯虫のライフサイクルに関する説明。

(d)蟯虫は人から人へ拡がる経路、そしてこのような拡散を避けるため行なう衛生手順に関する説明。

(e)357.15に含まれる適切な表示情報。

専門表示（357.180）

専門家に対する（一般人に対してではない）表示には次の追加的適応を含めることができる——「一般の線虫侵入の治療に対して」。

C　胆汁排出促進薬（Cholecystokinetic Drug Products）

範囲（357.201）

経口投与に対して適切な剤形のＯＴＣ胆汁排出促進薬は330.1に定める一般条件に加えて、以下の条件のそれぞれに適合する場合、一般に安全かつ有効と認められ、不正表示とみなさない。

定義（357.203）

胆汁排出促進薬（cholcystokinetic drug product）：胆囊の収縮を起こす薬剤で、胆囊の診断（胆囊造影）に使用される製品。

胆汁排出促進薬活性成分（357.210）

製品の活性成分は次のもので、成分に対して定める特定の濃度と用量内で使用する。

(a)コーンオイルの50％水性乳剤。

(b)適切な水分散粉末中の水素添加大豆油。水素添加大豆油は融点41～43・5度C、ヨード価65～69の部分的水素添加された食品等級のもので、次ページの表に示すような脂肪酸組成をもつ。

脂肪酸	百分率組成（%）
ミリスチン酸	0.1
パルミチン酸	10.0
パルミトレイン酸	0.1
ステアリン酸	13.5
オレイン酸	72.0
リノレイン酸	3.8
リノレン酸	0.1
アラキジン酸	0.5
ベヘン酸	0.2

胆汁排出促進薬の表示（357.250）

(a)**確認**：製品の表示は、あれば確定名を含み、製品を「胆嚢診断薬」として確認する。

(b)**適応**：「適応」の表題のもとに次のように記述する――「胆嚢診断研究の胆嚢収縮に対して」。本項(b)で定める適応に限って、真実で誤解を与えないほかの記述も用いることができる。

(c)**警告**：保留

(d)**用法**：表示は「用法」の表題のもとに次の記述を含む。

(1)「医師による指導に限り使用する」。

(2)50％コーンオイル水性乳液を含む製品：(i)「使用前に十分振ること」、(ii)「経口用量は60 mLで、胆嚢X線診断20分前に飲むか、または医師の指示に従う」。

(3)水素添加大豆油を含む製品：経口量は水2～3オンスに適切な水分散性粉末12・4グラムである。使用前に強く攪拌して懸濁液をつくる。胆嚢X線診断20

分前に飲むか、または医師の指示に従う。

専門表示（357.280）

専門家に対する（一般人に対してではない）表示は357.210の成分について次の情報を含める――「胆嚢造影の間の胆管の可視化」。

D～H　保留

I　内用脱臭薬（Deodorant Drug Products for Internal Use）

範囲（357.801）

(a) 経口投与に適切な剤形で内用のＯＴＣ脱臭薬は本項の各条件および330.1に設定される各一般条件に適合する場合、一般に安全かつ有効と認められ、不正表示とみなさない。

定義（357.803）

(a) **結腸瘻造設術**（Colostomy）：直腸の手術による開口。

(b) **内用脱臭薬**（Deodorant for internal use）：結腸瘻増設術、回腸増瘻術、または便失禁のような状態から発生する臭いを減らすため内服する成分。

(c) **回腸瘻造設術**（Ileostomy）：回腸の手術による開口。

(d) **便失禁**（Incontinence）：尿または便の維持が不能。

内用脱臭薬の活性成分（357.810）

活性成分は次のいずれかであって、357.850(d)の各成分に定める用量限界内で使用する。

(a) 次没食子酸ビスマス

(b) 銅クロロフィリン複合体

内用脱臭薬の表示（357.850）

(a) **確認**：製品の表示は、あれば確定名を含み、製品を「内用脱臭薬」または「結腸瘻造設または回腸瘻造設脱臭薬」として確認する。

(b) **適応**：「適応」の表題のもとに適宜、本項(b)に記載する表現を記述する。また、本項(b)で定める適応に限って真実で誤解を与えないほかの記述も用いることができる。

(1) 次没食子酸ビスマス［357.810(a)］を含む製品：「結腸瘻造設術または回腸瘻造設術による臭いの低減」。

(2) 銅クロロフィリン複合体［357.810(b)］を含む製剤：(i)「結腸瘻造設術または回腸瘻造設術による臭いの低減」、(ii)「便失禁による便の臭いの低減」。

(c) **警告**：「警告」の表題のもとに次のような警告を含める。

(1) 銅クロロフィリン複合体［357.810(b)］を含む製剤：(i)「差し込みまたは下痢が起こる場

合、用量を減らすこと。症状が続くようならば、医師に相談すること」、(ii)過剰投与に関する330.1(g)の警告はこの成分を含む製品に関して要求されない。

(2)保留

(d)**用法**：「用法」の表題のもとに次の情報を含む。

(1)次没食子酸ビスマス［357.810(a)］を含む製品：「成人および12歳以上の子供：経口用量は２００～４００mg、１日４回まで。12歳未満の子供：医師に相談すること」。

(2)銅クロロフィリン複合体［357.810(b)］を含む製剤：「成人および12歳以上の子供：経口用量は１日１００～２００mg、必要に応じて分割する。臭いを抑えることができない場合、毎日１００mgを追加、必要に応じて分割する。最小有効量を用いなければならない。１日３００mgを超えてはならない。12歳未満の子供：医師に相談すること」。

20　各種外用薬

Miscellaneous External Drug Products（21 CFR 358）

A　保留

B　いぼとり薬（Wart Remover Drug Products）

範囲（358.101）

局所適用に対して適切な剤形のＯＴＣいぼとり薬は以下の各条件および330.1に定める各一般条件に適合する場合、一般に安全かつ有効と認められ、不正表示とみなさない。

定義（358.103）

(a) **いぼとり薬**（Wart remover drug products）：一般的な、または足底のいぼの除去に使用される局所剤。

(b) **コロジオン状賦形剤**（Collodion-like vehicle）：適切な非水溶媒中にピロキシリン（ニトロセルロース）を含み、薄く皮膚に塗布すると透明な粘着フィルムをつくる溶液。

(c) **膏薬賦形剤**（Plaster vehicle）：皮膚への局所適用に対して通常、薬剤を取り入れる線維、プラスティックまたはその他の基材。

いぼとり薬活性成分（358.110）

製品は各成分に対して定める特定の濃度内および剤形で次の活性成分から成る。

(a) サリチル酸：膏薬賦形剤で12～40％

(b) サリチル酸：コロジオン状賦形剤で5～17％

(c) サリチル酸：カラヤガム、グリコール膏薬賦形剤で15％

いぼとり薬の表示（358.150）

(a) **確認**：表示は、あれば薬の確定名を含め、製品を「いぼとり薬」として確認する。

(b) **適応**：「適応」の表題のもとに次のような表現を記述する。本項(b)に定める適応に限って真実で誤解を与えないほかの記述も用いることができる。

(1)「一般のいぼの除去。一般のいぼの除去は表面のごつごつしたカリフラワー様の外観で容易に見分けられる」。

(2)「足底のいぼの除去。足底いぼはその場所が足の裏に限られること、その圧痛と足跡パターンの途切れによって見分けられる」。

(c) **警告**：「警告」の表題のもとに次の警告を含む。

(1)358.110の成分を含む製品：

(i)「外用に限る」。

(ii)「糖尿病の場合、または血行不良の場合、感染または発赤のある部分の刺激性皮膚へ本製品を使用しないこと」。

(iii)「不快感が続く場合、医師の診察をうけること」。

(iv)「ほくろ、母斑、それらから生育する毛のあるいぼ、生殖器いぼ、あるいは顔または粘膜のいぼへは使用しないこと」。

(2)可燃性賦形剤で製剤化される製品：

(i)表示は適切な可燃性であることを知らせる言葉を含まなければならない。たとえば、「非常に燃えやすい」、「燃えやすい」、「可燃性」など、16 CFR 1500.3(b)(10)に合致する言葉である。

(ii)「火または炎から遠ざけること」。

(3)揮発性賦形剤で製剤化される製品：「容器のふたをきつく締め、熱を避けて室温で保管すること」。

(4)コロジン状賦形剤で製剤化される製品：

(i)「製品が眼に入った場合、15分間水で洗うこと」。

(ii)「蒸気の吸入を避けること」。

(d) **用法**：「用法」の表題のもとに次のような情報を含める。

(1) サリチル酸［358.110(a)］を含む製品：「患部を洗う。（この後、「5分間温水にいぼを浸してもよい」を挿入できる）。その部分を完全に乾燥する。（よければ、「いぼに当てる膏薬を切る」を挿入）。膏薬を当てる。この方法を48時間ごとに必要に応じて（いぼがとれるまで）12週間繰り返す」。

(2) サリチル酸［358.110(b)］を含む製品：「患部を洗う。（この後、「5分間温水にいぼを浸してもよい」を挿入できる）。その部分を完全に乾燥する。○○で……を一度に塗布し、それぞれのいぼを十分に覆う。乾かす。この方法を1日1回または2回必要に応じて（いぼがとれるまで）12週間繰り返す」。

「○○」には、「塗布器」または「ブラシ」を選択する。

「……」には、「1滴」または「少量」のいずれかを選択する。

(3) サリチル酸［358.110(c)］を含む製品：「患部を洗う。（この後、「5分間温水にいぼを浸してもよい」を挿入できる）。その部分を完全に乾燥する。いぼの表面をエメリ（つめヤスリ）で徐々に平らにする。（よければ、「いぼに当てる膏薬を切る」を挿入）。周りの皮膚の乾燥を維持しながら温水1滴をいぼにつける。膏薬を就寝時に当て、そして少なくとも8時間そのままにする。朝、膏薬を剥がし捨てる。この方法を24時間ごとに必要に応じて（いぼがとれるまで）12週間繰り返す」。

C　保留

D　陥入爪緩和薬（Ingrown Toenail Relief Drug Products）

範囲（358.301）

局所適用に対して適切な剤形のOTC陥入爪緩和薬は本項の各条件および330.1に定める各一般条件に適合する場合、一般に安全かつ有効と認められ、不正表示とみなさない。

定義（358.303）

(a) **陥入爪緩和薬**（Ingrow toenail relief drug product）：爪の軟化または爪床部の硬化のいずれかによる痛みまたは不快感を緩和する陥入爪用薬剤。

(b) **固定リング**（Retainer ring）：片側を医療水準のアクリル系粘着剤で覆ったいくつかの穴を有するポリエチレンスポンジパッド。固定リングは特定の目標部分にゲルの活性成分を集中できるように十分な大きさに切ったスポンジを通じて完全に貫いた細長い隙間を有する。固定リングはリングの上を被覆する粘着包帯と一緒に用いて、それを適切な位置に維持する。

陥入爪緩和薬活性成分（358.310）

活性成分はゲル賦形剤中の1％硫酸ナトリウムである。ゲル賦形剤は液体で浸み込ませた巨大有機分子をもつ水性の半固体である。

陥入爪緩和薬の表示（358.350）

(a) **確認**：製品の表示は、あれば薬の確定名を含め、製品を「陥入爪緩和薬」または「陥入爪不快感緩和薬」として識別する。

(b) **適応**：「使用」の表題のもとに次のように記述する――「陥入爪による○○の一時的緩和」。「○○」には、「痛み」または「不快感」のいずれか、または両方を選択する。本項(b)に定める適応に限って記載するほかの真実かつ誤解を与えない記述も用いることができる。

(c) **警告**：「警告」の表題のもとに次の警告を含む。

(1)「外用に限る」[201.66(c)(5)(i)]。

(2)「開いた傷口に使用しないこと」。

(3)「糖尿病、血行不良、痛風の場合、使用前に医師に尋ねること」。

(4)「本製品を使用するとき、固定リングを用いること」。

(5)「つま先の発赤または腫れが増加、爪の周りに分泌物がある、症状が7日以上続くか、または治ってから数日内に再発するような場合、使用を止め、医師に尋ねること」。

(d)**用法**：「用法」の表題のもとに次のような記述を含める。

(1)「●成人および12歳以上の子供：」

(i)「●患部を洗い、完全に乾かし、●陥入爪と皮膚が接触する部分上にスロットを合わせて、つま先上に固定リングを置く。リングをしっかりと平らにする。●リングのスロットに十分なゲルを満たす。●ゲルを満たしたリングの上を直接包帯の中央部で巻いてゲルを密閉する。つま先を巻いた包帯の端を平らにする」。

(ii)「●不快感が緩和するまで、または爪が爪溝から離れて簡単にとることができるまで、7日間、1日2回（朝晩）繰り返す」。

(2)「●12歳未満の子供：医師に尋ねること」。

E　保留

F　うおのめ・たこ除去薬（Corn and Callus Remover Drug Products）

範囲（358.501）

局所適用に対して適切な剤形のOTCうおのめ・たこ除去薬は本項の各条件および330.1に

定める各一般条件に適合する場合、一般に安全かつ有効と認められ、不正表示とみなさない。

定義（358.503）

(a)**うおのめ・たこ除去薬**（Corn and callus remover drug product）：うおのめとたこのめの除去に対して用いる局所薬。

(b)**コロジオン状賦形剤**（Collodion-like vehicle）：適切な非水溶媒中にピロキシリン（ニトロセルロース）を含み、薄く皮膚に塗布すると透明な粘着フィルムをつくる溶液。

(c)**膏薬賦形剤**（Plaster vehicle）：皮膚への局所適用に対して通常、薬剤を取り込む線維、プラスティックまたはその他の基材。

うおのめ・たこ除去薬活性成分（358.510）

製品は所定の濃度と剤形で次の活性成分から成る。

(a)サリチル酸：膏薬賦形剤で12～40％

(b)サリチル酸：コロジオン状賦形剤で12～17・6％

うおのめ・たこ除去薬の表示（358.550）

(a)**確認**：製品の表示は、あれば薬の確定名を含め、製品を「うおのめ・たこ除去薬」として確認する。

(b)**適応**：「適応」の表題のもとに本項(b)(1)に記載する表現を記述し、(b)(2)の補足表現を含めることができる。本項(b)で定める適応に限って真実で誤解を与えないほかの記述も用いることができる。

(1)「うおのめとたこの除去」。

(2)前記(b)(1)の情報に加えて、表示は次の記述を含むことができる――「うおのめとたこを除くことによって痛みを緩和する」。

(c)**警告**：「警告」の表題のもとに次の警告を含める。

(1)358.510の成分を含む製品：

(i)「外用に限る」。

(ii)「糖尿病の場合、または血行不良の場合、感染または発赤のある部分の刺激性皮膚に本製品を使用しないこと」。

(iii)「不快感が続く場合、医師の診察をうけること」。

(2)可燃性賦形剤で製剤化される製品：

(i)表示は適切な可燃性であることを知らせる言葉を含まなければならない。たとえば、「非常に燃えやすい」、「燃えやすい」、「可燃性」など、16 CFR 1500.3(b)(10)に合致する言葉である。

(ii)「火または炎から遠ざけること」。

(3)揮発性賦形剤で製剤化される製品：「容器のふたをきつく締め、熱を避けて室温で保管すること」。

(4)コロジン状賦形剤で製剤化される製品：

(i)「製品が眼に入った場合、15分間水で洗うこと」。

(ii)「蒸気の吸入を避けること」。

(d)**用法**：「用法」の表題のもとに次のような情報を含める。

(1)サリチル酸［358.510(a)］を含む製品：「患部を洗い、完全に乾燥する。（よければ、「いぼに当てる膏薬を切る」を挿入）。膏薬を当てる。48時間後、膏薬を除く。この方法を48時間ごとに必要に応じて14週間まで（いぼがとれるまで）繰り返す。（任意に、「除きやすくするため、温水に5分間うおのめ／たこを浸してもよい」を記載することができる）」。

(2)サリチル酸［358.510(b)］を含む製品：「患部を洗い、完全に乾燥する。○○で……を一度に塗布し、それぞれのうおのめ／たこを十分に覆い、乾燥する。この方法を1日1回または2回必要に応じて14週間まで（いぼがとれるまで）繰り返す。（任意に「除きやすくするため、「温水に5分間うおのめ／たこを浸してもよい」を記載することができる）」。

「○○」には、「塗布器」または「ブラシ」を選択する。「……」には、「1滴」または「少量」のいずれかを選択する。

G　シラミ駆除薬（Pediculicide Drug Products）

範囲（358.601）

局所適用に対して適切な剤形のＯＴＣシラミ駆除薬は本項の各条件および330.1に定める各一般条件に適合する場合、一般に安全かつ有効と認められ、不正表示とみなさない。

定義（358.603）

シラミ駆除薬（Pediculicide Drug Product）：頭、陰部（毛）および身体のシラミの治療用薬剤。

シラミ駆除薬活性成分（358.610）

活性成分は除虫菊抽出物（ピレトリン濃度０・17～０・33％）とピペロニルブトキサイド（2～４％）との配合から成る。

シラミ駆除薬の表示（358.650）

(a) **確認**：製品の表示は、あれば薬の確定名を含め、製品を「シラミ治療薬」として確認する。

(b) **適応**：製品は「適応」の表題のもとに次のように記述する――「頭、陰部（陰毛）、身体のシラミを治療する」。本項(b)で定める適応に限って、真実かつ誤解を与えないほかの記述も用いることができる。

(c) **警告**：「警告」の表題のもとに次の警告を含める。

(1)「外用に限る」[201.66(c)(5)(i)]。

(2)「眼の付近、鼻内側、口または膣、眉毛やまつ毛のシラミには使用しないこと。シラミがこれらの部分に存在する場合、医師の診察をうけること」。

(3)「ブタクサに対するアレルギーのある場合、使用前に医師に尋ねること。呼吸困難または喘息発作を起こすことがある」。

(4)「本製品を使用するとき、眼をしっかり閉じてタオルで眼を保護すること。製品が眼に入った場合、直ちに水で洗い流す。頭皮の痒みや発赤が起こることがある」。

(5)「呼吸困難や眼の刺激が起こる場合、あるいは皮膚や頭皮の刺激や感染が起こる場合、使用を止め、医師に尋ねること」。

(d) **用法**：「用法」の表題のもとに次のような情報を含める。

(1)「●重要：使用前に警告を読むこと」。

(2)「成人および2歳以上の子供：」。

(3) 頭シラミ治療製品に対して、「●明るい照明でルーペによって各家族のシラミとシラミの卵の検査を行う。●頭皮近く、首の背後から耳の後の微小の卵を探し、●同時に髪の小さな切り口の触れると動くふけとは異なる髪に張り付いた卵を調べる。●もしシラミまたは卵がみつかれば、本製品で治療する」。

(4)次のうち1つを選択する。

(i)シャンプー製品に対して「●髪またはその他の部位に対して完全に適用する。頭シラミに対して、まず耳の後と首の背後に塗布し、●10分間だけそのまま保ち、●お湯を用いて泡立たせ、洗髪し、それから●頭シラミを完全に洗い流し、●タオルで髪を乾かして、櫛で梳く」。

(ii)非シャンプー製品に対して「●髪またはその他の部位に対して完全に塗布する。頭シラミに対して、まず耳の後と首の背後に塗布し、●10分間だけそのままに保ち、●その部分をお湯と石鹸またはシャンプーを用いて頭シラミを完全に洗い、●タオルで髪を乾かして、櫛で梳く」。

(5)「シラミとその卵を除くため、●目の細かいまたは特別のシラミ/卵くしを用いる。残った卵は（使い捨て手袋を用いて）手で除く。●髪は卵を除く一方でわずかに湿気を残さければならない。●くしを入れている間に髪が乾燥すれば、頭シラミを水で少し弱らせて、●髪を分割する。ひとつの分割部分を頭の上で始める。長い髪では1~2時間かかる。幅1～2インチの髪房を持ち上げ、できるだけ頭皮近くにくしを入れ、頭皮から離してしっかりと水平に動かして梳く。●髪を梳いた後、各髪房をピンで固定し、●くしは頻回に洗浄する。組織と一緒に卵を拭きとりプラスチックバッグに捨てる。シラミが元に戻らないようにバッグを密閉し、廃棄する。●髪を梳いた後、シラミと卵の再チェックを十分行なう。必要であれば髪梳きを繰り返す。●見逃したシラミ／卵を毎日チェックする」。

(6)次のことを記述する――「新しく孵化したシラミを殺すため7～10日後、2回目の治療を行わなければならない」。

(7)次のことを記述する――「寄生が続く場合、ほかの治療に対して医師の診察をうけること」。

(8)次のことを記述する――「2歳未満の子供：医師に尋ねること」。

(e)**その他の情報**：「その他の情報」の表題のもとに適宜、次の記述を含める――この情報は添付文書で示すことができる。添付文書を用いる場合、外箱または容器ラベルの「その他の情報」は補足情報に対する添付文書参照の記述を含めなければならない。

(1)「頭シラミは●小さな白い卵を頭皮に近い毛幹に産む。●卵は首の後または耳の裏でもっとも見つけやすい。●帽子、ヘアーリボン、スカーフ、コート、タオル、それに寝具は温水（54度C以上）洗浄器、それから最強熱サイクルを用いて少なくとも20分間ドライヤーで消毒する。洗浄できない物（ベッドカバー、ブランケット、枕、ぬいぐるみ玩具など）はドライクリーニングするか、またはプラスチックバッグに４週間密封し、その後戸外に持ち出し、再使用前に非常に強く振り払わなければならない。●洗浄、ドライクリーニングまたは保管できない物はこの目的で設計した製品を散布してもよい。すべてのくしやブラシをお湯（54度C以上）に少なくとも10分間浸し、●すべてのカーペット、マットレス、布張りの家具、そして感染者が使用した可能性のある車の座席を電気掃除機で掃除する」。

(2)「陰部シラミは●性的接触によって伝染することがある。性的相手は再感染を避けるため同時に治療しなければならない。●シラミは非常に小さく、皮膚上で褐色または灰色の点のようにみえる。●通常、激しい痒みを起こし、一般に皮膚面に近い毛幹で小さな白い卵を産む。●性器、腿、胴体および腋の下の短い毛、ときには顎ひげや口ひげに存在することがある。●温水（54度C以上）での機械洗浄、そして少なくとも20分間、最強熱ドライヤーサイクルを用いて下着を消毒する」。

(3)「体シラミ　●体シラミとその卵は一般的に衣服、特に腰回りや腋窩の縫い目にみられる。●体シラミは皮膚上で育ち、その卵を産むため衣服に移る。温水（１３０度C以上）

での機械洗浄、そして少なくとも20分間、最強熱ドライヤーサイクルを用いて下着を消毒する。●卵は30日間まで休眠状態で残ることがあるので、プラスチックバッグに衣服を封入しないこと」。

H　ふけ、脂漏性皮膚炎および乾癬の抑制薬（Drug Products for the Control of Dandruff, Seborrheic Dermtitis, and Psoriasis）

範囲（358.701）

外用適用に対して適切な剤形のＯＴＣふけ、脂漏性皮膚炎または乾癬治療薬は、それが本項の各条件および330.1に定める各一般条件に適合する場合、一般に安全かつ有効と認められ、不正表示とみなさない。

定義（358.703）

(a) **コールタール**（Coal tar）：９００～１０００度Ｃの範囲の温度で瀝青炭の乾留中に副産物として得られる医療目的のタール。それはアルコールおよび適切な分散剤と冷浸時間による抽出、または適切な有機溶媒の使用または不使用による分溜で処理することができる。

(b) **ふけ**（Dandruff）：頭皮の死滅細胞の脱落増加をともなう状態。

(c) **乾癬**（Psoriasis）：刺激、痒み、発赤、それに死滅細胞の極端に過剰な脱落が特徴の頭皮または体の状態。

(d) **脂漏性皮膚炎**（Seborrheic dermatitis）：刺激、痒み、発赤および死滅細胞の過剰な脱落が特徴の頭皮または体の状態。

(e) **微粉化硫化セレン**（Selenium sulfate）：細かく砕かれ、粒子サイズの中央値が約5㎛の硫化セレン。15㎛以上の粒子は0・1％以下、0・5㎛以下の粒子は0・1％以下。

ふけ、脂漏性皮膚炎および乾癬抑制薬の活性成分（358.710）

活性成分は各成分に対して定める特定の濃度内の次のものから成る。

(a) ふけ抑制に対する活性成分

(1) コールタール　0・5～5％：コールタール液、誘導体または留分がコールタール源として使用される場合、表示はその確認と、用いるコールタール源の濃度および最終製品に存在するコールタールの濃度を特記しなければならない。

(2) 亜鉛ピリチオン　0・3～2％：塗布用に製剤化して短時間暴露後洗い流す。

(3) 亜鉛ピリチオン　0・1～0・25％：塗布用に製剤化して、皮膚または頭皮に残す。

(4) サリチル酸　1・8～3％

(5) 硫化セレン　1％

(6) 微粒化硫化セレン　0・6％

(7)硫黄　2～5％

(b)脂漏性皮膚炎抑制に対する活性成分

(1)コールタール　0・5～5％：コールタール液、誘導体または留分がコールタール源として使用される場合、表示はその確認と、コールタール源の濃度および最終製品に存在するコールタールの濃度を特記しなければならない。

(2)亜鉛ピリチオン　0・95～2％：塗布用に製剤化して短時間暴露後洗い流す。

(3)亜鉛ピリチオン　0・1～0・25％：塗布用に製剤化して皮膚または頭皮に残す。

(4)サリチル酸　1・8～3％

(5)硫化セレン　1％

(c)乾癬の抑制に対する活性成分

(1)コールタール　0・5～5％：コールタール液、誘導体または留分がコールタール源として使用される場合、表示はその確認と用いるコールタール源の濃度および最終製品に存在するコールタールの濃度を特記しなければならない。

(2)サリチル酸　1・8～3％

活性成分の配合（358.720）

(a)ふけの抑制に対する活性成分の配合：サリチル酸［358.710(a)(4)］は硫黄［358.710(a)(7)］

と配合することができる。ただし、各成分は所定の濃度内にあり、358.750に従って表示されなければならない。

(b) ふけの抑制と外用鎮痛薬活性成分の配合：コールタール［358.710(a)(1)］は１・８％（w／v）濃度のコールタール溶液で、１・５％メタノールのシャンプー製剤と配合することができる。ただし、358.750に従って表示されなければならない。

ふけ、脂漏性皮膚炎または乾癬の抑制に対する製品の表示（358.750）

(a) **確認**：表示は、あれば確定名を含み、適宜、次の１つまたはそれ以上で製品を確認する。

(1)「ふけとり（製品剤形を入れる）」または「ふけ予防（製品剤形を入れる）」。

(2)「脂漏性皮膚炎（製品剤形を入れる）」。

(3)「乾癬（製品剤形を入れる）」。

(b) **適応**：製品は「適応」の表題のもとに本項(b)(1)に定める表現を記述し、(b)(2)または(b)(3)に記載する言葉を含めることができる。(b)で定める使用に対する適応に限って真実で誤解を与えないほかの記述も用いることができる。

(1)「○○の症状の緩和（または抑制）に対して」。

「○○」には、「ふけ」、「脂漏性皮膚炎」、「乾癬」の１つ、またはそれ以上を適宜選択する。

(2)次のような用語または表現は(b)(1)の適応の「の緩和に対して」または「の抑制に対して」の代わりに、あるいは追加して用いることができる――「戦う」、「減らす」、「なくする」、「止める」、「の再発を抑制する」、「の再発と戦う」、「の再発を防ぐ」、「の再発を減らす」、「の再発をなくする」、「の再発を止める」。

(3)次のような言葉は(b)(1)の適応の「の症状」の代わりに用いることができる――「○○と関連する……の痒み」、「○○と関連する……の刺激」、「○○と関連する……の発赤」、「○○と関連する……の剥離」、「○○と関連する……の薄皮」。

「○○」には、「ふけ」、「脂漏性皮膚炎」、「乾癬」の1つ、またはそれ以上を適宜選択する。「……」には、「皮膚」および（または）「頭皮」を適宜選択する。

(c)**警告**：「警告」の表題のもとに次の警告を含める。

(1)358.710の成分を含む製剤

(i)「外用に限る」。

(ii)「眼に触れることを避ける。もし触れた場合、水で眼を十分に洗い流すこと」。

(iii)「指示にしたがって本製品を正しく使用した後、状態が悪化するか、改善しない場合、医師に相談すること」。

(2)358.710(a), (b)または(c)のコールタールを含む製品

(i)「本製品の塗布後、日光に対する皮膚の露出に注意する。塗布後24時間まで日焼けの傾向を強めるかもしれない」。

(ii)「医師に相談しないで長期間使用しないこと」。

(3) 皮膚に塗布し、残るように製剤化されるコールタールを含む製品（クリーム、軟膏、ローションなど）:「医師の助言なく、直腸の中または周り、あるいは性器部分または股間に本製品を使用しないこと」。

(4) 乾癬抑制に対するコールタール［358.710(c)］を含む製品:「医師の指示がない限り、本製品を紫外線照射または処方せん薬のようなほかの乾癬治療とともに使用しないこと」。

(5) 脂漏性皮膚炎または乾癬の抑制に対する358.710(b)または(c)に定める成分を含む製品:「状態が身体の広い部分に及ぶ場合、本製品を使用する前に医師に相談すること」。

(d) **用法**:「用法」の表題のもとに次の情報を含めること。特別な製剤に対して適用できるさらに詳細な情報も含めることができる。

(1) ふけ、脂漏性皮膚炎または乾癬の抑制に対する活性成分を含み、塗布してから短時間（数分間）の暴露の後、洗い流す製品（シャンップー、プレシャンプーリンス、ポストシャンプーリンスなど）:「週に少なくとも2回、または医師の指示に従って使用するのが最良である」。

(2) ふけ、脂漏性皮膚炎または乾癬の抑制に対する活性成分を含み、皮膚または頭皮に適用して残るように製剤化される製品（クリーム、軟膏、ローション、整髪剤）：「該当部分に対して1日1～4回、または医師の指示に従って塗布する」。

(3) 皮膚の脂漏性皮膚炎または乾癬の抑制に対する活性成分を含み、石鹸として製剤化される製品：「該当する部分を通常の石鹸に代えて使用する」。

ふけとりに対する活性成分配合薬の表示（358.760）

製品の各成分に対してそれぞれ適用できる確認、適応、警告、用法は重複する言葉や表現を省いて情報が明瞭で理解できるように組み合わせることができる。

(a) **確認**：確定名を有する配合薬では、表示に配合薬の確定名を記述し、そのあとに該当するＯＴＣ薬モノグラフの確認に従って各成分の確認を記述する。確定名がない場合の表示は特に規定されない限り、該当するＯＴＣモノグラフの確認に定める各成分の確認を記述する。

(1) ふけとりと外用鎮痛活性成分［358.720(b)］の配合：「ふけとり／痒みとりシャンプー」または「ふけ防止／痒みとりシャンプー」。

(2) 保留

(b) **適応**：「適応」の表題のもとに配合薬の各成分に対する適応を記述する。該当のＯＴＣ薬モノグラフおよびこの項目で定める適応に限ってほかの真実で誤解を与えない記述を用いることができる。

(1) ふけとりおよび外用鎮痛活性成分〔358.720(b)〕の配合：「ふけの症状の緩和、ふけに起因する痒みの緩和」。「ふけの症状の緩和」の代わりに「ふけの症状の抑制」とすることができ、また「痒みの緩和」を「痒みの補足的（または追加的）緩和」とすることができる。

(2) 次のような用語または表現は本項の(b)(1)の適応の「の緩和」または「の抑制」の代わりに、あるいは追加して用いることができる——「戦う」、「減らす」、「なくする」、「止める」、「の再発を抑制する」、「の再発と戦う」、「の再発を防ぐ」、「の再発を減らす」、「の再発をなくする」、「の再発を止める」。

(3) 次のような言葉は(b)(1)の適応の「の症状」の代わりに用いることができる——「○○と関連する……の痒み」、「○○と関連する……の刺激」、「○○と関連する……の発赤」、「○○と関連する……の剥離」、「○○と関連する……の薄皮」。

「○○」には、「ふけ」、「脂漏性皮膚炎」、「乾癬」の1つまたはそれ以上を適宜選択する。「……」には、「皮膚」および（または）「頭皮」を適宜選択する。

(c) **警告**：「警告」の表題のもとに358.7508(c)(1)および(c)(2)の警告を記述する。

(d) **用法**：「用法」の表題のもとに該当のＯＴＣ薬モノグラフの各成分に定める用法に合致する用法を記述する。個々の成分の投与に対する間隔時間または年齢制限が異なるとき、配合製品に対する用法は該当のＯＴＣ薬モノグラフの各成分に対して定めるそれらを超える用量を含んではならない。そして、各成分に対して定める最も高い最小年齢制限よりも低い年齢層の使用に供してはならない。

(1) ふけとりおよび外用鎮痛活性成分［358.720(b)］の配合：「●髪を湿らせ、●シャンプーをつけ、泡だて、●十分に洗い流す。●少なくとも週に2回使用するか、または医師の指示に従って使用するのが最良である」。

(2) 保留

日本のＯＴＣ薬

その8　市場にある主なＯＴＣ薬

日本で現在販売されている主なＯＴＣ薬は次のような治療分類に分けることができる。

内用薬では次のＯＴＣ薬が含まれる。

かぜ薬、鼻炎薬、頭痛薬、胃腸薬、整腸薬、瀉下薬、止瀉薬、ビタミン含有保健薬（栄養ドリンク剤）、ビタミン含有製剤（ビタミン剤、ビタミン主薬製剤）、カルシウム含有保健薬、鎮暈薬（酔い止め薬）、睡眠薬、眠気防止薬、鎮静薬、利尿改善薬、高コレステロール薬、漢方薬。

また、外用薬では次のＯＴＣ薬が含まれる。

水虫薬、痒み止め・虫刺され・あせも薬、殺菌消毒薬、皮膚疾患薬、おでき・とびひ薬、にきび薬、薬用ハンドクリーム、痔用薬、ひび・あかぎれ薬、歯槽膿漏薬、口内炎薬、膣カンジダ薬、口唇ヘルペス薬、発毛薬、うおのめ薬、消炎鎮痛剤（肩こり、腰痛などに対するハップ剤）、禁煙補助剤、点眼薬、鼻薬、座薬、浣腸、便秘薬、鎮痛解熱薬、避妊用薬。

消費者がＯＴＣ薬から得られる効果はまさに玉石混交である。セルフメディケーションが適切であれば効果を発揮するＯＴＣ薬もあれば、全く効かないＯＴＣ薬もある。ドラッグストアで薬剤師に相談して果たして的確に効果が期待できるかどうか疑問もある。試してみるしか方法がない。使ってみて効かないようであれば、早速、医師の診断をうけることである。

おわりに

昔の話になりますが、厚生省時代から私は将来、ＯＴＣ薬のセルフメディケーションにおける役割が非常に重要になるであろうと考えていました。しかしそんな期待は裏切られました。今のＯＴＣ薬はセルフメディケーションという目標に対して遙かに遠い存在でしかありません。むしろ、その頃よりもさらに遠のいた感じがします。どうしてでしょうか。国民皆保険のもとに続々と出現した革新的新薬（処方せん薬）によって病気が比較的容易にかつ安価に治療できることで、消費者はセルフメディケーションの必要性を痛切に感じなくなったことが考えられます。それに加えて、健康保険で支払う費用に比べてＯＴＣ薬の価格があまりにも高すぎることがあります。すなわち、ＯＴＣ薬の発展を阻害している要因のひとつはＯＴＣ薬会社自体であるということができます。このことは本文でも触れました。

ところが、最近、ＯＴＣ薬の大手製薬会社が出した新聞広告をみて驚きました。セルフメディケーションの広告ですが、その中に「医療費の大幅削減に成功した町」とか、「セルフメディケーションで、自分と社会の医療費の負担を減らせる」という主張が掲載されていました。前者は国民すべてが加入できる国の医療保険制度が確立していないため個人の支払う医療費が非常に高い米国の話であり、後者はOTC薬の価格の高いことを考慮しない話だと思います。虚偽といわれても仕方がない広告といえなくもありません。

話題を180度変えます。2011年1月8日付の朝日新聞朝刊で「イレッサ訴訟　和解勧告」という一面トップの見出しが目に入りました。肺癌治療薬のイレッサ（一般名ゲフィチニブ）によって間質性肺炎を発症した被害者やその遺族が訴えた損害賠償裁判で、東京と大阪の両地裁は国と製薬会社（アストラゼネカ）の責任を認める判断のもとに原告と被告に対して和解を勧告したというものでした。イレッサ使用後に間質性肺炎を発症し、死亡した患者は800人以上にのぼるとのことです。

この裁判所の和解勧告を原告側は受け入れましたが、被告側のメーカーと国は拒否しました。その結果、2011年2月25日、大阪地裁は判決によってメーカーの賠償責任を認めました。しかし、国に対するその責任は認めませんでした。本書が発刊される頃には東京地裁の判決も出るようですが、最終的な解決はまだまだ先のようです。

イレッサ副作用問題は、これまでの薬害とは少し違った面があるようです。新薬承認を担当する厚労省の審査部門はサリドマイドやキノフォルムなど過去の薬害問題に懲りてか、これまでFDAが承認した新薬の後追い承認を徹底してきました。それは日本の新薬承認システムにおける新薬の危険対利益評価の基準が確立されていなかったことが大きな理由であったと思います。そのような流れの中で、なぜイレッサだけが２００２年７月、世界に先駆けて承認されたのでしょうか。ＦＤＡの承認はそれより遅れること10ヶ月、２００３年５月でした。ＦＤＡはイレッサの安全性に対する不安から早急な承認に対してかなり迷いのあったことが当時の発表資料からうかがわれました。日本の素早い承認はＦＤＡに直ちに伝わりましたが、ＦＤＡはさらにイレッサの審議に多くの時間をかけました。

　ＦＤＡがイレッサの安全性に不安をもっていたことから、当時私は日本の承認は少し早過ぎるのではないかと誰かにつぶやいたことを覚えています。しかし、イレッサほど肺癌に対して効果のある新薬が当時なかったことも現実でした。承認時すでに副作用として間質性肺炎が報告されていたので、それは一般的な使用上の注意として記載されました。そして、イレッサは承認と同時にあっという間に多くの病院で使用されたことで、間質性肺炎が多発しました。もう少し落ち着いて検討し、たとえば使用を肺癌の専門家に限るとか、使用に何らかの制限をつけるとか、あるいは安全対策を十分準備した後で承認すればよかったのですが、専門医師や患者から早急な承認の要望が激しかったと聞いています。

　一方、ＦＤＡは２００５年６月、イレッサに関して新しい警告を発しました。すでにイレッサ治療をうけていて、かつ医師が有用であると考える肺癌患者に限って使用されるべきである、大規模研究においてイレッサは延命を示さなかったため新規の患者には与えるべきでない、そして非小細胞肺癌に対して延命効果を示す薬剤がほかにある、という内容の警告でした。

多くの患者がその恩恵をうけた有用な新薬であっても、一部の患者が重症の副作用で死亡すると、遺族はすぐに国と製薬会社を相手取って訴訟を起こすのが日本です。それを処方した医師は訴訟の対象に含められないのが通例です。米国では、反対にＦＤＡはほとんど訴訟の対象になりませんが、医師と製薬会社はその責任を負わされることが多いようです。何故でしょうか。それは新薬の承認システム、そしてその後の監視システムや新情報にもとづく警告の違いをみて感じることがあります。加えて、新薬承認という国の法的行為に対する裁判所の判断基準の違いもあるのではないかと思います。

肺癌のような重症の治療薬に対して早期承認を熱望する声はますます強くなっています。そのため、国は画期的新薬についてできるだけ早く承認するという姿勢を示しています。しかし、審査を完了しないでも専門家が安全かつ有効であると判断すれば医療保険を適用するという最近の方針は行き過ぎの感をまぬかれません。安全対策からみて少し心配な点があります。イレッサのようにある患者にとっては非常に有効であるかもしれないが、別な患者にとっては逆に寿命を縮めるような新薬もあるので、早急な承認にも問題があるということです。重要な新薬の承認に当たり、販売の初期段階では使用範囲を限るとか、使用前にインフォームドコンセントのような方法によって患者の同意を得るとか、何らかの対策が必要だと思います。行政責任をもたない専門家の利益対危険評価だけで重大な有害作用を示すことがある新薬を早急に承認する方針は少し見直すべきです。

薬の安全性はＯＴＣ薬にも通ずる問題です。過去にかぜ薬のようなＯＴＣ薬で腎臓などに障害を起こし、腎透析の厄介になった例を目の当たりにしたことがあります。ＯＴＣ薬にもこのように隠れた副作用があることをわれわれは認識しなければなりません。ＦＤＡは最近、かぜ薬などの成分であるアセトアミノフェンの高用量に対して、安全性に対する警告を発しました。今後注意すべき問題です。

最後に、本書の出版に当たり、ご協力をいただいた薬事日報社に厚く御礼申し上げます。

２０１１年３月

著者記

＜著者略歴＞

石居昭夫

京都大学卒業。医学博士。
厚生省薬務局安全課長、同麻薬課長等歴任。

○主な著書

「FDA用語の基礎知識」
「知っておきたいFDAの知識」
「FDAの知識」
「FDAの医療機器行政」
「FDA巨大化と近代化への道」
「FDAの事典」
「FDAの承認審査プロセス　医療機器の知識」
「FDAの承認審査プロセス　新薬の知識」（いずれも薬事日報社刊）

FDAと日本　OTC薬の知識

2011年4月1日　第1刷発行

著　者　石居昭夫
発　行　株式会社薬事日報社
〒101-8648　東京都千代田区神田和泉町1番地
電話　03-3862-2141（代表）　FAX　03-3866-8408
URL　http://www.yakuji.co.jp/
印刷・製本　昭和情報プロセス株式会社

ISBN978-4-8408-1171-2
・落丁・乱丁本は送料小社負担でお取替えいたします。